ヒトの内臓—位置と名称

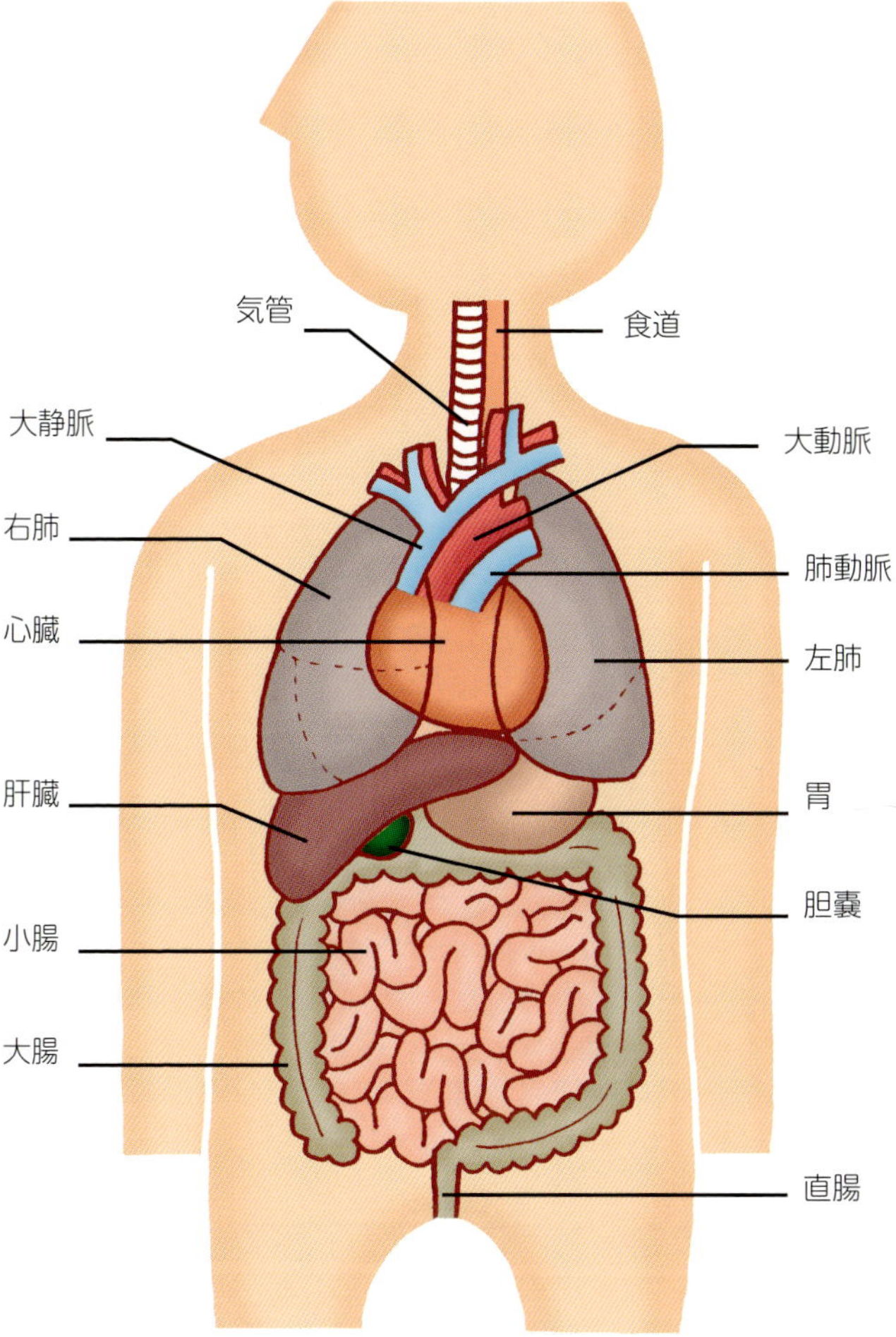

気管
食道
大静脈
大動脈
右肺
肺動脈
心臓
左肺
肝臓
胃
胆嚢
小腸
大腸
直腸

心臓の内部—構造と名称

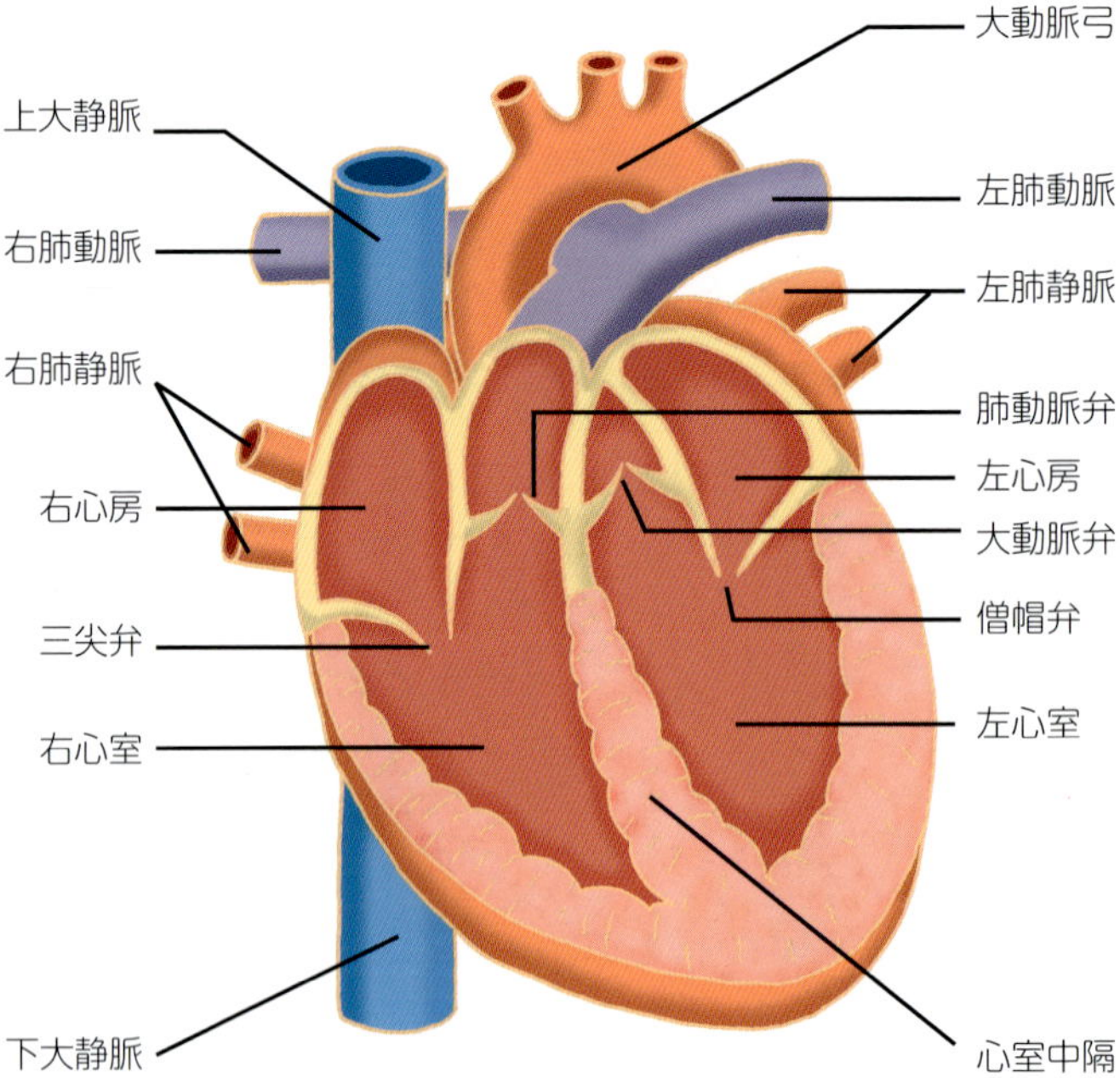
大動脈弓
上大静脈
右肺動脈
左肺動脈
左肺静脈
右肺静脈
肺動脈弁
左心房
右心房
大動脈弁
僧帽弁
三尖弁
左心室
右心室
下大静脈
心室中隔

心臓の外部－構造と名称

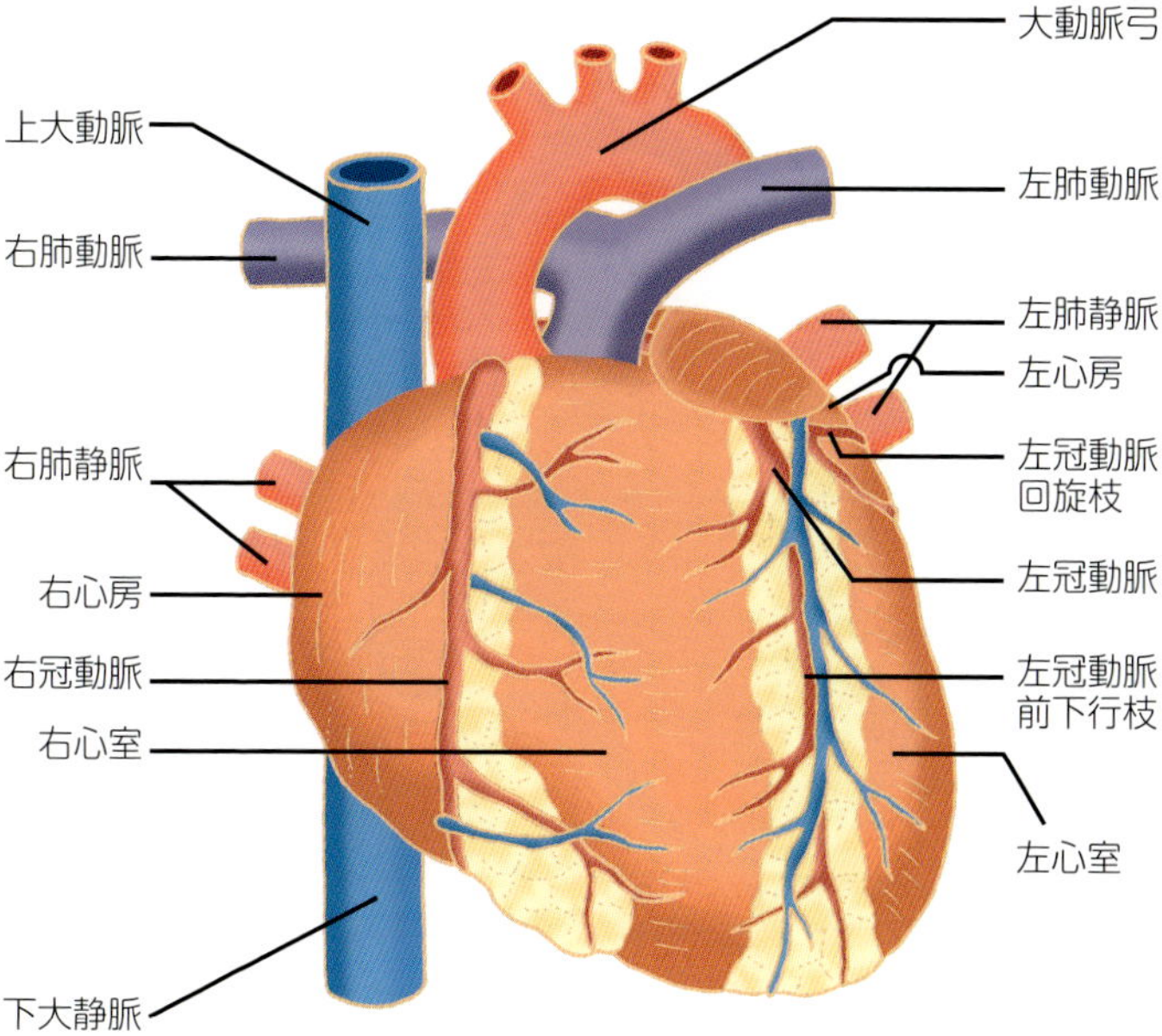

大動脈弓
上大動脈
左肺動脈
右肺動脈
左肺静脈
左心房
左冠動脈
回旋枝
右肺静脈
右心房
左冠動脈
右冠動脈
左冠動脈
前下行枝
右心室
左心室
下大静脈

心臓病手術の様子と手術器具

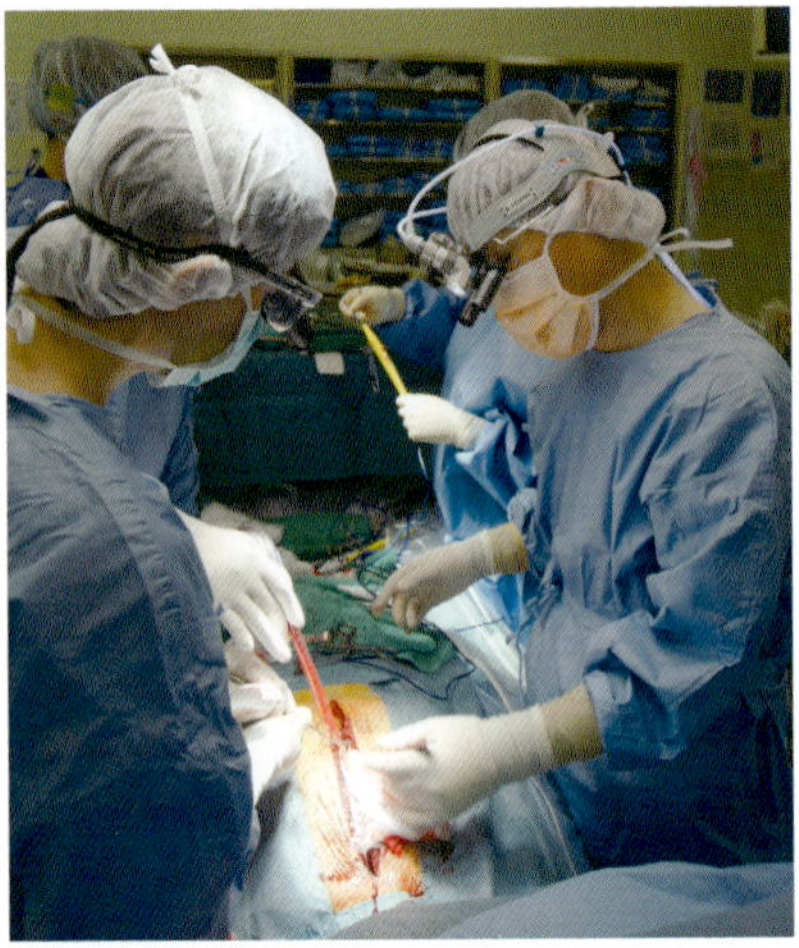

手術執刀を行う筆者

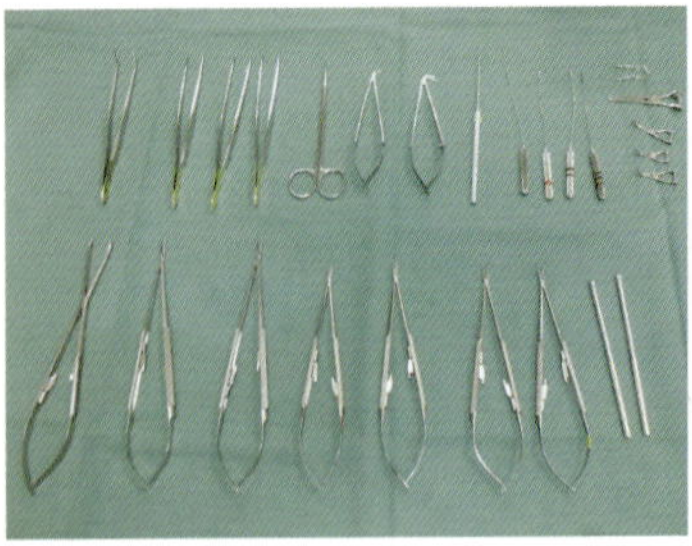

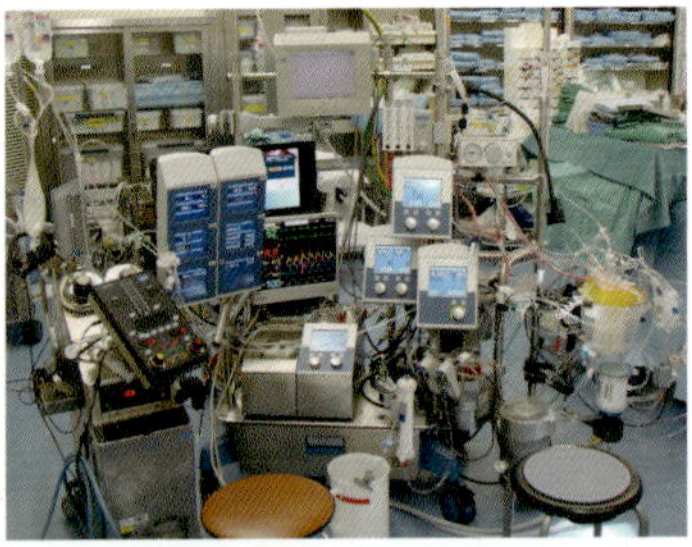

上／心臓病手術に使用される手術器具およびモニター類一式

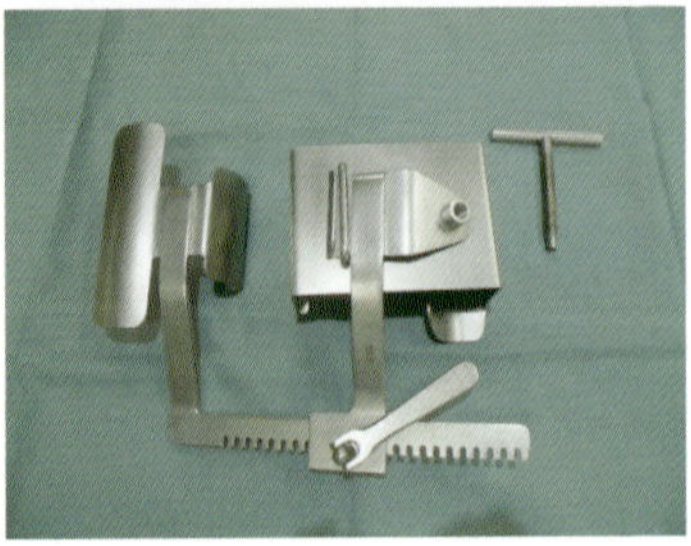

下／内胸動脈採取時に使用する開胸器

順天堂大学大学院医学研究科
心臓血管外科学教授
天野　篤

最新

よくわかる心臓病

～心筋梗塞・狭心症・不整脈・弁膜症・大動脈瘤～

誠文堂新光社

はじめに

私はこれまで、7200人以上の患者さんに心臓外科手術という治療手段を中心として、診療を行ってきました。心臓外科手術というのは安全性が高まったとはいえ、患者さんにとっては人生の中での一大事業です。そのため、手術に関わる説明については、病気の成り立ちや現状のみならず、いくつかの治療法の中で、なぜ手術が選択されたのか、また術後どのような生活を得られるかなど、できる限り、お一人おひとり丁寧に説明するように心がけています。しかし、平日は毎日手術を執刀していますし、外来診療ではたくさんの患者さんが待っていますので、そのような時間には限りがあるのが現実です。

この本には、日ごろの診察では話しきれないことも含め、心臓の仕組み、心臓病の予防から診断、治療、リハビリ、再発予防策、病院の選び方まで、私が患者さんたちに伝えたいことをまとめました。2008年に、『名医の言葉で病気を治す　心臓病』（誠文堂新光社）を執筆しましたが、この8年間でも、心臓病の診断・治療は進歩しています。本書は、最新の情報を入れ、前書を大幅に加筆修正したものです。

心臓は、私たちの体に新鮮な血液を送るポンプであり、生きるために欠かせない重要な臓器です。高齢社会の進展と共に、心筋梗塞、狭心症、弁膜症、不整脈、大動脈疾患といった心臓病は年々増えています。そうした心臓のトラブルは、予防の知識があれば未然に防げたり悪化したりしないで済むものも少なくありません。また、たとえ心臓病になっても、適切な治療を受ければまた元通り元気に仕事、家事、運動ができるようになります。そのためには、最新で適切な情報が必要です。

第1章から9章まで、ご自分の興味のあるところから読み進めてください。すでに心臓病になって治療を受けようとしている方はもちろん、そのご家族から心臓のトラブルが心配な人まで、多くの人にご活用いただければと思います。

天野　篤

目次

最新 よくわかる心臓病
～心筋梗塞・狭心症・不整脈・弁膜症・大動脈瘤～

第2章　狭心症と心筋梗塞の治療 …… 29

第3章　動脈硬化・心臓病のリスクの高い人とその予防 …… 85

第4章　検査と診断

第1章

心臓の仕組みと主な病気

心臓の構造と役割とは？

●心臓の働き

心臓は、生命を維持するためになくてはならない臓器です。休みなく動く臓器であり、心臓が止まってしまうと、体中の血液の流れや細胞の動きも停止し、生きていることができません。「脳死」と診断された場合を除いて、心臓の停止はヒトの死を意味します。

私たちの体の組織や臓器は、たくさんの細胞が集まってできており、血液が体内を巡って、各細胞に新鮮な酸素と栄養素を供給し、各細胞から二酸化炭素や老廃物を受け取っています。その血液を体中に送り出し、循環させるポンプの役割を果たしているのが、心臓です。

心臓は、筋肉の塊であり、平均的な成人の場合では1分間に約60～90回、1日に約10万回も収縮と拡張を繰り返して体に新鮮な血液を送り込み、体内から戻ってきた血液を取り込んでいます。正常に動いているときの心臓は、本当によく働くポンプで、1回収縮するごとに70～90mℓ、1分間に約5ℓもの血液を体内に送り出します。

胸に手をあてると、ドクドクと脈打つ拍動を感じることができると思いますが、そのたびに、

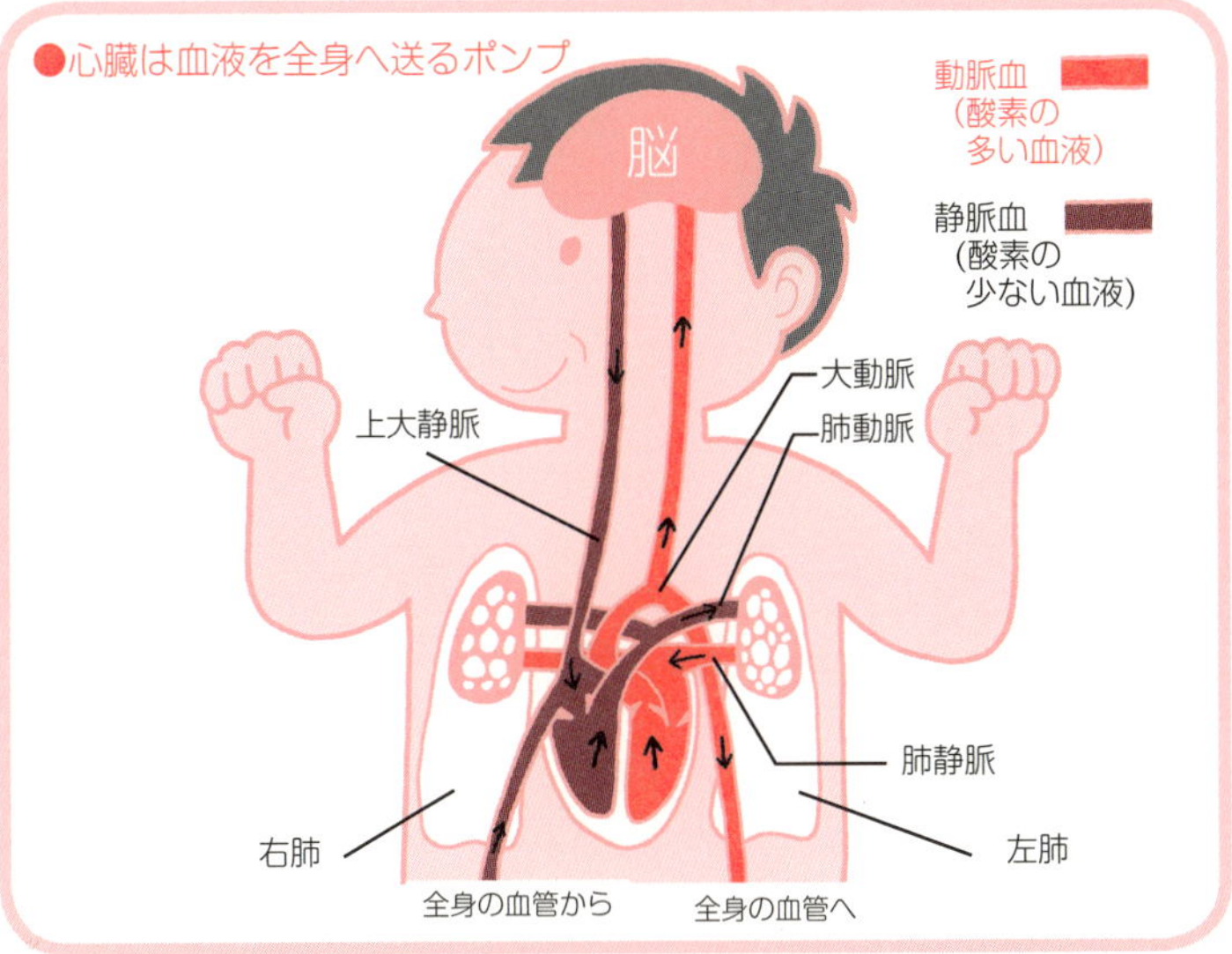

●心臓は血液を全身へ送るポンプ
動脈血
(酸素の
多い血液)
静脈血
(酸素の
少ない血液)
脳
上大静脈
大動脈
肺動脈
肺静脈
右肺
左肺
全身の血管から
全身の血管へ

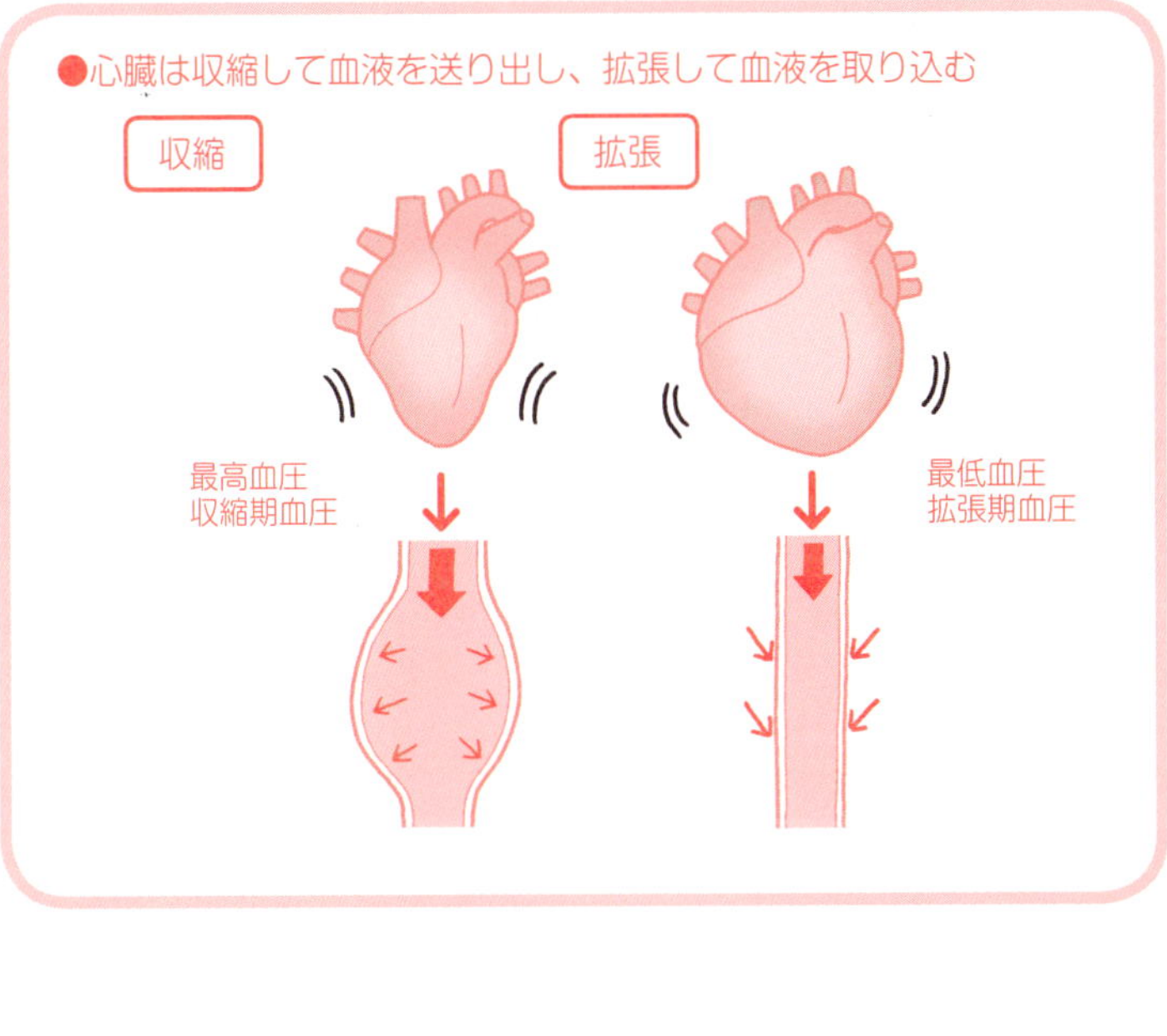

●心臓は収縮して血液を送り出し、拡張して血液を取り込む
収縮
拡張
最高血圧
収縮期血圧
最低血圧
拡張期血圧

皆さんの体内にも、血管を通って酸素と栄養素が血液と一緒に送り込まれているのです。

大人の心臓は、重さ約250～300g程度で、握りこぶしを軽く握ったくらいの大きさです。運動で体を激しく動かすと、筋肉も大量の血液を必要とするので、心臓もいつもより早く動いて、大量の血液を体へ送り込もうとします。

とても緊張したときに、「心臓が口から飛び出すかと思った」とおっしゃる人がいますが、緊張したときや興奮したときなどにも、心臓の動きは早くなり、一所懸命、体内に血液を運ぼうとするのです。

心臓の位置と仕組み

●血液を受け取り、送り出す

ところで、皆さんはもしかしたら、心臓は胸の左側にあると思っていませんか。心臓マッサージをするときには、通常、みぞおち（鳩尾）の頭側をリズミカルに押しますが、「左胸にあると思い込んでいて、左側を必死にマッサージしていた」という笑えない話もあるくらいです。

●心臓の位置、心臓の血管、心臓の構造

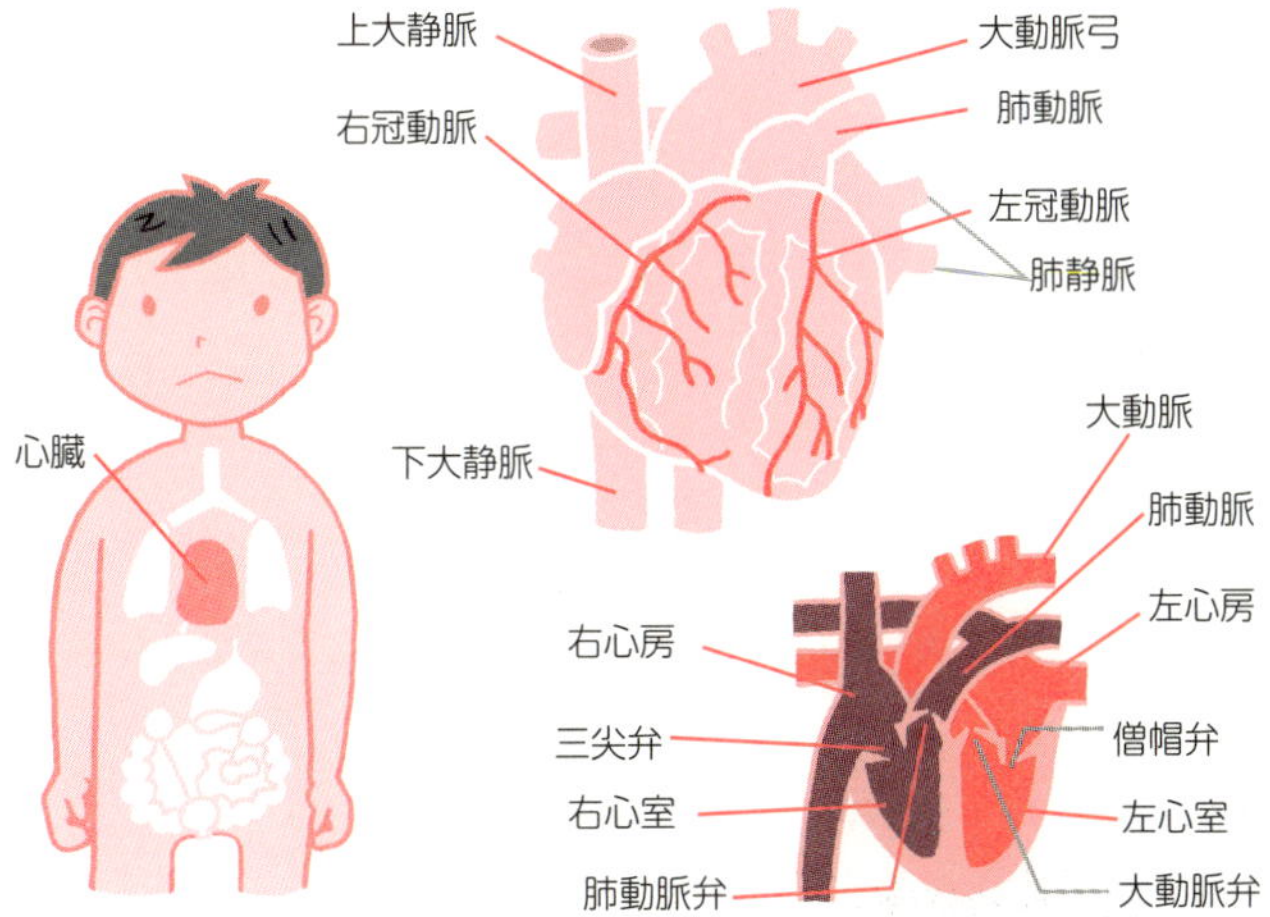

実は、心臓は左右の肺に挟まれており、まさにみぞおちのあたり、胸のほぼ中央にあります。確かに、心臓の下のほうが、左の肺の下前方に入っていますので、やや左よりといえばそうなのですが、胸を左右に分けた左半分にあるわけではありません。ですから、胸の右あたりが痛むこともあります。「心臓は左にあるはずだから、右が痛いのは心臓からくるものではないはずだ」などと、思い込まないようにしてください。

心臓は、上図のように、左心房と右心房、左心室と右心室という4つの部屋に分かれていて、それぞれの部屋が太い血管とつながっています。

この4つの部屋は、均等に分かれているわけではありません。血液を送り出すためにより強い力が必要になる左心室が、一番筋肉の壁が厚く大きく頑丈にできています。右心室は、左に比べると、壁が薄いのが特徴です。また、左右の心房の間には心房中隔、心室の間には心室中隔という仕切りがついていて、それぞれの部屋の血液が混ざらないようになっています。

心房は、体内から戻ってきた血液を受け取る役割をし、体中へ血液を送り込むのは、心室の役目です。

それぞれの心房と心室の出口の計4か所には、とびらのような役割をする「弁」がついていて、血液の逆流を防いでいます。右側にあるのが三尖弁と肺動脈弁、左側が僧帽弁と大動脈弁です。この4つの弁は、それぞれの部屋が収縮、拡張することによって開閉し、体内に必要なだけの血液が循環するように、交通整理を行う調整役も果たしているのです。

●戻ってきた血液を受け取るのは心房、送り出すのは心室

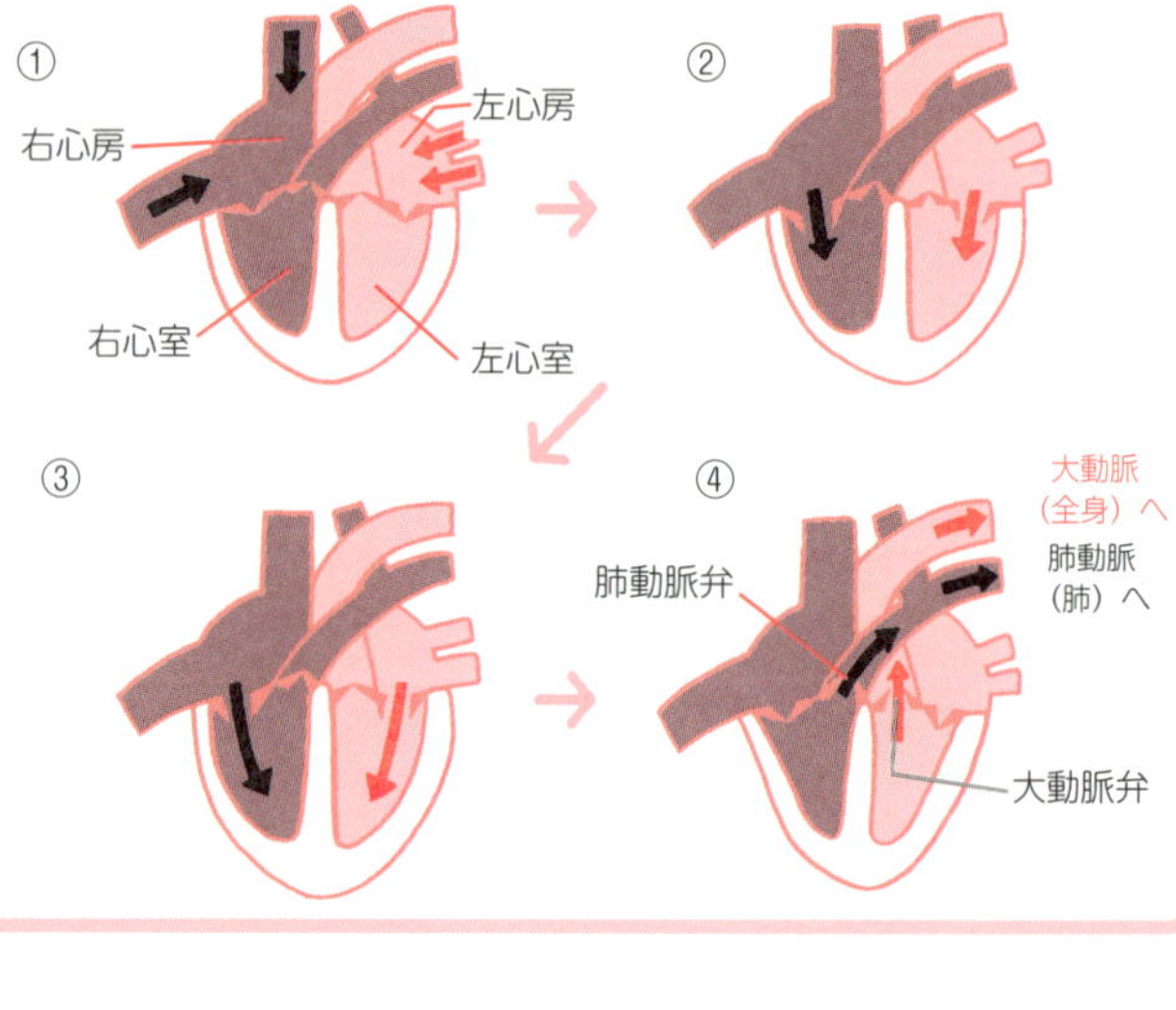

ポンプ機能と血液の流れ

●収縮と拡張の規則正しいリズムが大切

ポンプの働きをする心臓には、血液が入ったり出たりする太い血管がつながっていますが、それぞれの血管にも名前がついています。右心房に連結しているのが上大静脈と下大静脈、右心室からは肺動脈、左心房には肺静脈、左心室から大動脈につながっています。

血液は、まず左心房から左心室へ送られ、そこから大動脈弁を通って大動脈へ流れ、体内へ送り込まれます。大動脈から出た血液は、細い毛細血管まで、全身を巡って各細胞に酸素や栄養素を渡して、二酸化炭素や老廃物を受け取って上・下大静脈から右心房に入ります（体循環）。そして、右心房から血液は右心室と肺動脈を経て肺で酸素と二酸化炭素を交換し、肺静脈から左心房へ戻ってきます（肺循環）。

血液の流れはとても速く、左心房から全身を巡って、また左心房に戻ってくるまで、わずか数十秒しかかかりません。

血液がすさまじい速さで、体内を絶えず循環しているのは、まさに心臓のポンプ機能のお陰といってよいでしょう。体心室と肺心室が一緒に収縮することによって同量の血液が、体への酸素供給と肺でのガス交換と分かれて送り出されます。つまり、大動脈を経て体内に血液が送り出され、その後、筋肉がゆるんで心臓が拡張し、血液が右心房から右心室に流れ込みます。ポンプがぎゅっと収縮して送り出された血液が体内をぐるりと循環し、膨らんだところに戻ってくるという効率のよい動きをしているわけです。

ちなみに、体内に送り出される動脈血は酸素をたくさん含んで鮮やかな紅色ですが、戻ってくる静脈血は二酸化炭素が多く、少し褐色がかった赤色をしています。

絶えず体内へ血液を送り込むためには、この収縮と拡張を繰り返すポンプを、規則正しく動かす必要があります。その収縮と拡張のリズムは、心臓から発生する電気刺激によってコントロールされています。この電気刺激は、右心房のうえのほうにある洞房結節で発生し、心房から心室へ伝わって心臓を収縮させます。電気刺激のリズムの乱れが不整脈であり、ポンプ機能の低下が心不全というわけです。

また、心臓が正常に働くためには、新鮮な血液が欠かせませんが、心臓に血液を送っているのが冠動脈です。冠動脈は、心臓を出てすぐの大動脈から左右の心房に向かって2本出て細かく分岐し、心筋の間を走り、心臓の活動に必要な酸素や栄養素を送っています。

●血液は体内を２つのルートで循環する

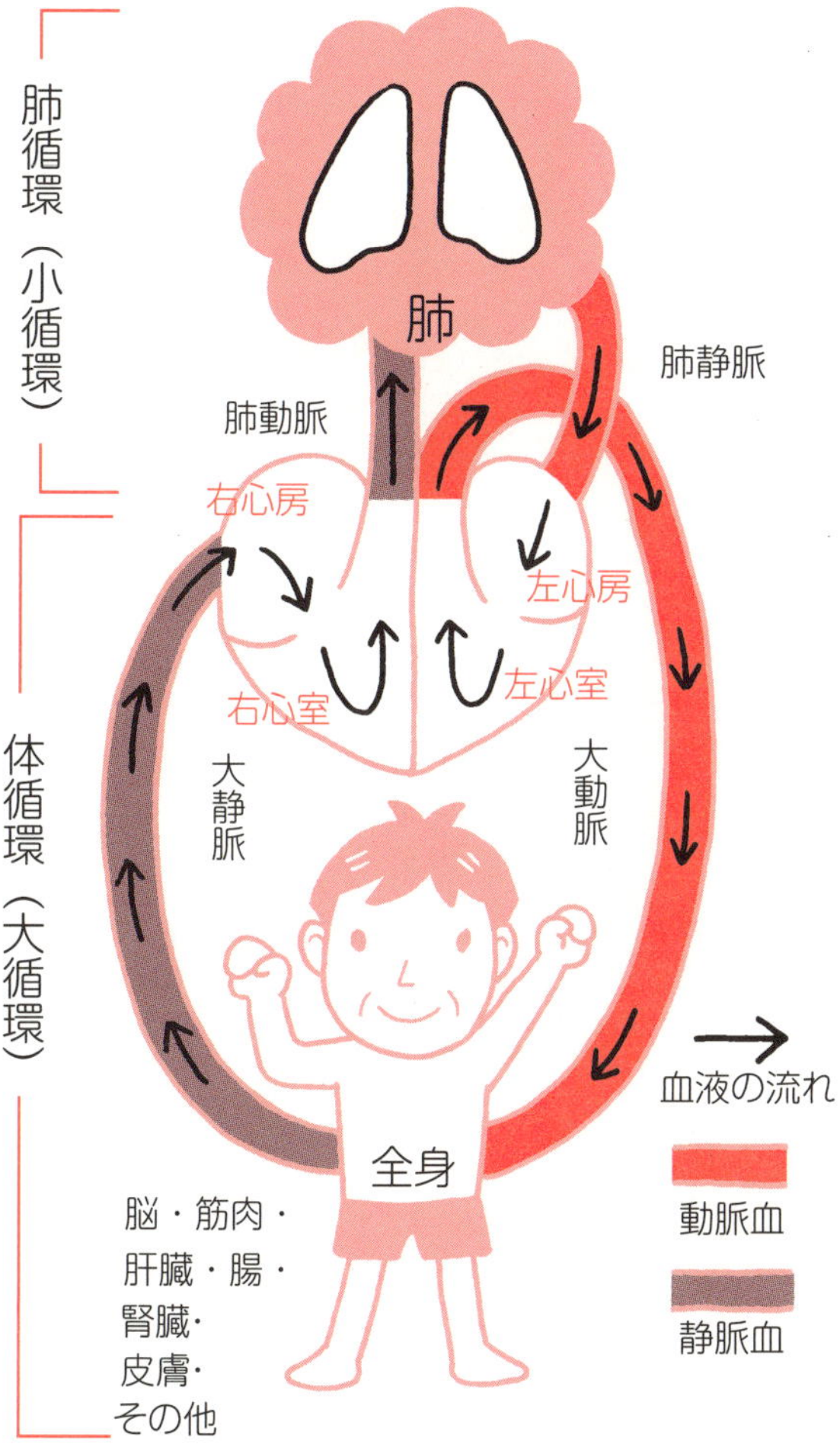

血液は左心室から大動脈を経て全身へ送られ、体内を巡った後に大静脈から右心房へ入る（体循環）。その後、血液は右心室から肺動脈を経て肺へ送られ、肺静脈を通って左心房へ戻ってくる（肺循環）。

●動脈血は鮮やかな紅色、静脈血は褐色がかった赤色

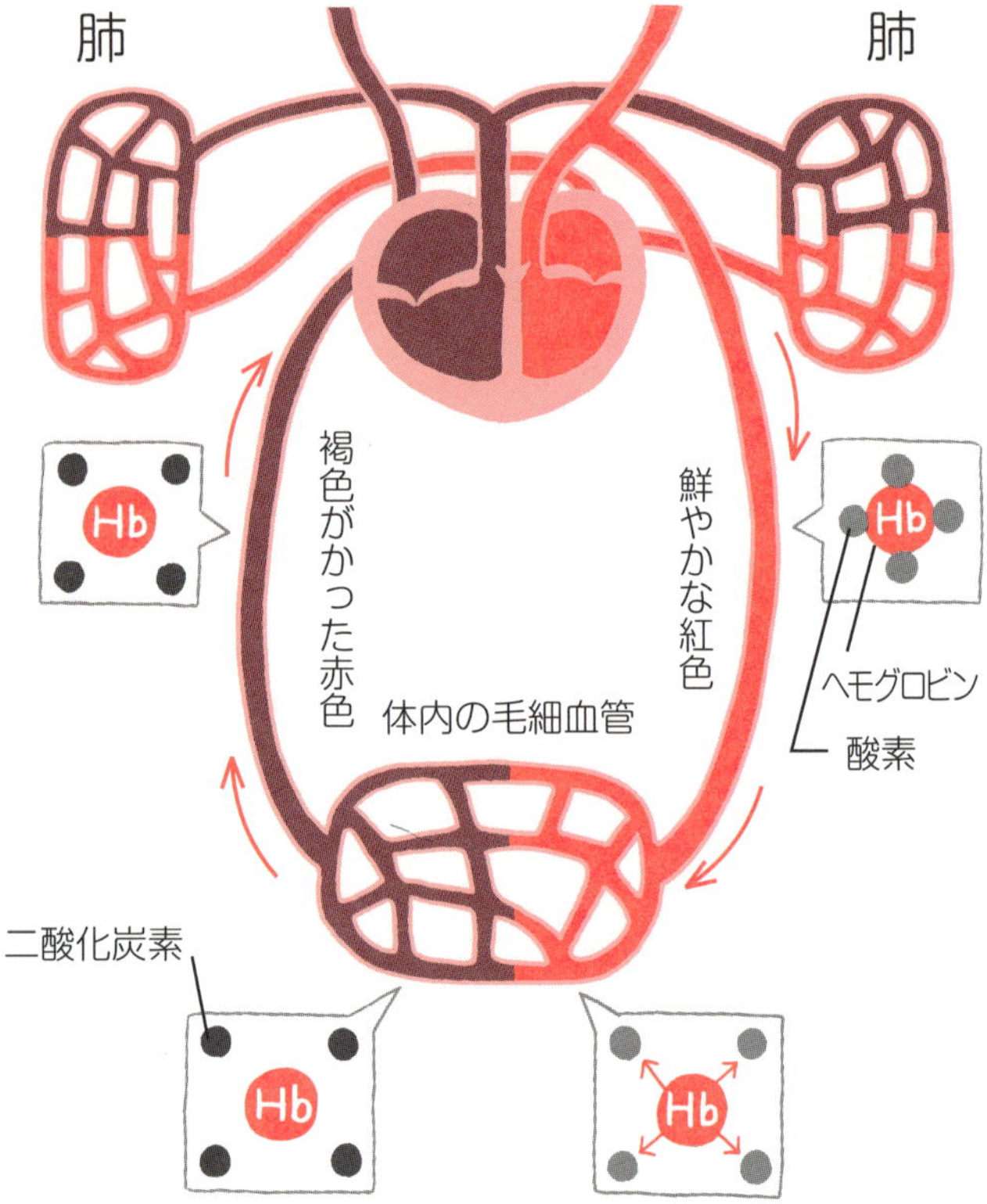

血液中に含まれるヘモグロビンは酸素の多い肺の毛細血管で酸素と結びつき、体内の毛細血管など酸素の少ないところで酸素を離す。二酸化炭素は血液中に溶けて運ばれ、細胞内外の濃度差によって自然と出入りをする。酸素を多く含む動脈血は鮮やかな紅色をして、二酸化炭素を多く含む静脈血は褐色がかった赤色をしている。

心臓病はなぜこわい？

●心臓病での死者は年々増加

心臓病がこわいのは、心臓病そのものが突然死や、心不全の引き金になるからです。生命活動が、ある日突然打ち切られてしまう「突然死」はもちろんですが、心臓病が進行して心不全という状態になってしまうと、運動制限や労働制限などを余儀なくされ、生活の質そのもの、さらには生きていく意欲さえ低下してしまいかねません。

特に近年、増加傾向にある動脈硬化性の心臓病は突然死を引き起こす危険性が高く、高齢化にともなって発症する心臓病は、心不全の合併率が高い傾向があります。

●主要死因別死亡率の年次推移のグラフ

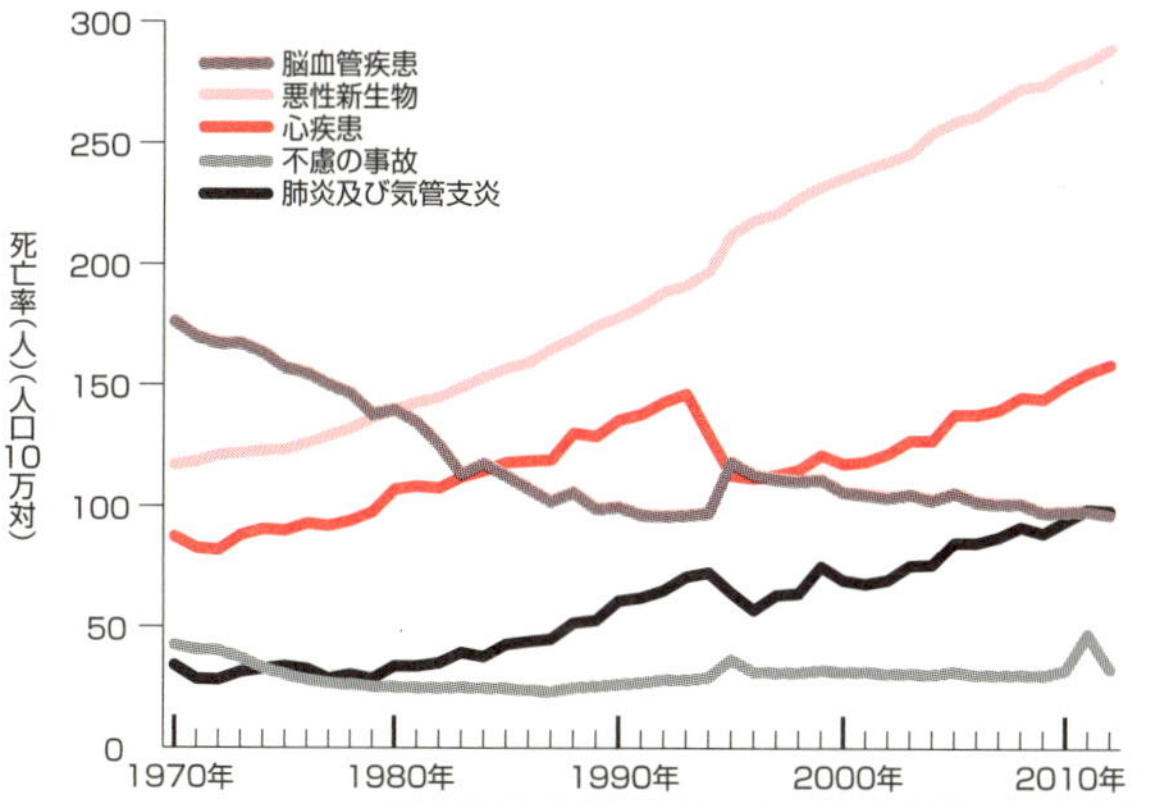

※2012年人口動態調査より。心疾患は高血圧性のものを除く。

近年、問題になっている過労死、突然死の原因の多くは、心臓病によるものです。日本では、がんに次いで高い死亡原因となっているのがこの病気で、医学が進歩した現在でも、命取りになるこわい病気の一つです。

厚生労働省の人口動態統計によれば、２０１４（平成26）年の死亡数を死因順位別にみると、第１位は悪性新生物（がん）で死亡数36万８１０３人（28・９％）、第２位は心臓病で死亡数19万６９２６人（15・５％）、第３位は肺炎で死亡数12万９６５０人（９・４％）、第４位は脳血管疾患（脳卒中）で死亡数11万４２０７人（９・０％）でした。

心臓病は、１９８５（昭和60）年に脳血管疾患を追い抜いて第２位となり、その後も死亡数が上昇しています。

心臓病が増えているのは、社会の高齢化も大きな要因の一つです。日本は世界一高齢化率の高い高齢化先進国です。少子化で人口が減っているにもかかわらず、高齢者人口は増加し続け、２０３５年には日本人の３人に１人が65歳以上の高齢者になると推計されています。

高齢者が増えると、いわゆる３大生活習慣病患者数は増加し、結果として動脈硬化が原因で引き起こされる狭心症や心筋梗塞といった虚血性心疾患や、脳血管疾患などの割合が増えることになります。

特に高血圧、糖尿病、脂質異常症（高脂血症）、肥満は、狭心症や心筋梗塞を引き起こす頻度が高い、４大危険因子です。

　また、欧米化した食生活と過剰なストレス社会も、心臓病が増えてきた大きな理由の一つと考えられています。

　心臓病には、大きく分けて虚血性心疾患、心臓弁膜症、不整脈、先天性心疾患、それから心膜・心筋疾患があります。

　各病気の症状や治療法については、これから詳しく解説しますが、このなかには、無症状の間に病気が進行して、ある日突然、発作を起こして意識を失い、最悪の場合には、死にいたる危険性を有するものもあります。働き盛りの人が突然、心筋梗塞や不整脈によって死亡してしまうことがあるのです。

　また、万が一、運転中に発作を起こしてしまったら、あるいはホームの端を歩いているときに

●心疾患の病態別年齢推移

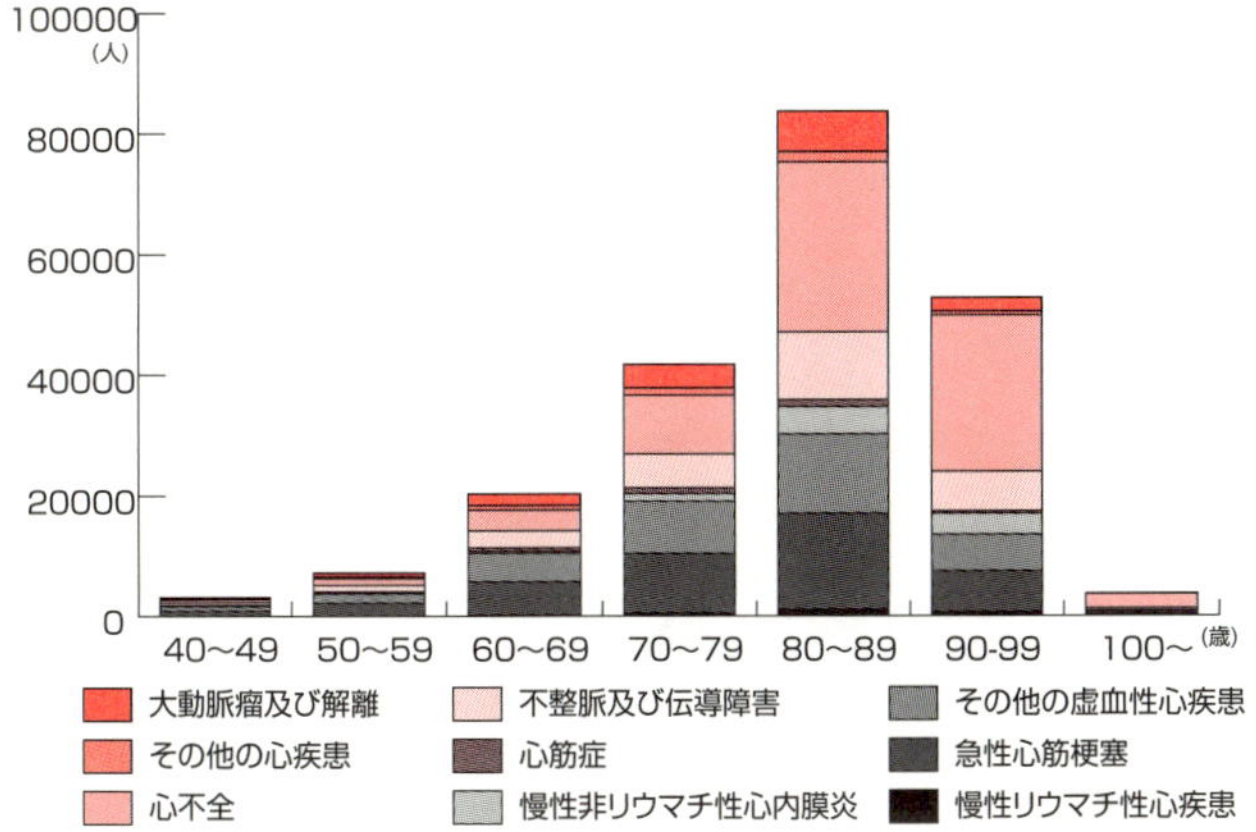

※2013年人口動態調査より

発作を起こしたら…などと想像すると、非常にこわい病気であると考えられます。交通事故のなかには、運転手がこのような病気になったことがきっかけで起こっているものも少なからずあります。

よく、「寝たきりになったりせずに、ぽっくり死にたい」などとおっしゃる人がいらっしゃいますが、それはある程度、人生を謳歌し、平均寿命を超えたり、近づいたりしてから考えることです。誰しも、まだまだやりたいことがあり、あるいはわが子が一人前の大人になるのをみる前に、突然、人生が終わってしまったり、病気のためにベッドを離れられないような生活になったりといったことは、避けたいのではないかと思います。

そういった最悪の状態、つまり、突然死や心不全を予防するためには、正しい知識をもち、日々の生活に注意することが重要です。健康診断や職場の検診などで早期発見し、心臓病であることがわかったら治療を受けましょう。

●突然死（病死）の疾患別割合

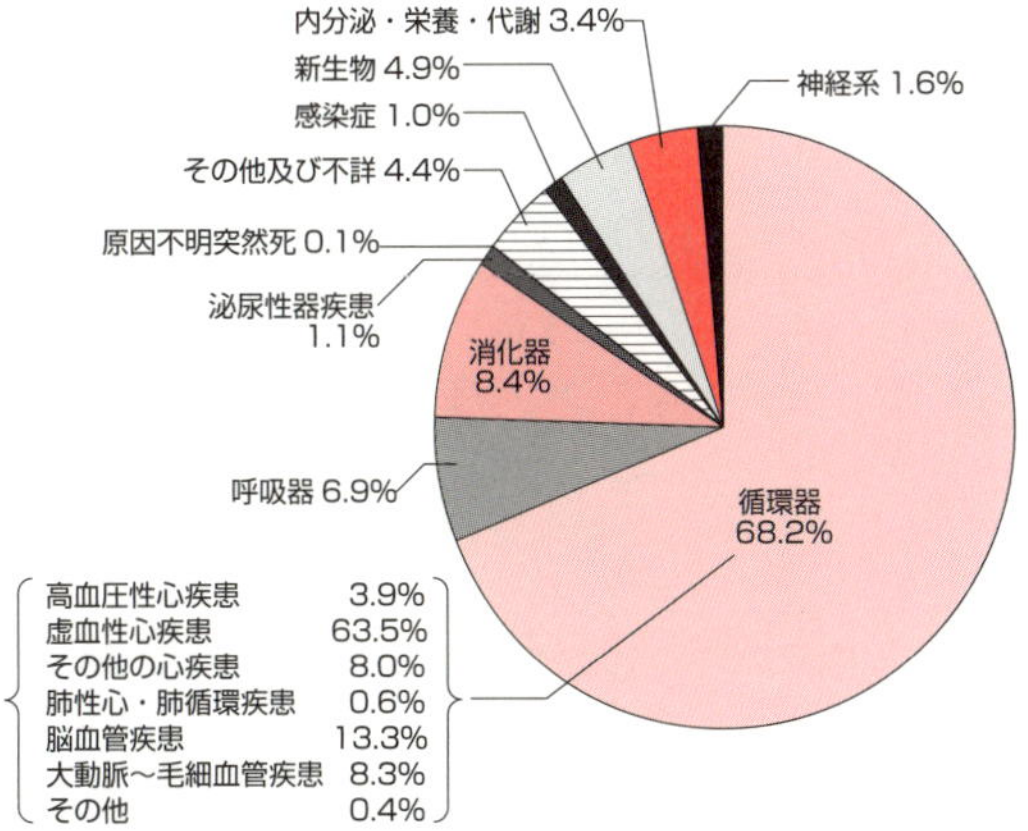

（東京都福祉保健局東京都監察医務院（平成26年）データより）

突然死は防げる？

●心臓病自体の予防が、突然死を防ぐ第一歩

それまで健康だった人がある日突然、命を落とす。そんな「突然死」は、誰にとっても決して他人事ではありません。

突然死とは予期しない急死のことで、発症から24時間以内の死亡、と定義されています。突然死といっても、数分で亡くなってしまう人から数時間で亡くなる人まで、実にさまざまです。

心臓が停止してから脳に血液が送り出されなくなる時間が5分以上続けば、助かる可能性が低くなっていきます。

東京都内で突然病気で亡くなった人の原因をみてみると、虚血性心疾患を中心に心臓病によるものが5割以上と多く、ほかに脳血管疾患、消化器疾患などがあります。

突然死のなかでも、心臓病によるものを心臓突然死といい、日本では年間約5万人発生しているといわれます。そのなかでも特に多いのが、急性心筋梗塞です。

つまり、突然死のなかで最も多いのが急性心筋梗塞による死亡ですが、これを予防、あるいは予知することはできるのでしょうか。

結論からいうと、ある程度の予防は可能ではあるものの、自覚症状が出たときには手遅れということもあり、100%の予知・予防は難しいのが現状です。ただ一ついえるのは、既に心臓病にかかっている人は、健康な人に比べて、突然死する危険性が高いということです。

心臓が停止する直接のきっかけは、心室細動や房室ブロックという不整脈です。心臓病の人は、心室細動・房室ブロックになる危険も高いので注意が必要ですし、早い段階で治療を受けることが大切です。突然死を予防するためには、動脈硬化を予防して心臓病にならないように心がけ、なったときには早くみつけて治すしかないといえるでしょう。

ところで、心臓突然死は、どのように起こっているのでしょうか。心筋梗塞を例にあげれば、心臓に酸素と栄養素を送る冠動脈に動脈硬化の塊（粥腫《じゅくしゅ》といいます）を形成して血

●心臓突然死が起こるメカニズム

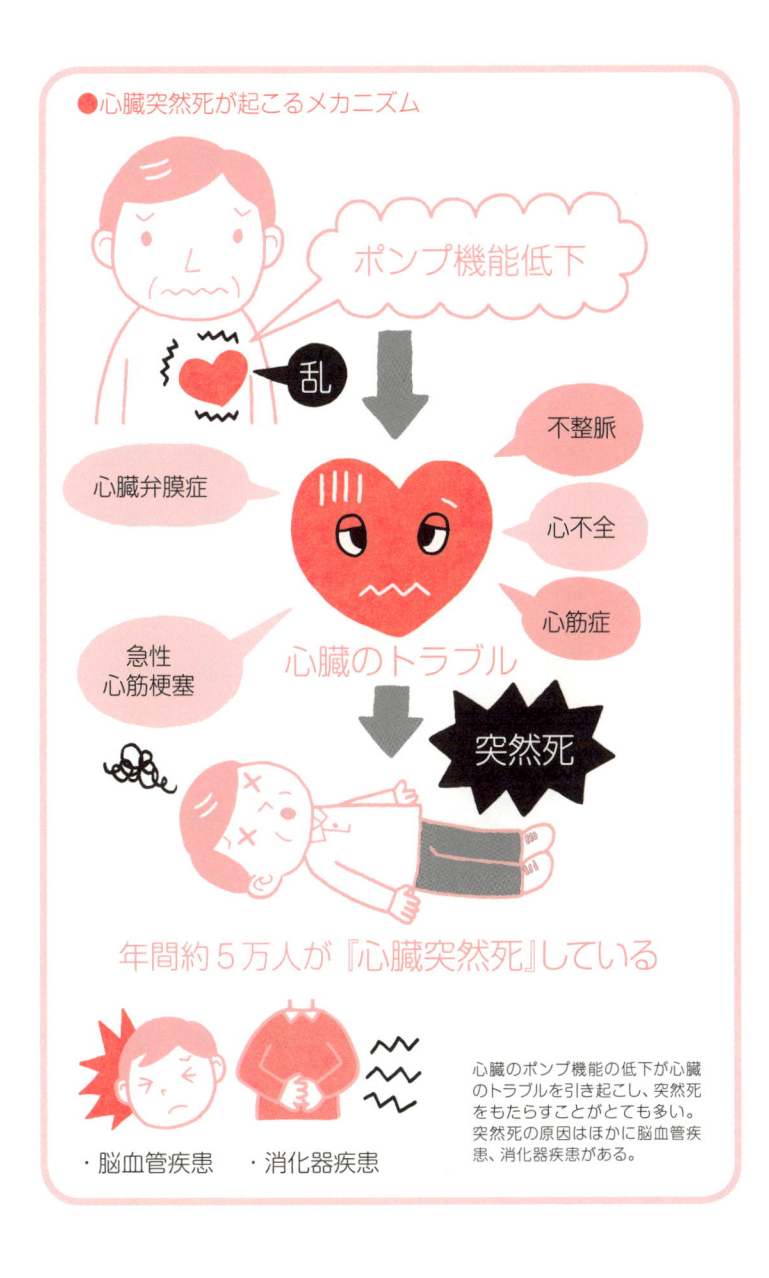

ポンプ機能低下
乱
不整脈
心臓弁膜症
心不全
心筋症
急性
心筋梗塞
心臓のトラブル
突然死
年間約５万人が『心臓突然死』している

・脳血管疾患
・消化器疾患

心臓のポンプ機能の低下が心臓のトラブルを引き起こし、突然死をもたらすことがとても多い。突然死の原因はほかに脳血管疾患、消化器疾患がある。

管の内側（内腔）を狭くします。さらに狭くなった部分の粥腫が破れると、そこに血栓（血液の塊）が詰まり、そこから先の血流が途絶えて心筋が壊死し、その後、30分～1時間で致死的な不整脈である心室細動が起こります。

心室細動という病気については、後述しますが、これが起こると心臓はポンプとしての機能を失い、収縮しなくなってしまいます。そのため、脳に血液を送ることができなくなり、放っておくと死んでしまうわけです。こういった状態は、それ以前に自覚症状がない人にも起こる危険性があります。

ここでもし、心臓マッサージや後述する自動体外式除細動器（ＡＥＤ）について、知識のある人が同居していたり、たまたまそばにいたりして、救急車が到着するまでに緊急処置をすれば、助かる可能性が高くなります。ですから、既に心臓病であることがわかっている患者さんの家族はもちろん、理想的には誰もが、大事な家族の命を守るために、普段から心臓マッサージや除細動器の講習などを受けておくのが望ましいと思われます。

さらに、突然死を予防するためには、もっと日常的なこととして、生活習慣の見直しによる心臓病の予防も大切です。これから詳しく解説していきますが、心臓病には日常の食生活や運動不足が深く関係しています。

●救命のための重要な緊急処置（一次救命処置）

意識のない人を発見したら

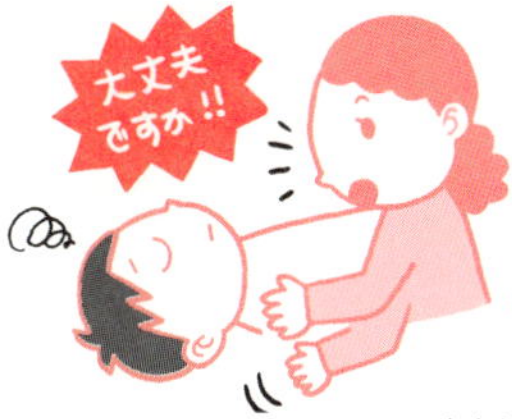

肩をたたいて意識を確認

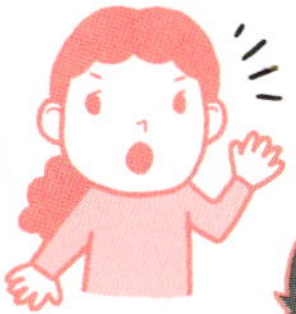

直ちに
・119通報（依頼）する
・AED搬送（依頼）する

呼吸の確認

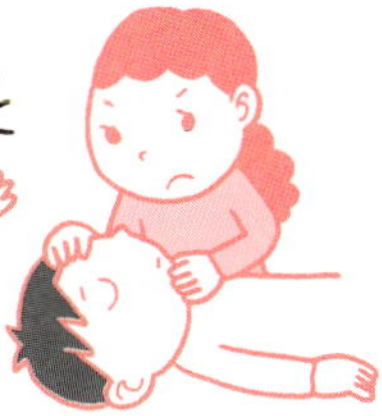

あごを上げ、気道を確保し、呼吸の確認

通常の呼吸がなければ

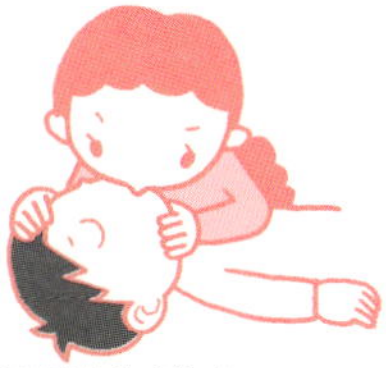

2回息を吹き込む
息、咳、体の動きを確認

息、咳、体の動きがなければ

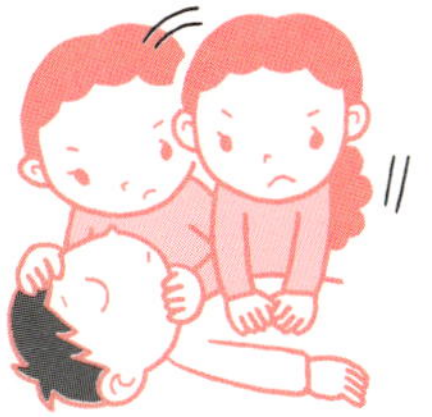

心臓マッサージをおこなう
心臓マッサージと人工呼吸を30：2で行う（心肺蘇生）

心肺蘇生は途中でやめない

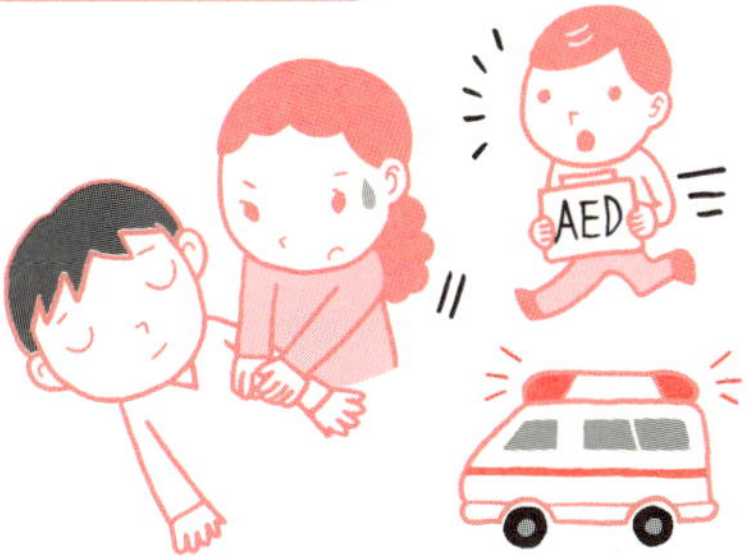

救急車の到着、またはAEDによる除細動を行うまで心肺蘇生を続ける

●AEDで除細動（電気ショック）を行う

- AEDが到着したら電源を入れる（カバーをはずすと電源が入るタイプもある）
- 音声の指示に従ってパッドを装着し
- 電気ショックを行うときは誰も体に触れていないことを確認
- AEDが電気ショックを必要と判断したら、ショックボタンを押す（このときも誰も触れていないことを確認）

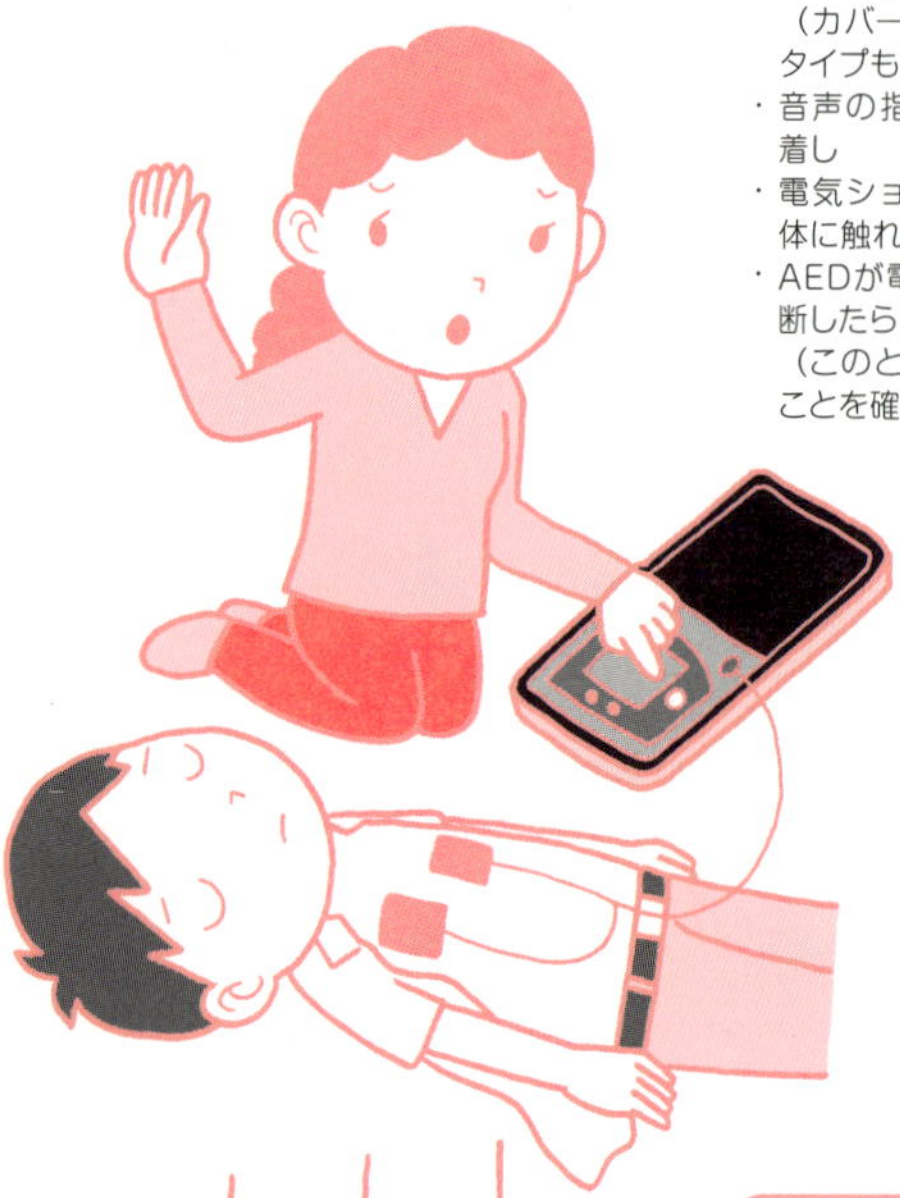

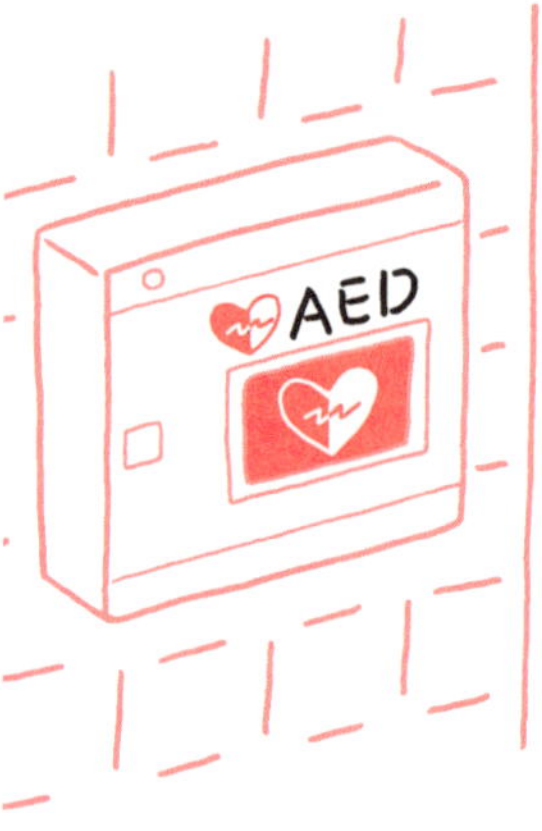

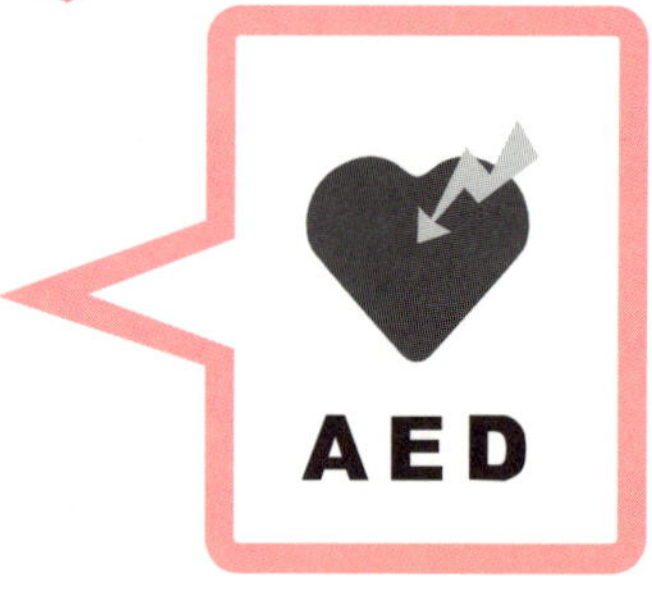

AEDは、公共施設や町中の大きな施設に設置してある。設置場所には目だつマークが！

第2章 狭心症と心筋梗塞の治療

狭心症と心筋梗塞はどんな病気？

●胸痛などの発作が起こる病気

狭心症とは、ある一定の運動や興奮により心臓の働きが活発になったときに胸痛を代表とする狭心症状が出現する病気です。一方、心筋梗塞とは心臓の一部にまったく血液が供給されなくなって心筋が働きを失ってしまう（壊死といいます）病気で、放置すれば死にいたる怖い病気の代表です。どちらも「虚血」、つまり、心臓の筋肉（心筋といいます）に酸素や栄養素を送る冠動脈に病変が発生して十分な血液が行き渡らないために起こる病状ですので、これらを総称して虚血性心疾患とも呼びます。

狭心症や心筋梗塞の発作が起こったときには、急に胸が締めつけられるように苦しくなったり息苦しくなったりする狭心痛が特徴です。胸だけではなく、みぞおち、背中や腕に強い痛みを感じる人もいます。原因としては、動脈硬化や冠動脈のけいれん（攣縮《れんしゅく》）、血栓ができて一時的に冠動脈が詰まったことなどが考えられます。

狭心症の発作は通常、数十秒から数分、長くても15分以内に治まり、痛みや圧迫感が治まる

●狭心症と心筋梗塞は冠動脈が狭くなったり詰まることで起こる

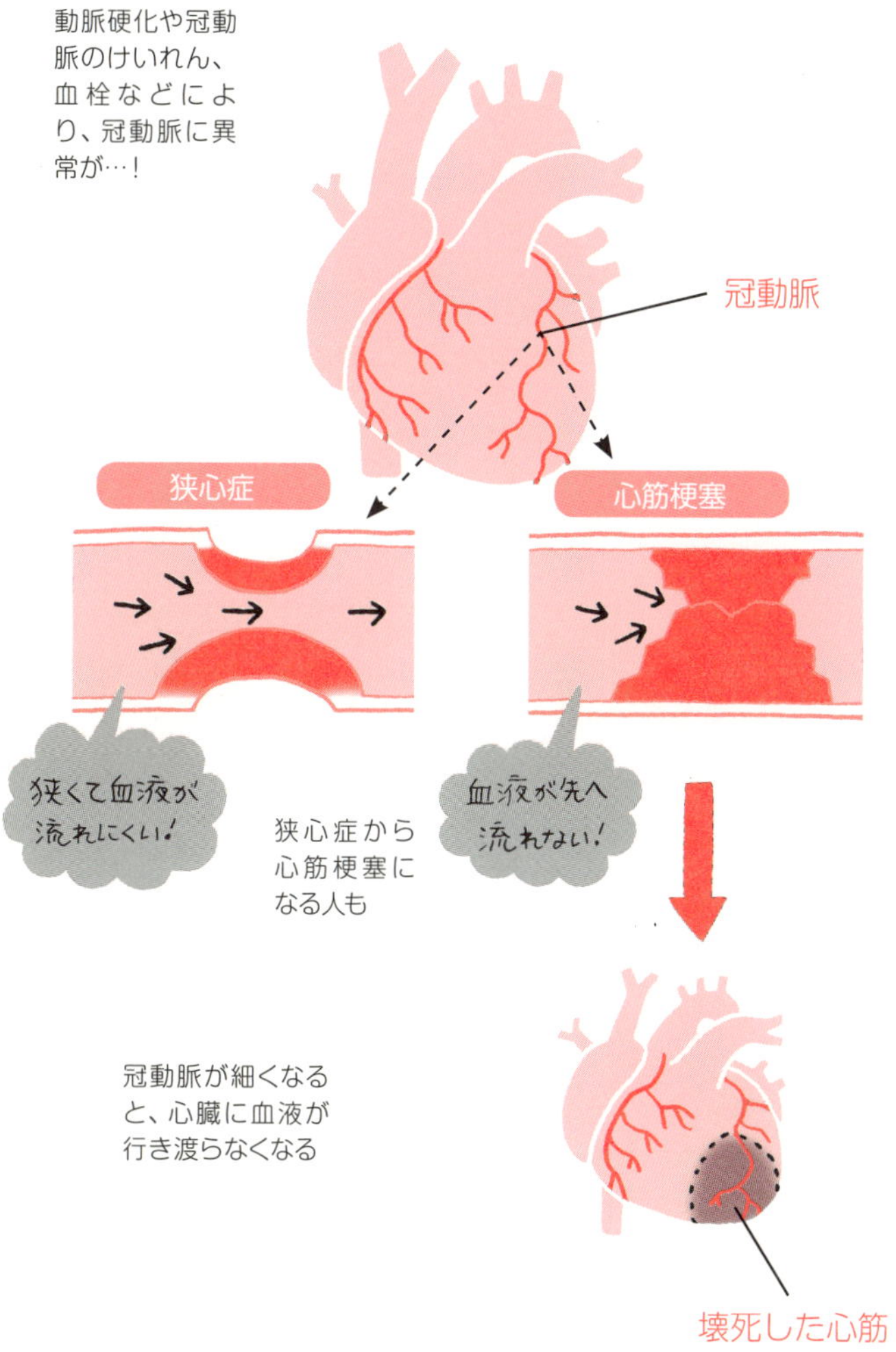

動脈硬化や冠動脈のけいれん、血栓などにより、冠動脈に異常が…!
冠動脈
狭心症
心筋梗塞
狭くて血液が流れにくい!
狭心症から心筋梗塞になる人も
血液が先へ流れない!
冠動脈が細くなると、心臓に血液が行き渡らなくなる
壊死した心筋

と何事もなかったかのように、ケロッとしている人もいます。

15分より長く続いたり、吐き気や冷や汗をともなったりするようなら、心筋梗塞のおそれがあります。すぐに救急車を呼びましょう。発作の長さに関係なく、心配なら救急車を呼んでほしいですし、はじめて発作を起こしたときやいつもと違うときには、できるだけ早く循環器科のある医療機関を受診しましょう。

安静時に発作が起こる人は要注意！

狭心症は、発作が起こるきっかけがあるかどうかで、「労作性狭心症」と「安静時狭心症」の二つのタイプに分けられます。

一つ目の「労作性狭心症」は何かきっかけがあって起こり、最も多いタイプです。重い荷物を抱えたり、電車や仕事に間にあわないからと急に走ったり、階段を駆けあがったり、興奮、緊張したときに起こります。また、トイレでいきんだり、冬の夜間にトイレに起きたときなど、急激に力を加えたり温度が変わったときや、意外ですが胆石症の発作をきっかけに起こることもあります。特に発作が起こりやすいのが、早朝、起床直後です。重いものを持ったり走った

●狭心症には大きく２つのタイプがある

きっかけがある

労作性狭心症

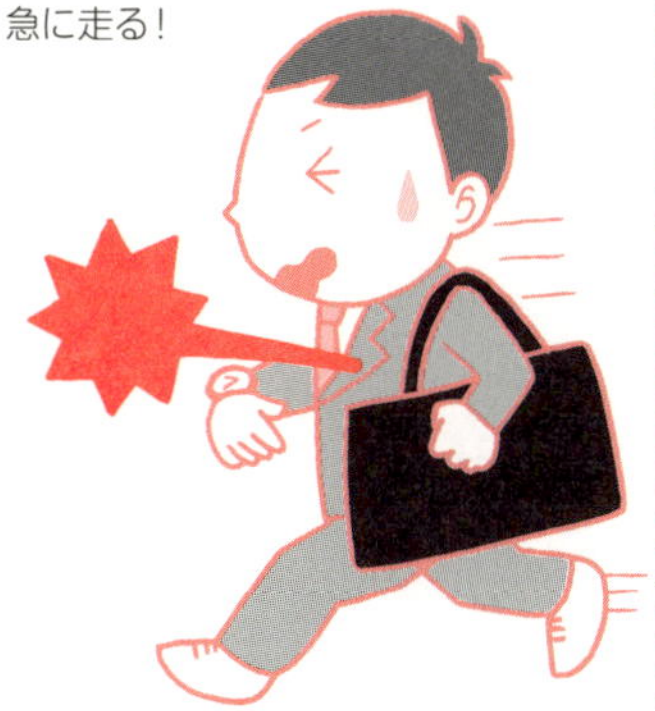
急に走る!

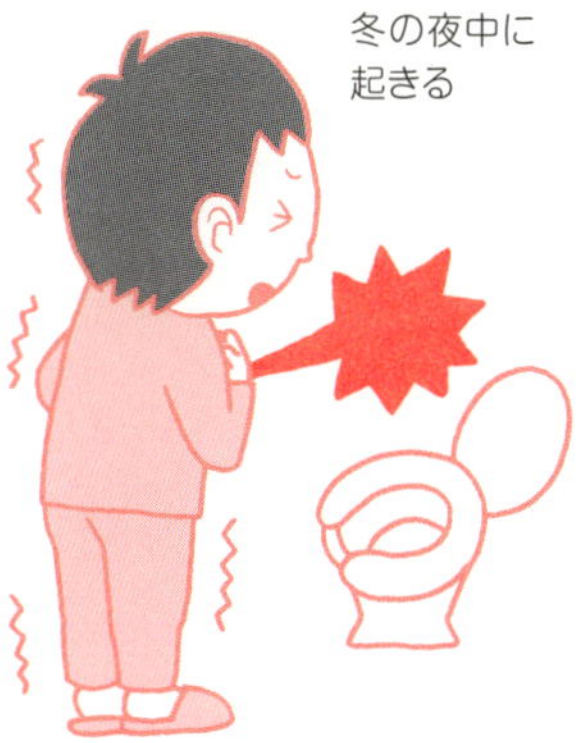
冬の夜中に
起きる

急に力を加えたり、温度が変わることがきっかけで発作が起こる

きっかけがない

安静時狭心症
あるいは
血管攣縮性狭心症

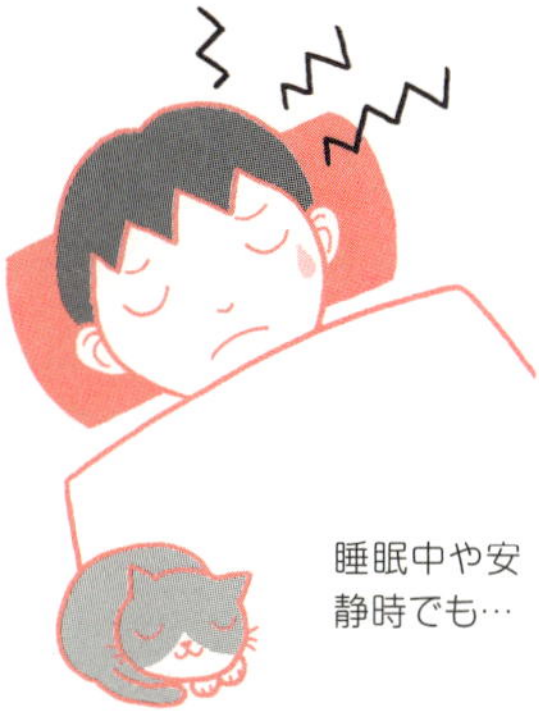
睡眠中や安
静時でも…

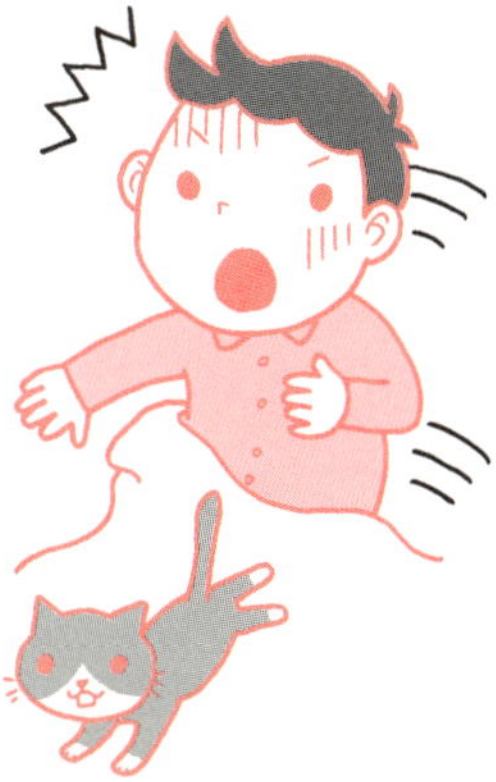

体は休んでいても、突然冠動脈がけいれんを起こす

り階段を昇るときには、急激な変化に対応するために血圧があがり、脈拍が増えて心臓の負担が増します。そのとき動脈硬化などで血管が狭くなっていると、血液の流れが十分増えないため心筋が必要な酸素量を確保できなくなります。そのために、一時的に心筋が酸欠状態になって胸の痛みや圧迫感が生じるのです。

これに対し「安静時狭心症」は、特に体を動かしたり緊張したりしていないのに、睡眠中や安静にしているときに起こる発作で、「血管攣縮《れんしゅく》性狭心症」とも呼びます。

このような発作の原因は、冠動脈の付け根の部分がかなり狭くなっているか、冠動脈のけいれんによって血管自体が縮み、血流不足になるためかの、どちらかとされています。

冠動脈のけいれんが何をきっかけに起こるかはわかっていませんが、動脈硬化でもともと血管の内腔が狭くなっているところにけいれんが起き、ますます血液の通り道が狭くなり酸素や栄養素が不足することで発作が起こるという説が、今のところ有力です。

労作性狭心症は、一般的に肥満の人に多い傾向がありますが、この安静時狭心症は、やせている人にも起こります。心筋梗塞に移行することもあるので、注意が必要です。

●安定狭心症と不安定狭心症

●狭心症から心筋梗塞に移行しやすいのは不安定狭心症

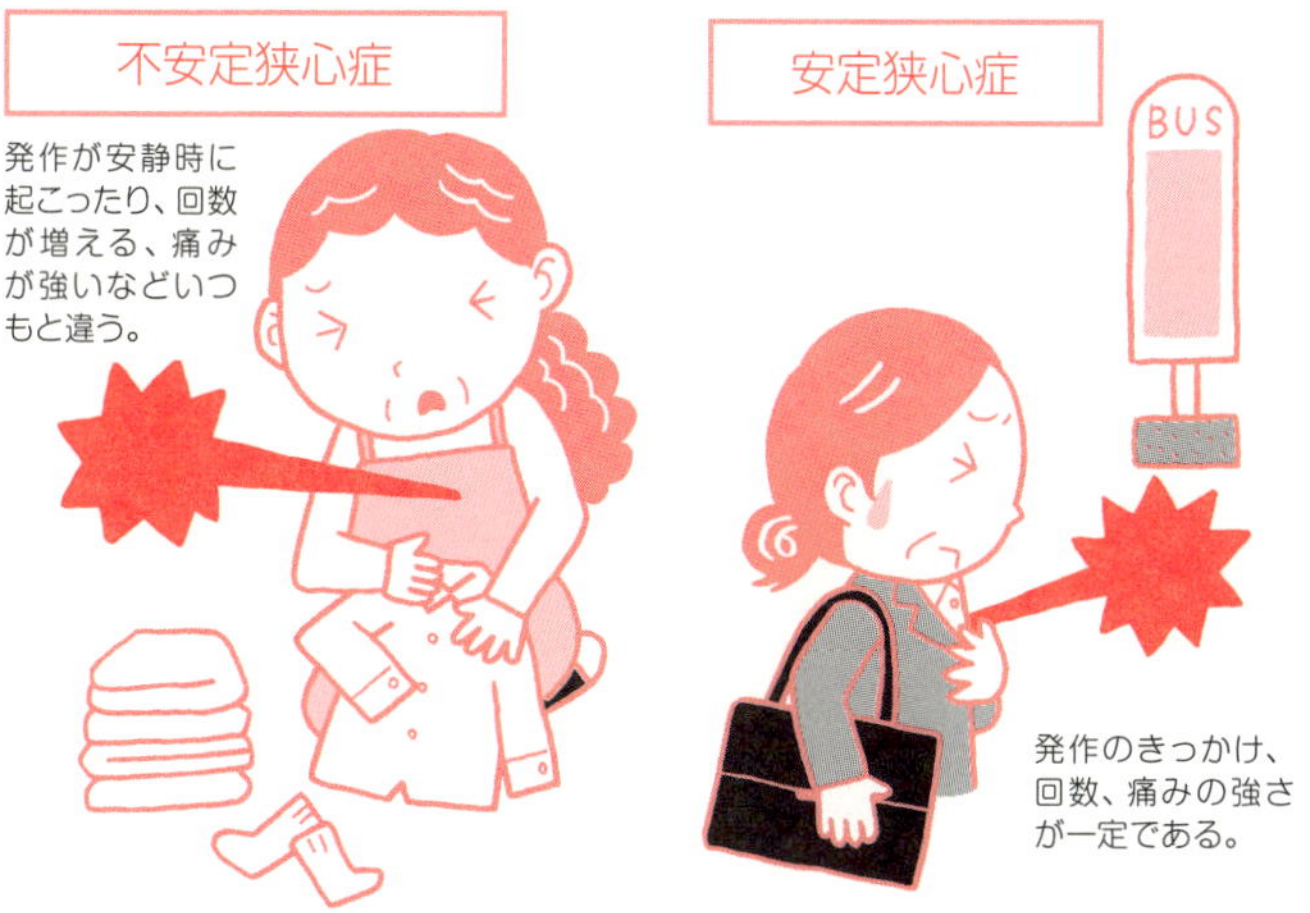
不安定狭心症
発作が安静時に起こったり、回数が増える、痛みが強いなどいつもと違う。
安定狭心症
BUS
発作のきっかけ、回数、痛みの強さが一定である。

では、どのような狭心症が心筋梗塞に移行しやすいのでしょうか。

狭心症を心筋梗塞に移行しやすいかどうかで分けると、それほど心配のない「安定狭心症」と心筋梗塞に進む危険性のある「不安定狭心症」の二つのタイプに分けられます。

何度も労作性狭心症を起こしているような人でも、発作が起こるきっかけや回数、痛みの強さがほとんど一定である場合には「安定狭心症」と考えられます。

その場合、急に走ったり、重い物を持ったりしないように気をつけ、動脈硬化を進行させないように食事や運動に配慮し、タバコ、アルコールはやめるなど生活習慣を整え、発作に備えてニトログリセリンなどの硝酸薬を常に持ち歩くことで、ほぼ通常の生活をして大丈夫です。

しかし、労作性狭心症でも、発作の回数が増えたり、時間が長くなったり、安静時に起こったときには、心筋梗塞に移行する危険性のある「不安定狭心症」になっているおそれがあります。

これは、心筋梗塞の一歩手前の状態であり、通常、入院治療が必要です。

同じ狭心症でも、発作が毎日起こる人もいれば、年に数回程度の人もいます。発作の持続時間も数十秒から十数分まで、人によって違います。ずっと安定している人もいれば、一気に不安定狭心症になる人もいて、病気の進行の仕方も人によってさまざまです。

いずれにせよ、自己判断は禁物です。はじめて発作を起こした人や、何度か発作を起こしていてもいつもと違うと感じたときには、循環器内科と心臓血管外科のある医療機関を受診するようにしましょう。

●心筋梗塞

心筋梗塞は、冠動脈の比較的柔らかな動脈硬化の部分（粥腫《じゅくしゅ》）が破たんして血管内に血液の塊（血栓といいます）をつくって血管が詰まってしまい、心臓の筋肉に酸素や栄養素がいかなくなって、一部が壊死を起こす病気です。

狭心症は、動脈硬化が原因となることが多いですが、心筋梗塞は必ずしも動脈硬化が進行し

●急性心筋梗塞を引き起こす心室細動の発症からの時間と救命率

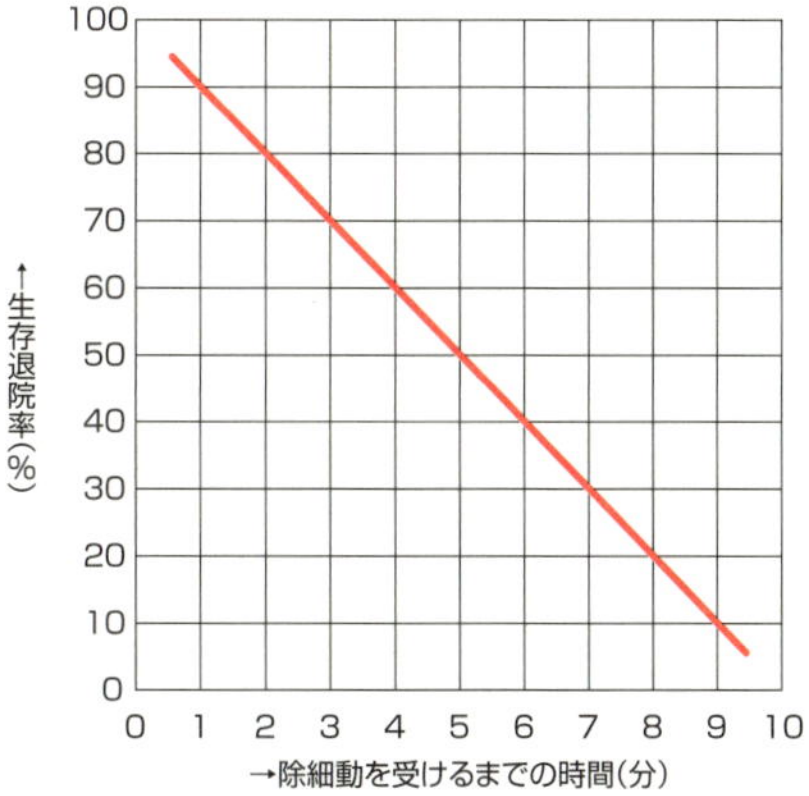

心室細動が起こって1分経過すると約10%、2分経過すると約20%、救命の確率が減っていく。

（AHA心肺蘇生救急心血管治療のための国際ガイドライン2000より）

て血管が高度に狭くなった状態で起こるわけではありません。多くは、粥腫が崩れてできた血栓が冠動脈にふたをし（閉塞）、血流が止まることによって起こります。

狭心症は心筋の虚血が一時的であるのに対し、心筋梗塞では虚血により壊死した心筋細胞が元に戻ることはありません。そのまま放置すれば心不全になり、心臓のポンプ機能が高度に低下して、死に至る危険性があります。

15分以上激しい胸痛が続くときや、吐き気や冷や汗、不安感などがあるときには、一刻も早く救急車を呼びましょう。息が苦しくなり、意識がもうろうとし、ショック状態になる人もいます。

WHO（世界保健機関）の資料によると、突然起こった急性心筋梗塞の発作により亡くなった人の8割は発症から24時間以内の死亡でした。その3分の2の人は病院にたどり着く前に亡くなっています。一度詰まった血管が再び流れだした際に心臓の筋肉がけいれんを起こす心室細動という不整脈が原因で亡くなる方も多いです。このような急変は、すぐに心臓マッサージを施してAED（自動体外式除細動器）という治療器具を適正に使用することで救命できる可能性が高くなります。

また、心筋梗塞の治療は発症後6時間が勝負といわれ、多くの場合、その時間内に治療を開始すれば心臓のダメージは最小限で済みます。

CCU（冠疾患集中治療室）のある病院では、その救命率はあがってきており、6時間以内にCCUで治療を受けた人の死亡率は10％以下です。つまり10人のうち9人以上は助かります。とにかく病院へたどり着けば、助かる確率は格段に高くなります。一刻も早く、適切な治療を受けることが命が助かる第一歩です。

どんな症状が出たら病院へ行ったほうがよいのか？

●自覚症状

狭心症や心筋梗塞の典型的な症状は、胸痛です。

痛む場所はみぞおち、胸の前のほう、首、歯、下あごのあたりが多く、心臓の裏側である肩や背中、そして腕に痛みを感じる人もいます。また、胸が圧迫され、息が詰まって苦しくなる人が多いです。

狭心症の場合は、「数分間少し息が詰まった感じがした」、「のどに何か詰まったような感じ」などと表現される軽いものから、「熱い鉄を胸に流し込まれたようだった」「胸をにぎりつぶされるような感じ」といった、強い痛みと圧迫感を感じる人もいます。

心筋梗塞の場合は、さらに強い痛みを感じる人も多く、顔が蒼白になって冷や汗をかき、「死ぬかもしれない」といった不安感、恐怖感をと

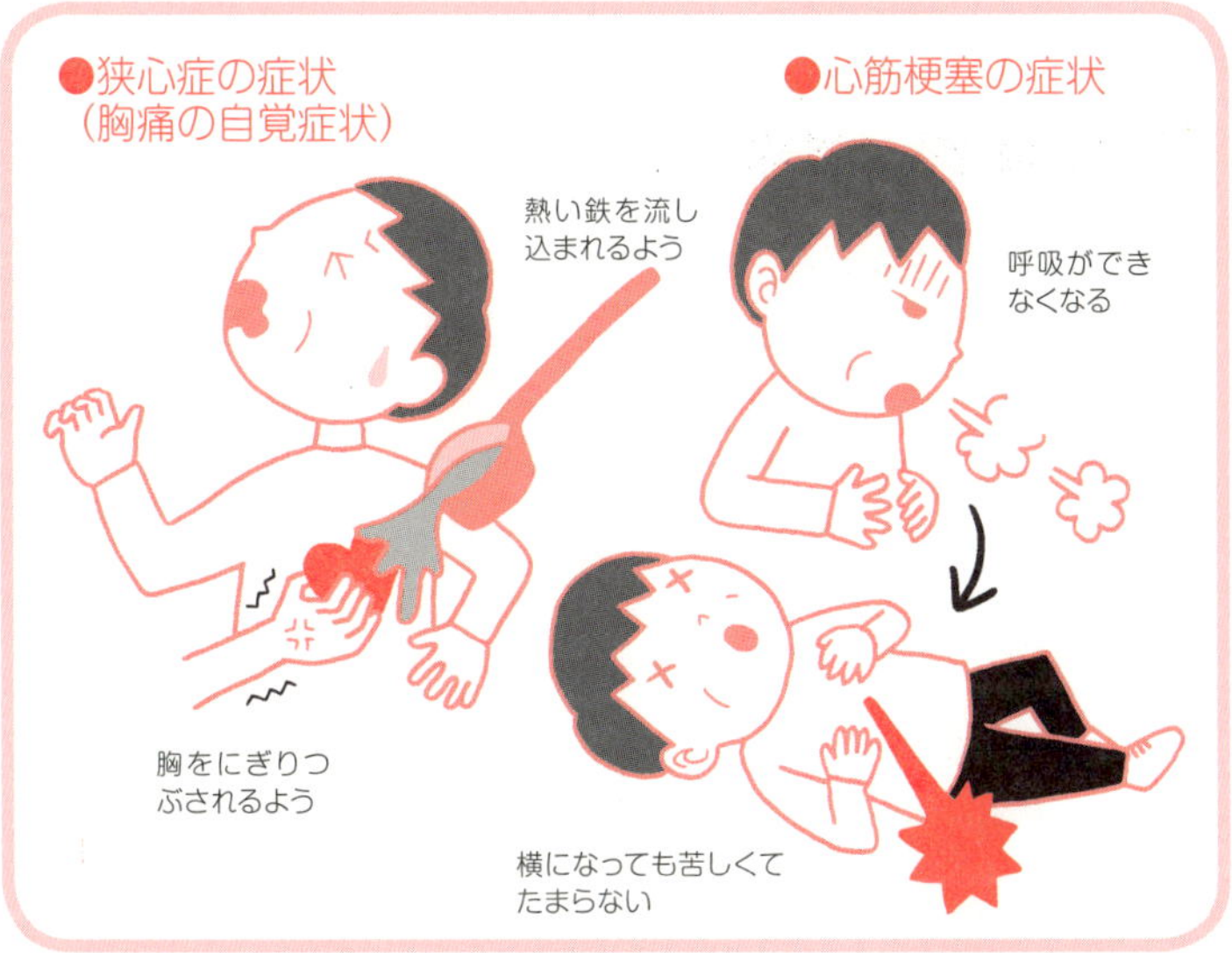

●狭心症の症状
（胸痛の自覚症状）
●心筋梗塞の症状
熱い鉄を流し
込まれるよう
呼吸ができ
なくなる
胸をにぎりつ
ぶされるよう
横になっても苦しくて
たまらない

もなうことが多いようです。吐き気のある場合もありますし、睡眠時に発作が起き寝ていられないために座った状態で前かがみになり、やっと息ができるような状態になることもあります。のどがゼーゼーいう喘鳴も、心臓喘息と呼ばれる心筋梗塞の症状の一つです。

それまで狭心症の発作を起こしたことがなかったり、発作を自覚していない人でも、心筋梗塞になる数日前からときどき胸痛や圧迫感があり、狭心症の発作がはじまっていて、その回数が急に増えて、心筋梗塞の大きな発作になることがあります。

激しい胸の痛みを感じ、様子をみているうちに、意識がもうろうとしてくる人もいます。そこで意識を失って倒れたら、命を落としてしまうかもしれません。発作の長さに関係なく、非

●急性心筋梗塞には２つの魔の時間

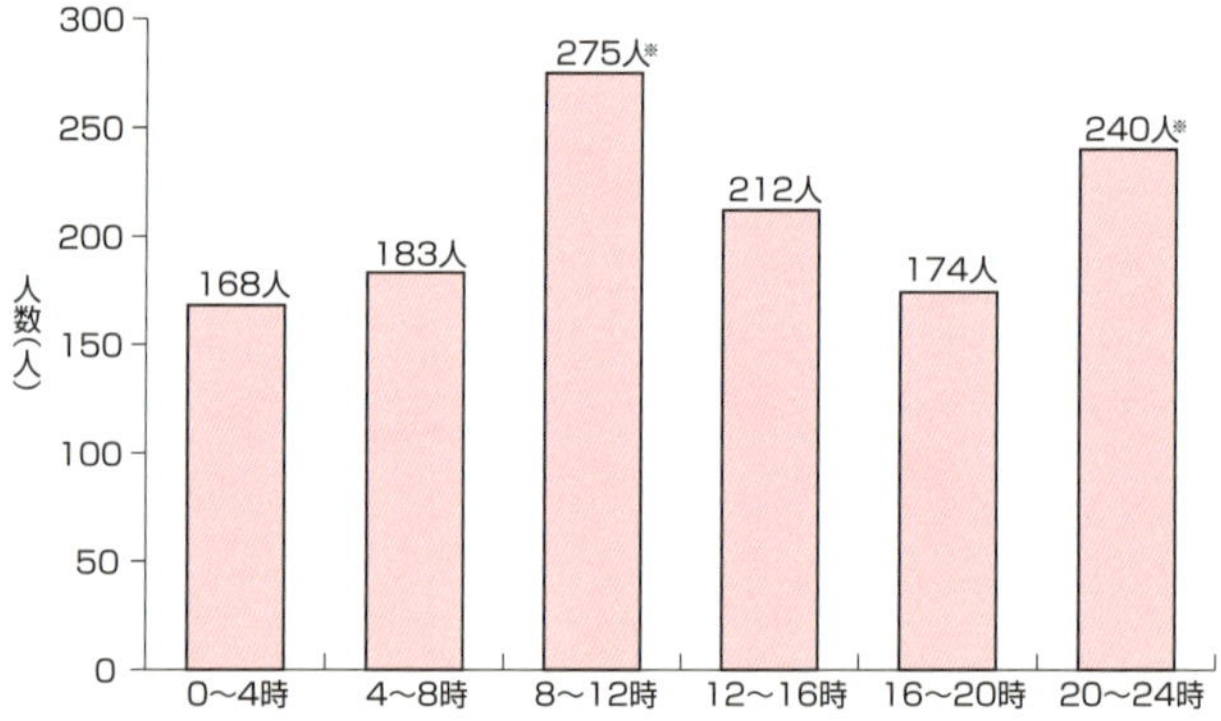

※関西の心臓救急病院25か所に入院した1609人の急性心筋梗塞発症時間。8〜12時、20〜24時に有意な発症数増加がみとめられた。(Jpn Circ J.2001;65:617-20)

常に胸が痛くて苦しければ、その時点で救急車を呼んでください。

また、労作性狭心症の発作を何度か経験している人が、睡眠時や安静にしているときにも発作を起こすようになったら、心筋梗塞になる一歩手前かもしれません。すぐに、かかっている病院を受診するか、電話をしてどうしたらよいか聞きましょう。

狭心症の治療法

●狭心症の治療の流れ

労作性狭心症と診断され、発作の回数が少なく安定している場合には、薬物治療と生活指導が中心になります。

薬は、発作を起こしたときのために、痛みや症状を和らげる硝酸薬が処方されるのが一般的です。後述しますが、硝酸薬には舌の下に入れてゆっくり溶かす錠剤タイプと、口のなかにひと吹きするスプレータイプがあります。また、発作を予防するために、硝酸薬の貼り薬やβ遮断薬、カルシウム拮抗薬といった飲み薬も使われます。

●狭心症治療の一般的な流れ

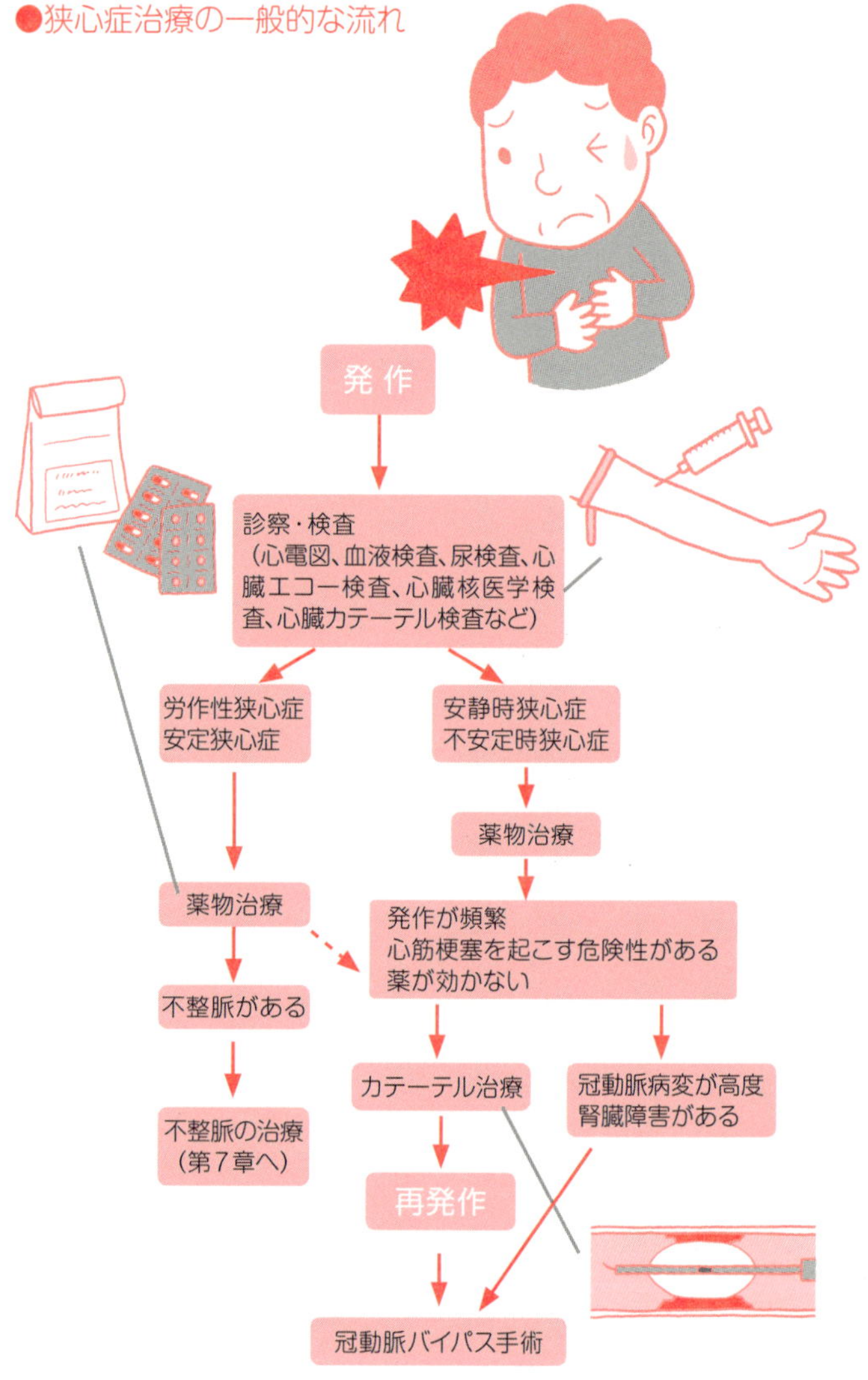
発作
診察・検査
（心電図、血液検査、尿検査、心臓エコー検査、心臓核医学検査、心臓カテーテル検査など）
労作性狭心症
安定狭心症
安静時狭心症
不安定時狭心症
薬物治療
薬物治療
発作が頻繁
心筋梗塞を起こす危険性がある
薬が効かない
不整脈がある
不整脈の治療
（第７章へ）
カテーテル治療
冠動脈病変が高度
腎臓障害がある
再発作
冠動脈バイパス手術

安静時狭心症の場合には、同じように、薬物治療だけで様子をみることもありますが、冠動脈カテーテル（52頁）で心筋梗塞の一歩手前と思われるときには、血管の内側から狭くなっている血管を広げるカテーテル治療を行うのが一般的です。労作性狭心症でも、発作が頻繁になった場合には、冠動脈カテーテル治療を行うこともあります。

ただし、カテーテル治療後に、再び血管が狭くなってしまう再狭窄も起こることもあります。また、動脈硬化が起こりやすい糖尿病や腎臓障害のある人がこの治療を受けるとリスクも高まります。狭窄の位置や範囲によりカテーテル治療が困難な場合、何度も再狭窄が起こる場合や造影剤の影響で腎不全になる危険性のある腎臓障害の人は、冠動脈バイパス手術という外科的な治療が必要になります。

狭心症は薬で治る？

●狭心症の薬物療法

狭心症は、冠動脈の太い部分に75％以上の狭窄が認められ冠動脈から流れ込む血液が不足して酸素の需要と供給のバランスがくずれると起こるとされています。

冠動脈が狭窄していても動脈硬化の程度が軽ければ、薬で管理することが可能です。

狭心症に対する薬物治療は、古くから硝酸薬のニトログリセリン（ニトロ製剤）を舌の下に含むと、よく効くことが知られていました。ただ、ニトロ製剤には、冠動脈を拡張させる作用があるものの、効果が短時間で血圧を下げる副作用もあるため、使用法が難しいというのが一般的な受け止め方でした。

これらの薬や血栓予防効果のある抗血小板薬などを組み合わせ、1日に2～3回服用することで良好に狭心症をコントロールすることが可能になっています。

その後、β遮断薬といって心臓の筋肉の収縮力を弱めると同時に、心拍数を低下させ、心筋での酸素需要を低減させることにより、狭心発作を起こりにくくする薬が開発されました。1980年代より、長時間作用型の硝酸薬や冠動脈のけいれんに対して特異的に有効なカルシウム拮抗薬などが登場しました。

しかし、狭心症の発作が薬でコントロールされていれば、心筋梗塞になることがないかといえば、残念ながら、答えは「ノー」です。薬物療法はあくまで症状を抑える対症療法であり、動脈硬化そのものを治して、元の正常な血管に戻すものではないからです。

たとえば、高熱や下痢などで脱水症状になり、血液がドロドロになったときには、動脈硬化

●狭心症の主な治療薬

症状を鎮める	持続性硝酸薬＊（ニトログリセリンなど）
再発作を予防	β遮断薬（心拍数を下げる） カルシウム拮抗薬（血管を広げる）
血栓を予防	抗血小板薬（アスピリンなど）
動脈硬化を改善	脂質異常症（高脂血症）治療薬（LDL コレステロール値を下げる薬など）

＊硝酸薬には内服薬、貼付剤、発作時に使用する舌下薬とスプレー薬がある

●硝酸薬の服用の仕方

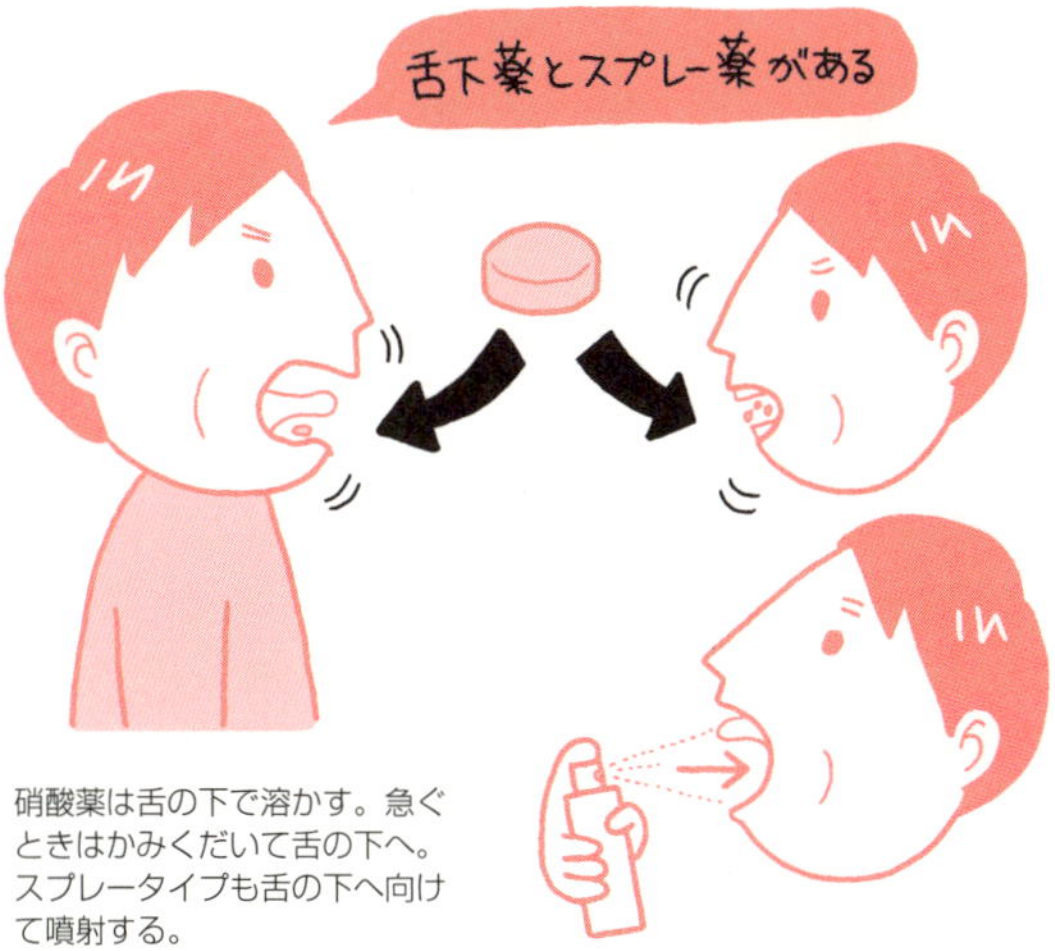

硝酸薬は舌の下で溶かす。急ぐときはかみくだいて舌の下へ。スプレータイプも舌の下へ向けて噴射する。

のつよい部位で血栓ができやすくなります。また、血圧の急激な変化や心臓の筋肉での酸素の需給バランスが悪化すると、粥腫のコレステロールの固まりが破れて血栓をつくり、心筋梗塞に移行することがあります。

あらかじめ冠動脈造影などの検査で、心筋梗塞に移行した際に広範に心筋障害が発生すると予想される患者さんについては、一般的には心筋梗塞に移行しないよう、カテーテル治療やバイパス手術を受ける必要があります。

狭心症や心筋梗塞の患者さんの場合、カテーテル治療やバイパス手術をした場合でも、薬をまったく飲まなくなることはまれです。残った病変に対して、血管拡張薬や抗血小板薬の投与が必要なだけでなく、脂質異常症・糖尿病に対する薬物療法も重要だからです。

薬だけでは完全に治ることは少ないものの、そのほかの治療を有効に組み合わせることが、狭心症治療にとって最も重要といえます。

仕事や家事は普通にしていて大丈夫？

●じっとしていることが再発作の元になることも

一度、心臓発作を起こすと、また発作が起きるのではないか、今度こそ死んでしまうのではないかと、不安になって運動を控える人も多いことでしょう。

しかし、労作性狭心症の人や心筋梗塞の治療後の人、また心臓病になりやすい危険因子を抱えている人は、定期的に体を動かしたほうが再発の予防になることがわかっています。

仕事や家事も、無理のない範囲で続けてください。実際、狭心症を抱えながら、社会で活躍されている人は大勢います。

ただし、職種によっては、業務内容の見直しが必要になるかもしれません。夏や冬の屋外業務、宿直や夜間警備など夜間業務、重い荷物を運ぶ仕事、納期のある大プロジェクトに関わるようなストレスの多い仕事についている人は、症状によっては配置転換や仕事内容の見直しが必要です。

特にバスや電車の運転手、パイロットなど、業務中に発作を起こせば、ほかの人の命にも関わりかねない職業の人は、配置転換をしてもらうか、早い段階で手術を検討することになります。また出張、単身赴任、転職は大きなストレスになり、再発作の引き金になることがあるので、特に大きな発作のあとしばらくは避けてください。

家事については、無理のない範囲で続けましょう。

●発作を起こさない生活習慣改善５か条

1 喫煙している人は、まず禁煙

2 高血圧、糖尿病、肥満、コレステロール血症の人は、カロリー制限と適度な運動を心がける

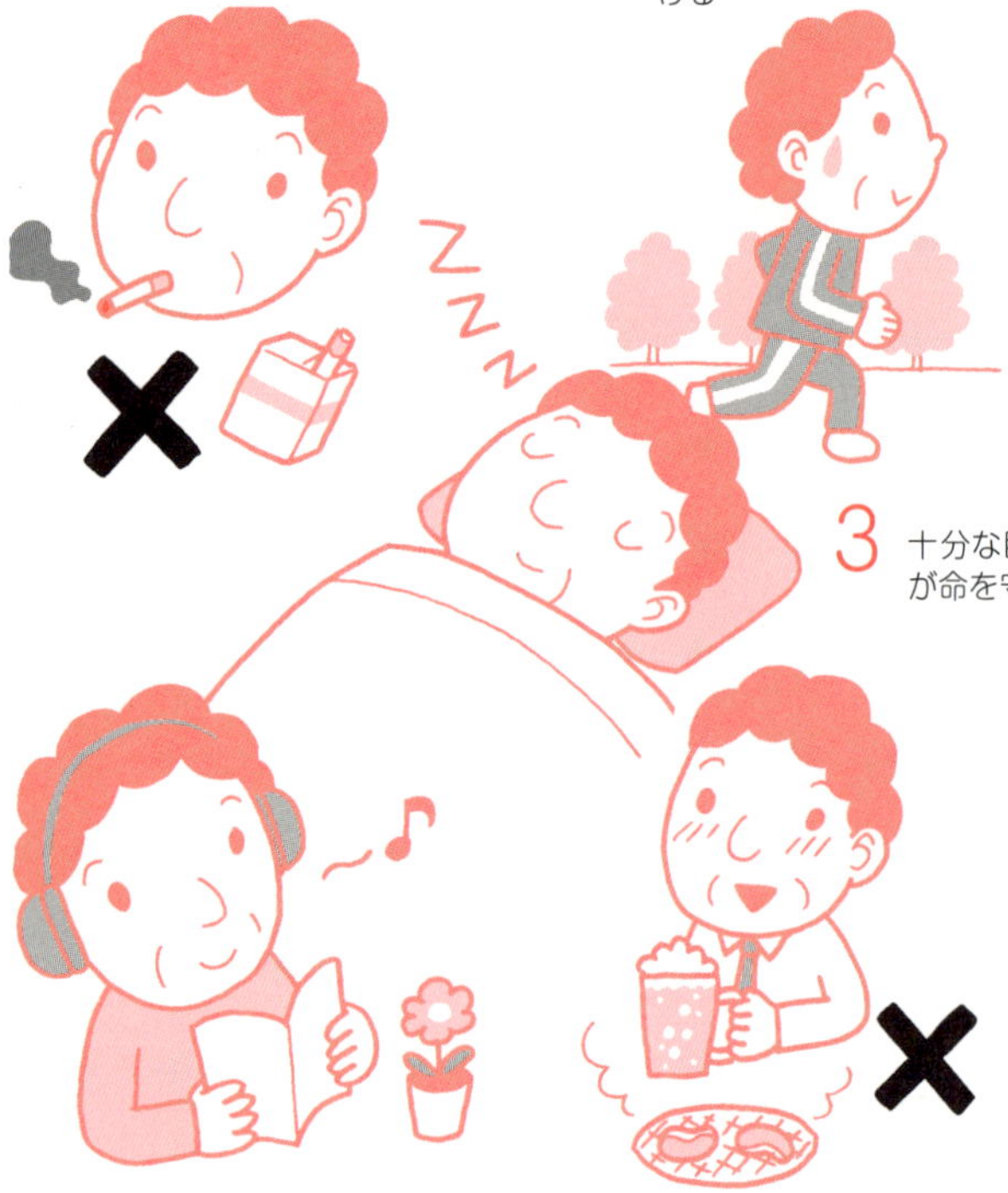

3 十分な睡眠が命を守る

4 ストレスを避け、ゆったり過ごす

5 アルコールは控え、暴飲暴食は禁物

ただし、ふとんの上げ下ろしや重い日用品の買い物などは、ほかの家族に頼むなど、家族の協力を仰ぐことも大切です。また、ぞうきんがけなど、しゃがんで行う動作や炊事、手洗いで冷たい水を使うことは、意外と心臓に負担をかけるので避けるようにします。

運動も、1日20分から1時間くらい散歩をするなど、無理のない範囲で続けてください。労作性狭心症は、重い物を持ったときや、走ったり階段を駆けあがったりしたときに起こるものですが、運動を続けることで、多少負荷をかけても発作が起こりにくくなります。どの程度の運動をするのがよいかは、担当医に相談をし、運動内容や回数、時間などの「運動指示」を受けていれば安心です。自分で体調管理をするのが難しければ、心臓運動療法を実施している施設を利用してもよいでしょう。

もちろん、何事も無理をしてはいけません。仕事や家事をどの程度やってよいか、あるいはやってはいけない動作や運動、日常の注意点なども、担当医によく相談するようにしてください。

性生活は?

ドクターストップをかけられていないかぎりは、性生活は普通にして大丈夫です。心筋梗塞の発作を起こした人でも、体力が回復すれば、性生活も元通りできるようになります。

ただし、性交が血圧を急激にあげ、ときに心臓発作を起こす引き金になることは確かなので、収縮期血圧が180 mmHg以上の人や狭心症や心筋梗塞の治療中の人は気をつけましょう。硝酸薬を使っても、脈拍数が115以下で苦しくなる人は、性交を控える必要があります。また、ドクターストップがなくても、性交中や性交後にひどい咳が出たり、息苦しくなるような場合も要注意です。

ところで、一般に性行為時の酸素消費量は、長年のパートナーとであればゆっくりめのウォーキングと同じくらいですが、それ以外の相手とでは心臓への負担が倍増することがわかっています。発作を起こすおそれが高まるわけですから、「死にたくなければ浮気は禁物」ということです。

また、性行為に関連して付け加えると、勃起不全(ED)の治療薬として知られるシルデナフィル(商品名バイアグラ、レビトラ、シアリズ)を硝酸薬と併用することはできません。一緒に服用すると、血圧が急に低下し危険な状態になるからです。

シルデナフィルを使って性交し、万が一、心臓発作が起きても硝酸薬は効果が期待できません。狭心症や心筋梗塞を抱えている人にとっては、シルデナフィルは危険な薬です。

心筋梗塞の治療法

●基本は冠動脈を再開通させることから

急性心筋梗塞の発作を起こしたときには、ＣＣＵに着いた瞬間から本格的な治療がはじまります。

まずは、モルヒネなどの鎮痛・鎮静薬で痛みや息苦しさを取り、酸素吸入を行います。心筋梗塞と同時に、不整脈を起こしていることが多いのですが、心電図を監視し、再発作を引き起こす徐脈心室性期外収縮など危険な不整脈がある場合には、抗不整脈薬を注射したり、一時的に除細動器やペースメーカーを取りつけることもあります。

また、ショック症状を起こして脈拍が微弱になっている場合には、強心薬が使われます。

心筋梗塞そのものの治療は、血栓ができて、詰まってしまった冠動脈を一刻も早く再び開通させ血流を再開し、心筋の壊死の範囲を最小限にとどめることが中心になります（再灌流療法）。血栓を取り除き、狭くなっている血管を広げることで、心筋全体が完全に壊死してしまうことを防ぐのです。一命を取り留めるためには、発症から6時間以内に冠動脈を再開通する治療を受けることが大切です。

なお、不安定狭心症の場合にも、心筋梗塞に準じた治療が行われます。

冠動脈を再開通させる方法としては、主にカテーテル（管）を冠動脈内に挿入し、直接広げる治療（経皮的冠動脈形成術、ＰＣＩ）と薬を使って行う血栓溶解療法の二つがありますが、最近では前者が主流になっています。一般の人は、急性心筋梗塞を起こしたときには、緊急手術で救命するイメージがあるかもしれませんが、救急医療の現場では、まず血管内にカテーテルを入れ、血管の中から治す療法が行われます。

ＰＣＩとは、バルーン（風船）のついたカテーテルを、手首や太ももの動脈から血管内に入れ冠動脈の閉塞部分まで進め、内側からバルーンを膨らませて押し広げ、さらにステントという金属製の筒を挿入し血管を広げる治療法です。

ショック状態や重症な心不全になっている際には、ＰＣＩの準備をしながら救命のため大動脈バルーンパンピング（左図）や経皮的心肺補助循環装置（ＰＣＰＳ）の装着を優先して全身状態の維持、改善を目指すことがあります。

こういったカテーテル治療が行えない病院では、静脈注射などで血栓を溶かす作用のある血栓溶解薬を流し込み、心筋梗塞の原因になっている血栓を溶かす治療（血栓溶解療法）を行うのが一般的です。

●心筋梗塞の治療法

1分でも早く病院へ

病院
CCU
（冠疾患集中治療室）
到着

ショック症状を起こしているとき → **大動脈バルーンパンピング**

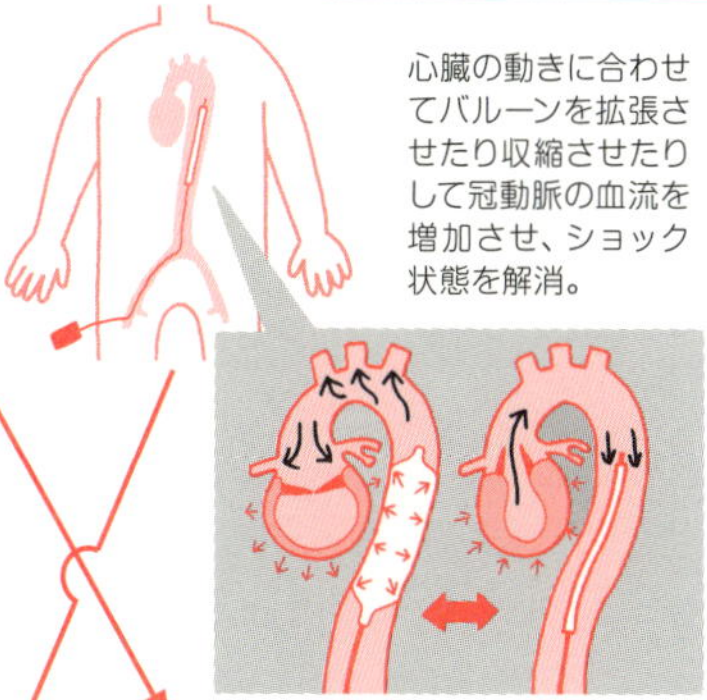

心臓の動きに合わせてバルーンを拡張させたり収縮させたりして冠動脈の血流を増加させ、ショック状態を解消。

不整脈があるとき → **不整脈の治療**

↓

冠動脈を再開通する治療（再灌流療法）

血栓溶解療法

カテーテル治療
（経皮的冠動脈形成術、PCI）

電気ショック（AED）、ペースメーカー

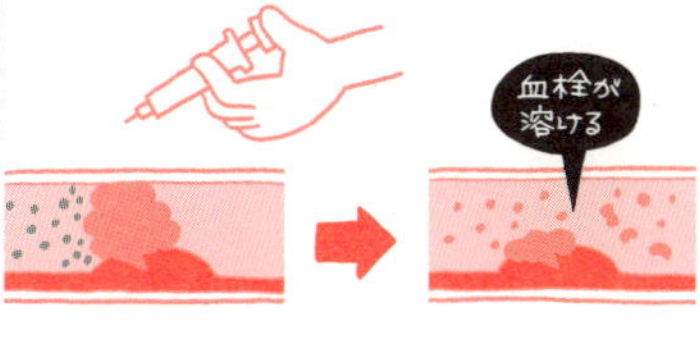

静脈注射などで血栓溶解薬を流し込む。

一刻も早く治療を受けなければならないときに病院を選ぶことは困難なので、まずは近くの病院で血栓溶解療法で一度血液が流れるようにしてから、カテーテル治療のできる病院へ移る場合もあります。ただ、血栓溶解療法は75歳以上の人や、過去に脳出血を起こしている人には実施できないことがある治療法です。

さらに、狭窄の位置や範囲によりカテーテル治療が困難な場合やカテーテル治療を何度か試みても再狭窄が起こってしまう場合、また糖尿病などで腎機能が低下していてカテーテル治療が行えない人、金属アレルギーのある人、抗凝血薬の内服が困難な出血の既往のある人には、冠動脈バイパス手術を行います。

外科手術は胸にメスを入れるため、敬遠されがちですが、成功すれば再発作の心配なく過ごせる人が多い利点がある治療法です。

カテーテル治療の種類

●胸を開かなくて済むが再狭窄の問題が

冠動脈カテーテル治療（PCI）では、局所麻酔をした後に、手首や太ももの血管から短い管（ガイディングカテーテル）を挿入し、その管のなかにさらにもう一つの管（バルーンカテーテル）を入れてバルーンを膨らませることで、狭くなった冠動脈を押し広げます。

カテーテルは手首、太もも、肘の動脈から入れますが、どこから入れるかは病院、あるいは患者さんの状態によって異なります。

この治療は、1977年、チューリッヒ大学付属病院のグルンツィッヒ博士が、バルーンを使って狭くなった血管を押し広げる方法を試みたのが最初とされています。日本でも、バルーンを使ったPTCA（経皮的冠動脈拡張術）という方法が盛んに行われ、胸を切り開かずにできる負担の少ない治療として急速に普及しました。

ただ、PTCAそのものの成功率は、専門施設では98％と高いものの、バルーンで押し広げただけでは40～50％が再狭窄、つまり約半数はしばらくすると、また血管が狭くなってしまう再狭窄が大きな問題でした。

現在ではこの再狭窄を防ぐため、バルーンで広げた後に網状になったステント（金属製の筒）を入れる治療である「ステント留置療法」が一般的です。

また、血管の状態をみて、血管にこびりついて内腔を狭くしたり詰まらせたりする原因になっている粥腫（アテロームプラーク）を、カテーテルから入れた小さいカッターのようなもので削り取る方向性冠動脈粥腫切除術（ＤＣＡ）や、狭くなったり詰まったりした血管の一部分が石灰化している場合には、カテーテルから先端にロータブレーターという高速回転するドリルで、石灰化した部分を削って血管内腔を拡大することもあります。

カテーテル治療のメリットは、胸を切り開かないので、治療中や治療後の体の負担が少ないことです。成功すれば、命が助かり、通常の生活が送れるようになります。

しかし、デメリットもあって、一つは、外科手術より頻度はかなり少ないものの、この治療によって死亡したり、合併症や感染症にあう危険性があることです。治療によって血管を傷つけたり、致命的な合併症が起こったときには、救命のために緊急手術が行われることもあります。

もう一つ大きな問題点は、ステントを入れて治療がうまくいっても、再狭窄する危険性があることです。なぜ、再狭窄が起こるかというと、カテーテル治療を行ったときには、血管に小

●カテーテル治療の種類

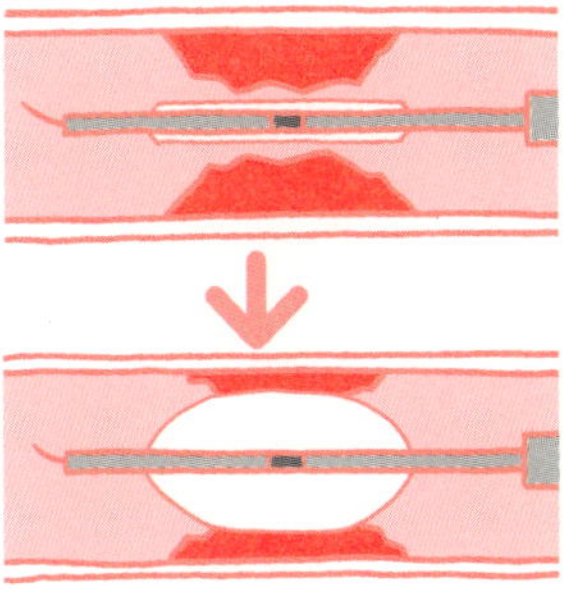

PTCA

狭くなっている血管にカテーテルを挿入

バルーンを膨らませ血管を拡張

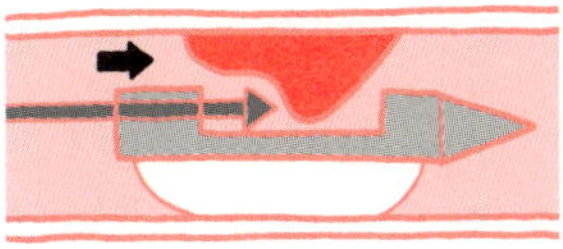

方向性冠動脈切除術

カテーテルから入れたDCAデバイスという器具のカッター部が回転し、粥種を削り取る。

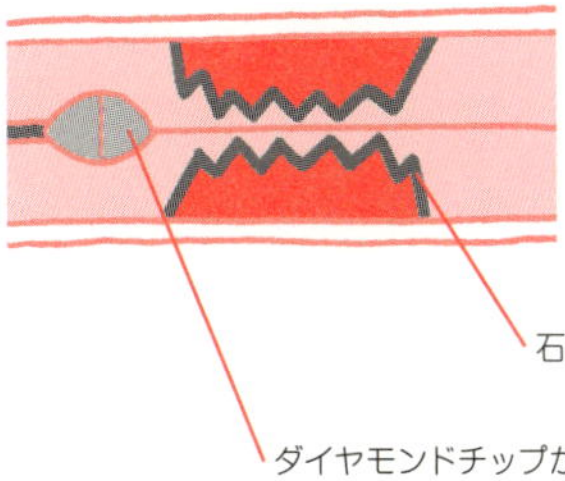
石灰化
ダイヤモンドチップが装着されている。

ロータブレーター

ダイヤモンドチップのついたドリルのような器具が回転し、石灰化し堅くなった粥腫を削り取る。

さいキズがつくからです。包丁で指を切ったようなときにも、キズを治そうとして細胞が増殖し、傷口が盛りあがってくることがありますが、それと同じで、血管のなかでも傷跡を修復しようとして細胞が増殖し、内側が再び狭くなったり、ふさがってしまうことがあるのです。そのために再狭窄が起こり、再発作ということにもなりかねません。

薬剤溶出性ステントと従来型ステント

●再狭窄を防ぐ画期的な治療

冠動脈カテーテル治療に使うステントには、大きく、従来型のベアメタルステント（BMS）と薬剤溶出性ステント（DES）の2種類があります。従来型のステントは、治療後に血管がまた狭くなる再狭窄が、40～50％発生することが問題でした。そこで、再狭窄を防ぐために開発されたのが、薬剤溶出性ステントです。

従来型のステントに、治療によって傷ついた血管が盛りあがってくるのを防ぐ作用のある免疫抑制薬（シロリムス）を塗ったもので、薬が溶け出して、細胞の増殖による再狭窄を防ぐ仕

●ステント留置療法

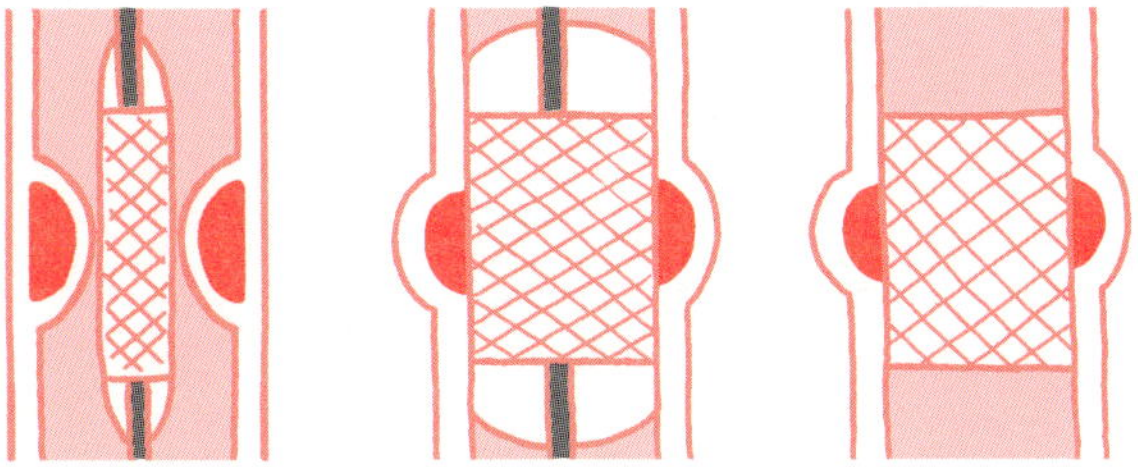
① 狭窄部にバルーンカテーテルを挿入
② バルーンを膨らませて、ステントを植え込む
③ 空気を抜いてバルーンカテーテルを抜き、ステントだけ残す

バルーンカテーテルで広げた血管に網状になったステントを植え込む治療をステント留置療法という。現在では、留置したステントに薬剤を塗っておき、薬剤が溶け出すことで再狭窄を防ぐ薬剤溶出性ステント（DES）が主流。

組みになっています。みかけは、今までのステントとほぼ同じですが、網状になっているところに薬がコーティングしてあります。

日本では、2005年3月に保険適用になり、狭心症を治療するためにカテーテルで行うステント留置療法に、この薬剤溶出性ステントを優先して使うことが多くなっています。治療の手順は、従来型のステントを使ったときとほとんど変わりません。

治療後、再狭窄になる確率は10％とされ、これまでのカテーテル治療に比べ、再び血管が狭くなる確率が格段に低いことは大きなメリットです。

●長期間、抗血小板薬を飲まなければいけない問題も

薬剤溶出性ステントを使ったカテーテル治療は、胸にメスを入れずに済み、再狭窄もほとんどないという意味では、患者さんにとって画期的な治療法といえます。

しかし、この治療にも問題点があります。それは、ステントに血栓がついて、血管が狭くなったり詰まったりすることを防ぐために、クロピドグレルや塩酸チクロピジン、アスピリンといった抗血小板薬を複数、一定期間以上飲み続ける必要があることです。

では、どのくらいの期間、この薬を服用する必要があるのでしょうか。

海外の臨床試験の結果によると、薬剤溶出性ステントでは6か月、通常のベアメタルステントでは最低1か月は抗血小板薬を内服することが必要とされています。

しかし、これは海外のデータであり、国内のエビデンス（科学的根拠）はまだ、十分ではありません。そのため、日本人に合った服用期間を検討する臨床試験が行われています。抗血小板薬を一定期間服用しないと、ステントを入れたことによってステントを入れた部分に血栓が生じて、致命的な心筋梗塞を起こす危険があります。

血を固まりにくくする作用のある薬ですから、この薬の服用中は交通事故にあったり大ケガをしたりしたら、なかなか血が止まらないことになります。さらには、がんなどの別の病気で

●薬剤溶出性ステントは、再狭窄の恐れが低い

■DES=薬剤溶出性ステント □BMS=従来型ステント

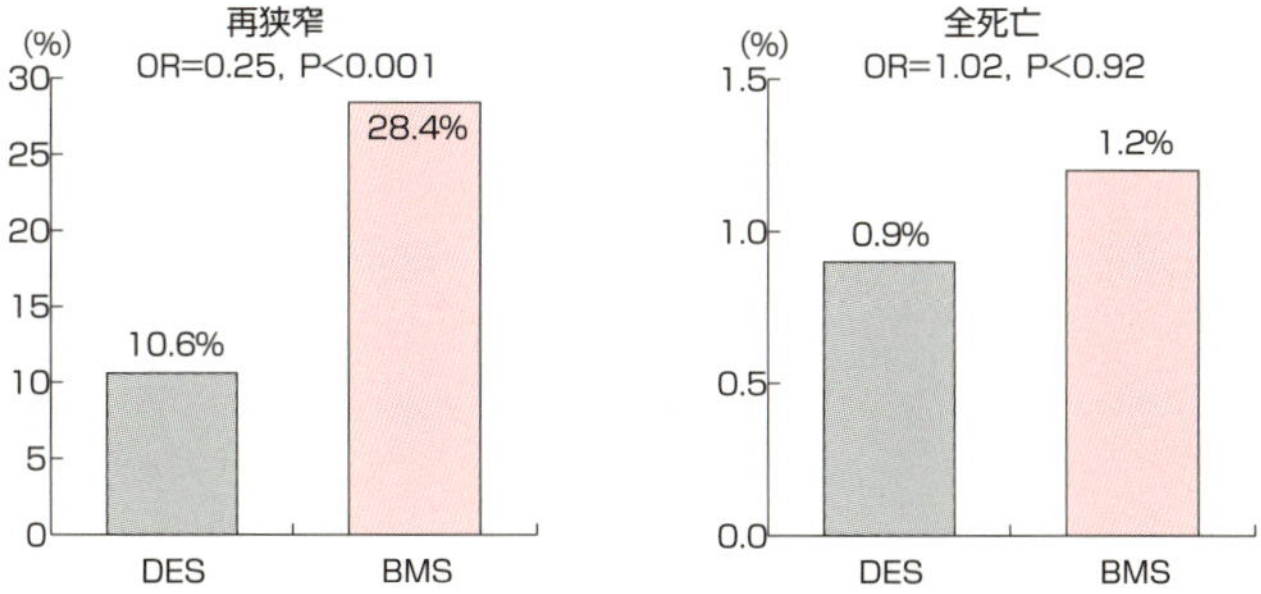

(Roiron C. *et al* : Heart 92; 641-649, 2006でのメタ解析を改変)

薬剤溶出性ステントによる治療は、従来型のステント治療よりも再狭窄が起こる確率が低い。また治療後の死亡率にも顕著に違いが表れる。

●抗血栓薬の種類

抗血小板薬		血栓溶解薬	
アスピリン	クロピドグレル、チクロピジン	ヘパリン	ワルファリン

薬剤溶出性ステントによるカテーテル治療にはメリット、デメリットがある

メリット→体への負担が少ない、手術に比べて治療のリスクが少ない

デメリット→抗血小板薬を一定期間以上飲み続けなければならない

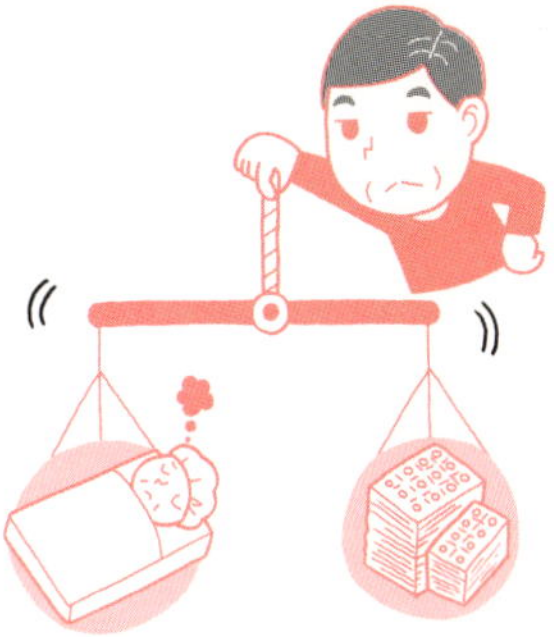

手術が必要になったときにも、血が止まりにくいわけですから、手術のリスクを高めることになってしまいます。

私自身、心筋梗塞を薬剤溶出性ステントで治療し、その後弁膜症（第5章参照）の手術が必要になった患者さんの手術を何例か実施しましたが、出血が止まりにくく大変な思いをしたことがあります。そういったデメリットも理解したうえで治療を受けるようにしましょう。

カテーテル治療を受けるときの注意点は？

●合併症で緊急手術になることも

頻度は少ないものの、血管が狭くなっている部分が非常に硬かったり、カテーテルが入りにくい形に冠動脈が曲がっていたりした場合には、カテーテル治療が不成功に終わる場合があります。また、冠動脈が破裂して、緊急手術になることもあります。

バルーンで拡げた血管が元に戻って詰まり、再度カテーテル治療をやってもうまく行かずに、やはり手術になることもあるので、要注意です。

カテーテル治療は、循環器内科医が実施する治療法ですが、こういった緊急事態になることがあるため、この治療を受けるときには、必ず心臓血管外科のある病院で受けましょう。こういった緊急手術は、患者さんが危険な状態になったときの救命措置として実施されることが多いため、あらかじめ予定の立てられる待機手術に比べて、危険性が非常に高いものです。

ですから、このカテーテル治療は、実績のある循環器内科医と手術経験が豊富な心臓血管外科医とが揃った病院で受けたほうがよいといえます。

全国の病院でのカテーテル治療による合併症発生率や、緊急手術になった件数などは明らかではありません。しかし、循環器内科医をバックアップするために新設される、心臓血管外科がこのところ増えていることを考えると、カテーテル治療による合併症の多い病院もあるとみられます。

●薬剤溶出性ステントを使った治療を受ける場合

薬剤溶出性ステントを病変部に入れるカテーテル治療を受けるかどうかを決める際には、治療後、どのくらい抗血小板薬を飲み続けなければならないかも確認しましょう。

抗血小板薬の主な副作用には、消化管からの出血、発疹、食欲不振、肝機能障害、血栓性血小板減少性紫斑病（TTP）などがあります。そのため、薬を飲みはじめてから2週間後に、血液検査が実施されます。

また、治療後、再狭窄が起こっていないか、定期的に検査や診察を受ける必要があります。検査の頻度は施設によって異なりますが、症状がなければ、治療後6か月すぎに一度心臓カテーテル検査（冠動脈造影）または最近ではCTを使った冠動脈CTを行い、その後も必要に応じて、この検査を実施する病院がほとんどです。

外科治療が必要なのはどんなとき？

●思い切って手術を受けたほうがよいことも

狭心症や心筋梗塞の治療の大きな柱の一つに、冠動脈バイパス手術を中心とした、外科治療があります。治療の原則は、血管が狭くなったり詰まって、虚血に陥っている心筋への血行を回復することです。

外科治療が必要かどうかの判断は、病気の進行度や年齢、患者さんがほかにどういった病気をもっているかによって異なります。また、病院や医師によっても、その判断が若干異なるのが実情です。

胸にメスを入れる外科手術は、場所が心臓であるだけに、余計におそろしく思えるかもしれません。特に、人工心肺という補助装置を使用し、心臓を止めて行う冠動脈バイパス手術は、治療にともなう身体の負担(侵襲)が大きいため、どうしても外科治療を行わないと治らないケースにかぎって行われてきました。

しかし、人工心肺を使用しない冠動脈バイパス手術（オフポンプ冠動脈バイパス手術：OP

CAB）、さらには左前胸部を小さく開いて行う低侵襲冠動脈バイパス術（MIDCAB）の出現により、負担の少ない手術ができるようになってきたため、冠動脈バイパス手術の対象となるひとの適応は広がってきています。

日本では外科治療よりも、かなりギリギリのところまでカテーテル治療を行うことが多いのですが、思い切って外科治療を受けたほうが、安心して仕事や家庭に復帰できるケースもあります。

外科治療が適しているのは、主に病変のある部位へのカテーテル治療が難しいケースや、3か所以上の部位に病変があるとき、何度かカテーテル治療を行ったものの再狭窄を繰り返している場合です。

ほかにも、左頁の表のように、心筋梗塞などで心機能に対する合併症が起こった場合には、外科手術が必要になります。

最近では、外科手術で死亡したり、後遺症が残るケースはかなり少なくなっています。

いずれにしても、外科手術の治療かカテーテル治療（PCI）か、どちらか迷うような場合には利益と不利益を十分に検討して、治療方針を決定する必要があります。

一刻の猶予もないというときでなければ、セカンドオピニオン（269頁）を受けて、どちらにするか検討してもよいでしょう。

●冠動脈バイパス手術（外科治療）の対象となるのはこんなとき

狭心症や心筋梗塞で外科治療が適している主なケース

・大きな前下行枝の近い部分の病変で、カテーテル治療（PCI）が難しい場合
・カテーテル治療がうまくいかなかった場合
・3枝病変（左前下行枝、左回旋枝、右冠動脈にそれぞれ病変がある場合）
・左冠動脈主幹部の病変
・カテーテル治療後、再狭窄を繰り返すもの

心筋梗塞などによる心機能の低下によって外科治療が必要になるケース

・僧帽弁を支える乳頭筋部分が断裂し、高度な急性僧帽弁閉鎖不全を起こした場合
・心筋梗塞後に心室中隔穿孔（穴があいた場合）になった、または心室の自由壁が破れた場合
・難治性心室頻拍またはポンプ不全（血圧が保てない状態）をともなう梗塞後左室瘤（ふくらんだ瘤）になった場合に準緊急に行う

●心臓の主要な血管

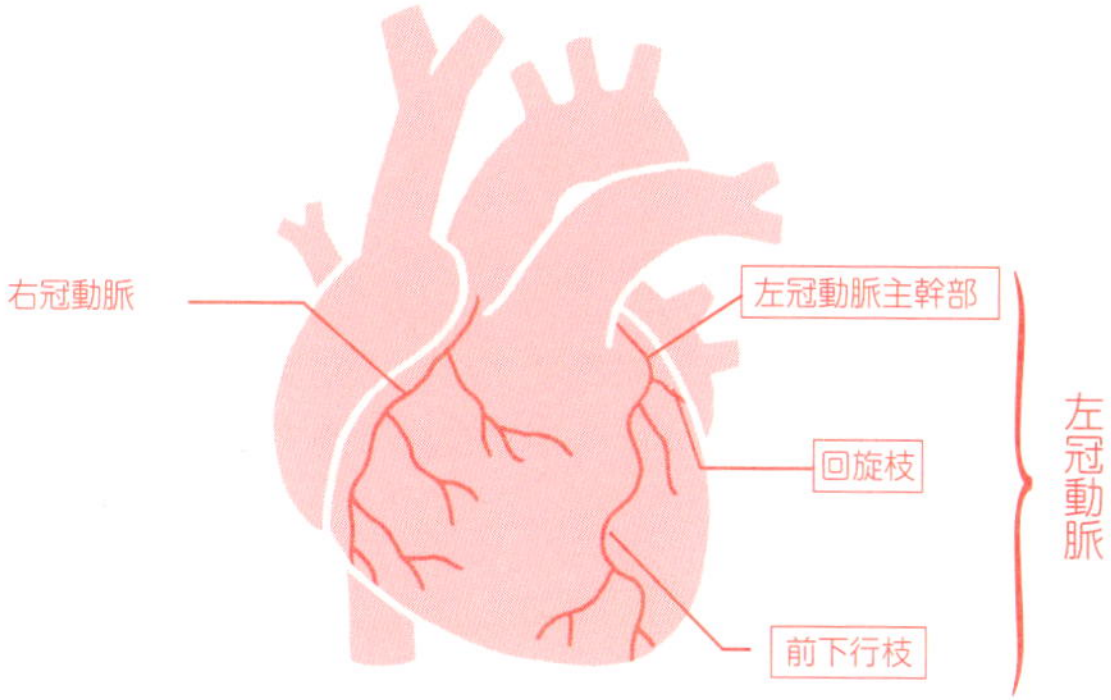

冠動脈バイパス手術（CABG）とは？

他部位の血管を使用して迂回路を作成して冠動脈の血行をよくする治療法です。名前のとおり、狭くなったり詰まったりしている血管を通らず、心筋へ酸素や栄養素を送れるようにバイパス血管をつくり、血流をよくする手術です。

バイパスをつくる血管（グラフト）には、手術を受ける患者さん自身の血管を使用します。バイパスをつくるために使われるグラフトは左右の内胸動脈（胸板の裏にある動脈）、右胃大網動脈（胃の周りの動脈）、橈骨動脈（手の動脈）、大伏在静脈（足の静脈）などです。採取した部位に、血行障害やそのほかの後遺症が残ることはありません。

どのグラフトを使うかは、バイパスする部位や本数、患者さんの年齢、大動脈や心臓の状態によって、また病院によっても異なります。

手術の流れを簡単に説明しますと、全身麻酔をかけてグラフトを採取し、そのグラフトを冠動脈に縫いつけてバイパスをつくります。

バイパス手術には、人工心肺装置を使って全身に酸素の多い血液を送り込みつつ、心臓を止

●バイパスに使うグラフトを摂る場所

胸板の裏にある左内胸動脈または右内胸動脈
胃の脇を通っている右胃大網動脈
肘から手首にかけてある橈骨動脈
足の内側にある大伏在静脈

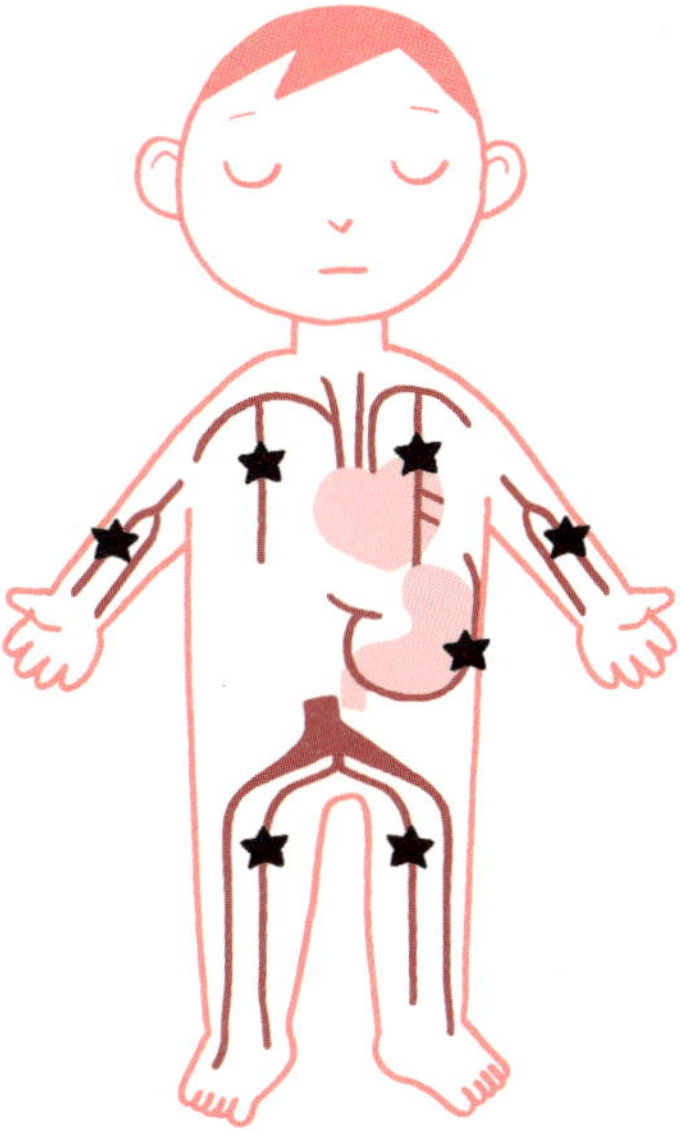

●狭窄部を迂回して血流の詰まりを緩和

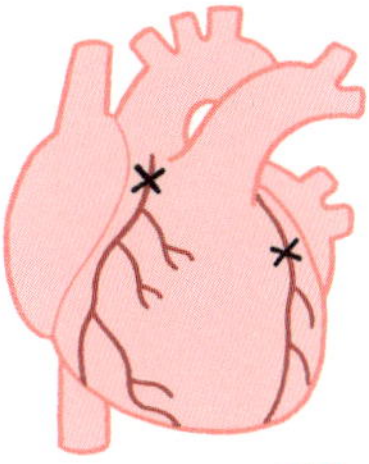

動脈硬化などにより冠動脈の血流が悪くなる。

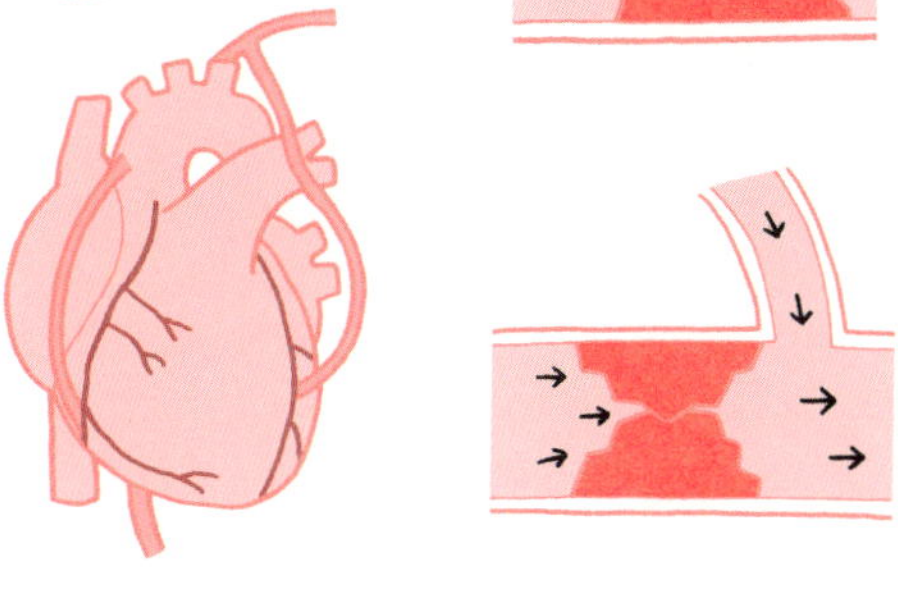

「別の血管」を使って迂回路を作る。

めて行う「オンポンプ手術」と、心臓を動かしながら行う「オフポンプ手術」があります。人工心肺を使う場合には、グラフトを採取した後、人工心肺を心臓にとりつけて、心臓を止めてからバイパスをつくります。

手術時間は、心臓外科医の腕やバイパスの本数、一緒に行う手術があるかどうかによっても変わりますが、バイパス手術だけ行う場合には、通常3～5時間くらいです。

人工心肺を使う手術のほうが、装置をつける時間が必要な分、手術時間が少し長い傾向があります。

心臓を動かしたまま行うオフポンプ手術とは？

●メリットは回復が早く全身への負担が少ないこと

90年代初頭から、冠動脈バイパス術を行う際、人工心肺を使わずに心臓が拍動したまま手術を行う方法が開発され、実施されはじめました。

この手術は、人工心肺（ポンプ）を使わないので、オフポンプ手術、あるいは心拍動下バイパス手術と呼ばれます。日本では2014年、13,717件ほどの冠動脈バイパス手術が行われていますが、そのうち約7割がオフポンプ手術です。

このオフポンプ手術の登場で、従来は手術治療の対象とならなかった80歳代、ときには90歳代の高齢者や、重症の糖尿病などの合併疾患を抱えるひとに、バイパス手術を行うことが可能になりました。

2012年2月、私が東京大学附属病院心臓血管外科とのチームで天皇陛下に行いました冠動脈バイパス手術も、このオフポンプ手術でした。

オフポンプ手術の最大のメリットは、人工心肺を使わないために、心臓や全身への負担が少なく、術後の回復が早いことです。

人工心肺は、心臓を止めて手術を行うことを可能にした画期的な装置であり、心臓を止める必要のある手術を行うときには、なくてはならない器械です。しかし、人工の装置ですから、それを使ったことによる合併症が起こる危険性もあります。使わないで治療ができるのなら、それにこしたことはないわけです。

最近では、医療全体が侵襲（身体的な負担）を、何とか減らそうという方向へ進んでいます。オフポンプ手術も、そういった低侵襲治療の一つ、と考えていただければわかりやすいのではないでしょうか。

ただ、心臓が拍動している状態で手術を行うわけですから、人工心肺を使って心臓を止めて行う手術より、技術的には難しくなります。ですから、オフポンプ手術は、この手術の症例数が多く、治療成績もよいところで受けたほうがよい治療法の一つです。術者による技術的な差の大きいことが、デメリットといえるかもしれません。

また、バイパス手術と弁膜症の治療など、2～3種類の手術を一度に行う合併手術も近年増えており、そういう人に対しては、オフポンプでは行えませんから人工心肺を使った手術を行います。

私は、冠動脈バイパス手術が必要なほとんどの患者さんに、オフポンプで手術を行っていますが、心臓や血管の状態によっては、人工心肺を使用しなければならないこともあります。いまだに、冠動脈バイパス手術のすべてをオーソドックスに、人工心肺を使って行っている病院もあります。

基本的には、安全にバイパス手術が行われることが一番ですが、オフポンプか人工心肺を使う従来の手術か、選べる状態のひとは一度、検討してみることをお勧めします。

●人工心肺装置の大まかな仕組み

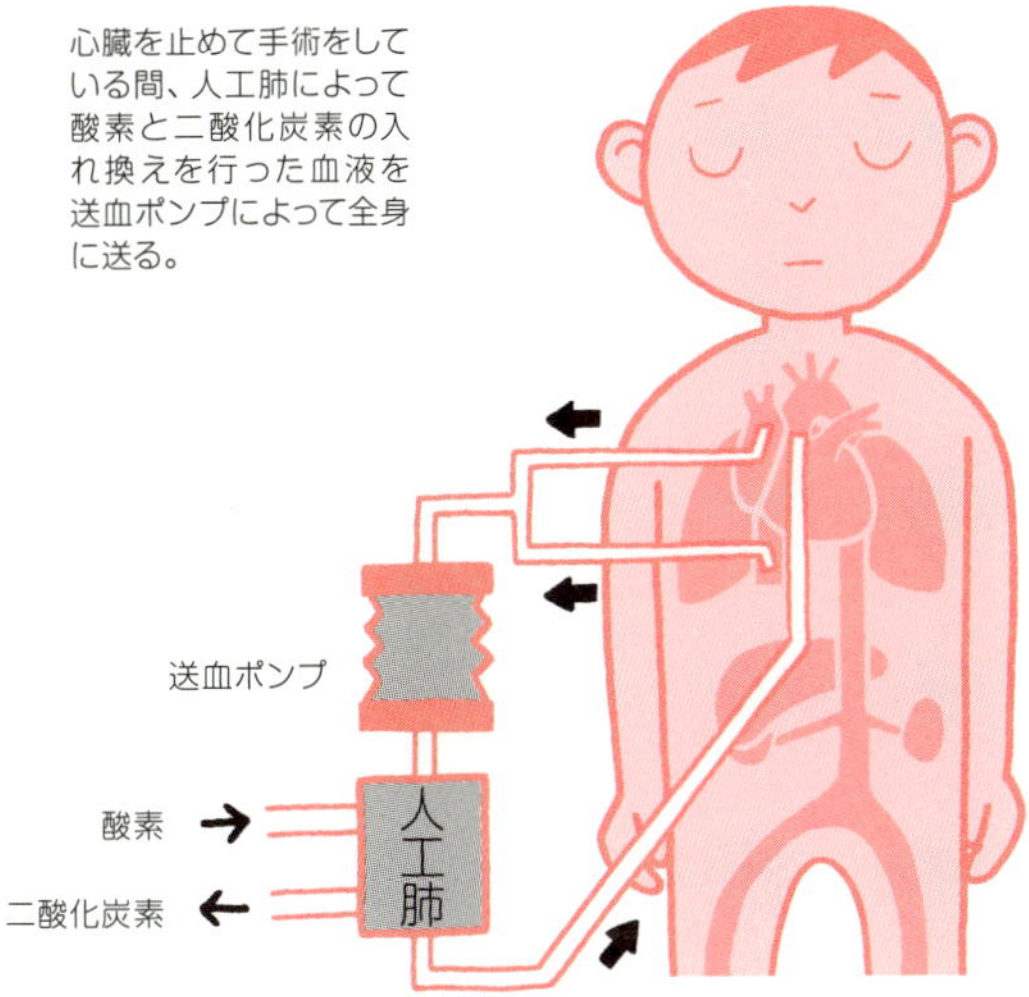

心臓を止めて手術をしている間、人工肺によって酸素と二酸化炭素の入れ換えを行った血液を送血ポンプによって全身に送る。

●オフポンプ手術は心臓の動きを止めずに手術を行う

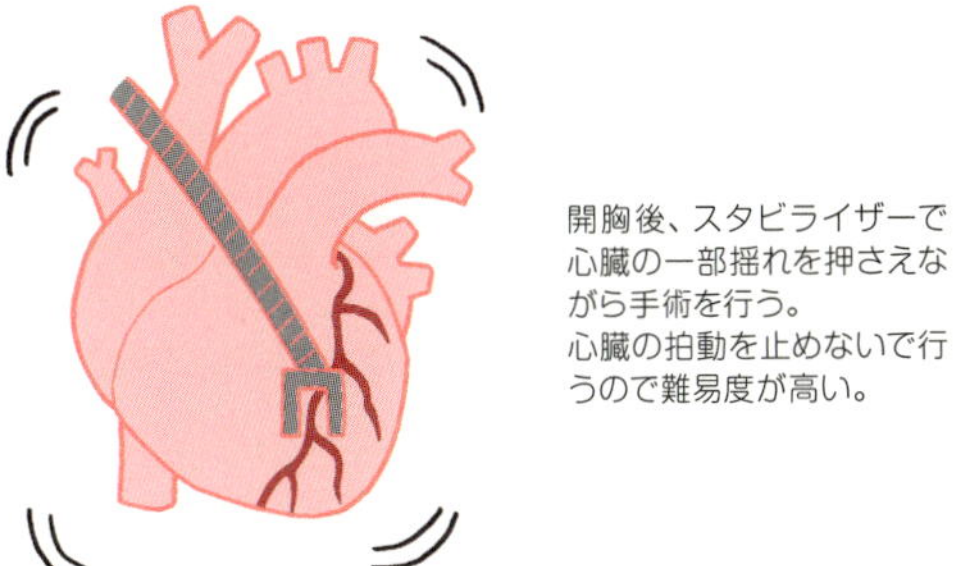

開胸後、スタビライザーで心臓の一部揺れを押さえながら手術を行う。
心臓の拍動を止めないで行うので難易度が高い。

●私がオフポンプ手術に力を入れてきた理由

私がオフポンプ手術を始めたのはまだ日本ではほとんど行われていない1996年でした。

なぜ、早い時期からオフポンプ手術を積極的に導入したかというと、ある患者さんの死がきっかけでした。その患者さんは私が心臓手術をするようになって1024例目の患者さんで、自分で執刀するようになって初めて失った患者さんでした。肝硬変という病気のために手術の前の状態が悪く、喉に穴をあける気管切開という手術をして人工呼吸が行われている患者さんで、手術自体はうまくいっていたのですが、手術の2週間後に患者さんが自ら人工呼吸器を外して亡くなっていました。もし、身体にかか

●オフポンプ手術のメリットとできないケース

●オフポンプ手術のメリット●
・この治療に慣れている術者が行えば、合併症が少ない ・心臓への負担が少ない ・人工心肺を使わないので、全身への負担が少ない ・術後の回復が早い ・高齢者、ほかに病気がある人にも手術が可能

●オフポンプ手術ができないケース●
・バイパス手術と一緒に、弁膜症手術やメイズ手術（不整脈手術）など、ほかの手術を行う場合 ・冠動脈が心臓表面にない場合（血管が脂肪や筋肉のなかに埋もれているとできない） ・冠動脈の状態が悪い（細い、動脈硬化が強い）場合には、困難 ・血圧や心拍がかなり下がっている人には、不向き

る負担が少ないオフポンプ手術が早期に行えていたら、この患者さんは気管切開など実施せずに助けられた可能性があったのではないか、とオフポンプ手術を知った際に最初に思いました。この思いが、今までなら助からなかった命をこれで救えるという思いに変わり、私をオフポンプ手術に傾倒させていきました。

最初のうちは、人工心肺を使うとリスクが高まる重症例や高齢の患者さんに限ってオフポンプ手術を実施しました。経験を重ねるうちに、問題のある難しい症例に行ってよい結果が得られるなら、問題の少ない症例に行えば、もっとよい結果が得られるに違いないと考え、重症例だけでなく、軽症例にもオフポンプ手術を導入することにしました。その結果、以前よりも手術後の回復が早くなり、入院期間も短縮されて社会復帰が早まりました。これは、患者さんにとっては大きな利点となるので、軽症例のオフポンプ手術も積極的に行うようになりました。

身体への負担の軽い手術で、命を助けることができるのなら、難易度が高いとはいえ、積極的に導入するべきです。しかし、オフポンプ手術のデメリットは、心臓を止めて行うオンポンプ手術よりも技術的に難しいため、術者による技術の差が出やすい側面があることです。動いている心臓の表面にある直径1・5㎜ほどの血管を縫うのですから、止まっている方が縫いやすいということは容易に想像できると思います。私は難易度が高いのであれば、それ以上に自分が練習を積み重ねて、技術を磨けばよいと考えました。

技術を磨きたくても日本ではほとんど行われていない時期だったので、外国から手術ビデオを入手し、独学で吻合の技術を身につけました。繰り返し吻合の技術を磨くことで、集中し神経を研ぎ澄ませると動いている心臓が止まっているかのように見えるようになりました。そして、出血していても血が出ていないほんの一瞬が分かるようになり、そのタイミングで針を通す。あとはこのタイミングで針を通せるように何度も何度も練習し、その操作に慣れることで心臓が動いた状態でも1・5㎜ほどの血管同士を縫い合わせることができるようになりました。

今ではオフポンプ手術が私の冠動脈バイパス術の97・2%（2011～2013年）を占めるようになりました。手術名は冠動脈バイパス術と同じでも、術者によってその内容が同じではないのが外科手術です。術者の技量で結果が左右される手術ですから、手術を受けられる前にご自分がかかっている循環器内科の先生に「先生が手術を受けるとしたら、どの先生にお願いしますか」と聞いてみてはいかがでしょうか。

外科手術のリスクと合併症

●トップレベルの施設では院内死亡率は1％以下

外科手術のデメリットは、手術によって死亡したり後遺症が残ったり、感染症になる危険性があることです。

日本冠動脈外科学会の最新の学術調査によると、2014年に実施された冠動脈バイパス手術のうち緊急手術を除いた予定手術の院内死亡率（手術後入院期間中に死亡した割合）は、オンポンプ1・00％、オフポンプ0・72％でした。

カテーテル治療に比べれば高率であるものの、日本の心臓外科手術の治療成績は、世界でもトップレベルです。手術症例数の多いトップレベルの病院に限定すると、予定手術の院内死亡率は1％以下のところがほとんどです。PCI後の合併症に対する緊急手術になると、全国の心臓血管外科（2014年）で院内死亡率は17・9％と大きく跳ねあがりますが、予定手術であるかぎり、従来に比べて、バイパス手術で死亡する確率はかなり低くなっているといえます。

脳梗塞、心筋梗塞、心不全、多臓器不全など重大な合併症も、予定手術のほうが少ないですし、私たち心臓外科医は、こうした合併症が発生しないように、全力で手術に臨んでいます。

バイパス手術の多くは、病状がある程度安定した状態で手術日が決められる予定手術なのですから、あまり心配しすぎず、手術日までコンディションを整えましょう。2012年に手術を受けられた天皇陛下も前日までそれまでと同様にご公務を行われていました。

狭心症と心筋梗塞の治療には大きく分けて、心臓カテーテル療法と冠動脈バイパス手術を中心とした外科治療があります。主に、心臓カテーテル療法は循環器内科医が、冠動脈バイパス手術は心臓血管外科医が行います。

循環器内科医は、これらの治療法のなかから狭心症の病態、程度を患者さんに正確に伝え、多くの治療経験から得られたデータをもとに、個々の患者さんに対する最良の方法を決めなければなりません。これらの治療法は効果が異なるだけではなく、患者さんの身体に対する侵襲(治療にともなう身体の負担)の大きさに差があるからです。

同じ治療効果なら、侵襲の少ない治療法が選ばれるべきですが、薬物治療が継続できるかどうかや生活環境の違いなどから、あえて侵襲の大きな外科治療が優先される場合もあります。

冠動脈に狭い部分があったり、閉塞してほかの血管から血流供給を得ている場合などのため、狭心症が起こっているときなどには、その冠動脈狭窄の末梢血管に十分な量の血液を供給してやれば、狭心症を防ぐことができます。血液供給の方法としては、次の二つの方法があります。

●外科手術による主な合併症

脳梗塞	原因	動脈硬化の破片や空気、血栓が脳へ飛び散る
		以前から脳血管にも狭窄や病変があり、術中の血圧低下により血流が低下
	症状と対策	麻酔覚醒が遅れたり、麻痺や失語により気付く
		脳梗塞の治療を併行して行う
心筋梗塞	原因	術中冠動脈の血流が血行再建前に低下
		冠動脈痙攣が起こった場合やバイパスが不十分
		冠動脈に動脈硬化の破片や空気、血栓が飛び散る
	対策	ポンプ機能を助ける補助人工心臓や、多量の点滴
		集中治療室滞在が長くなり、術後回復は時間がかかる
心不全	原因	周術期心筋梗塞のため
		手術自体の負担
	対策	心不全の程度によっては、長期入院が必要になったり、肺炎・創感染・腎不全・肝不全・多臓器不全・敗血症を併発し重篤化することがある
多臓器不全		いろいろな重症合併症の結果、複数の臓器が機能不全に陥る非常に致命的な状態
出血	原因	手術前に内服していた薬や手術時に使う凝固阻止剤の影響により、血液が固まりにくく出血傾向。手術の内容
	対策	止血剤の投与、必要に応じ輸血を行う。術後出血が持続する場合には、止血のための再手術が必要
不整脈	原因	脈の乱れ(心房細動など)、脈がうまく伝わらない(ブロック)、期外収縮等
		手術後は心臓が過敏になる、神経や体液バランスの均衡の問題
		脈の伝導経路が心房内や弁の近くを通る
	対策	心電図モニターの装着、抗不整脈薬の投与、生命に関わる不整脈の場合には電気ショックや、ペースメーカー植え込みが必要
呼吸不全	原因	肺自体の問題のため
	症状と対策	呼吸がうまくできない、痰が出せない
		人工呼吸器再装着、排痰用チューブ挿入が必要になることがある
感染	原因	手術創、肺、血液、尿を介して体内に細菌が繁殖する
	対策	抗生物質の投与、発熱時の緊急検査、術後は体の免疫力が低下しているため重篤化しやすい。胸部手術創から、骨髄炎、縦隔炎を起こすと重症になる
その他		腎機能障害、肝機能障害が起こったり、胸水や心嚢液が溜まることがある

●冠動脈の狭い部分を広げる
●狭い部分はそのままにして、新たな血液の通り道をつくる
具体的には、前者はカテーテル治療（ＰＣＩ）で、後者が冠動脈バイパス術（ＣＡＢＧ）のことです。

冠動脈バイパス術を受けるかどうかを考える際には、まず狭心症の自然経過と、今日の優れた薬物治療やＰＣＩによる内科治療の成績を十分考える必要があります。そのうえで、心筋梗塞への移行の危険性や長期の治療効果を重ねて考慮し、手術を受けることを決定すべきです。

ＰＣＩのメリットは低侵襲、再治療が比較的容易、短時間で可能などがあり、デメリットは再狭窄率のリスクがある、多枝病変における完全血行再建がしばしば困難ということです。し

●手術かカテーテル治療か薬物治療か、医師とよく話し合おう

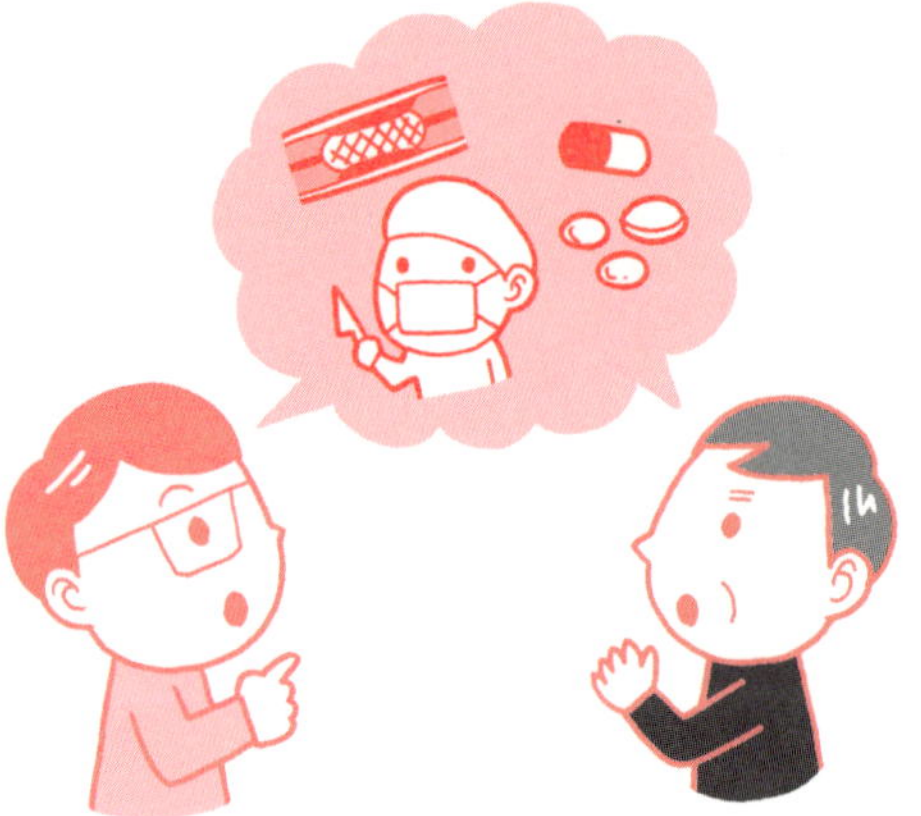

安易に手術を勧める病院も要注意！　セカンドオピニオンを取ってよく検討を。

かし、最近は薬剤溶出性ステントによって、再狭窄率に関しては大幅に改善されています。

これに対して、冠動脈バイパスのメリットは血行再建が確実で、心筋虚血の改善が得やすく、狭窄病変枝数に関係なく、一度にすべての病変を治療してしまえる点です。また良好な開存が得られた冠動脈では、後療法としての薬物治療が不要です。

デメリットとしては侵襲が大きいために、内科的な治療よりは、入院期間が長く、身体制限の期間が無視できない、一定の割合で合併症が発生して、重篤なものでは死亡率が高い、再手術は容易でないなどです。一方で、人工心肺を使用しないオフポンプ手術の普及によって、冠動脈バイパス術の適応は拡大しています。

重症になってからでは、手術のリスクも高まります。ひどくならないうちに、手術を検討してみてはいかがでしょうか。

高齢者の手術の特徴

今の段階で何歳だから手術ができませんという明確な数字はありません。高齢でも元気な方もいれば、そうではない方もいます。その人、一人ひとりにあった治療戦略を立てれば、例え90歳でも手術は可能だと思います。

高齢者の手術の傾向の指標として、私たちの施設で行っている手術の傾向を示します。2008年に当院で行った心臓血管手術のなかで80歳以上の方の占める割合は6・3％でしたが、15年には12・6％と増えています。疾患の内訳は動脈硬化と強く関連する虚血性心疾患や大動脈弁狭窄症が多くなっていることが挙げられます。これらの疾患は年齢を重ねるとともに病気になる頻度が増加するからです。狭心症や心筋梗塞、大動脈弁狭窄症の症状として、労作時の呼吸困難や動悸があります。これらの症状のために日常生活が制限され、趣味や以前から好きだったスポーツなどがだんだんできなくなってしまいます。

そんなとき、病院に行って検査をしたところ、心臓の手術をすれば治療可能であることがわかったとします。それなのに、高齢であることを理由に手術を受けないという選択をしてしまうのは、大変残念なことだと思います。

●年齢に関わらず患者さんの状態次第で手術は可能

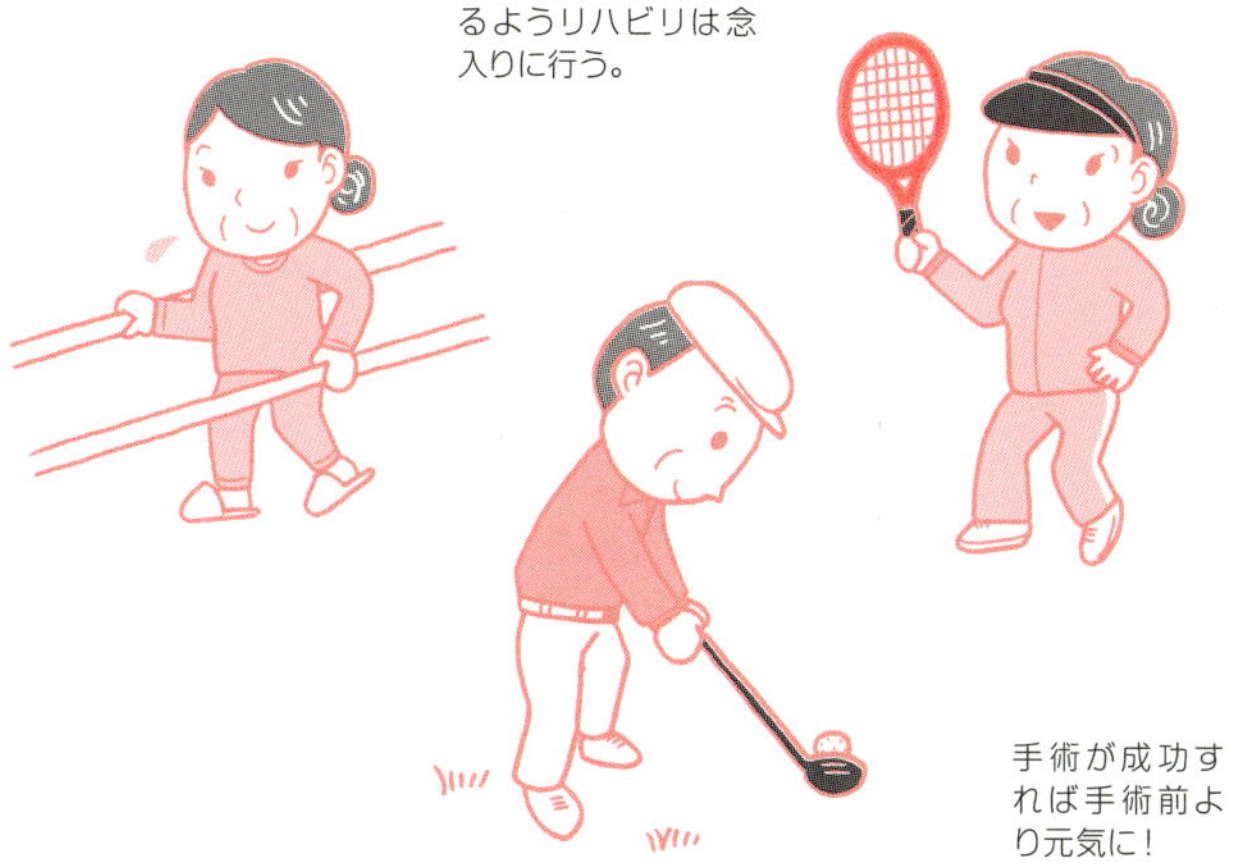
早くベッドを離れられるようリハビリは念入りに行う。
手術が成功すれば手術前より元気に！

もちろん、年齢に関わらず患者さんのご自身の体の状態によっては、手術が受けられないこともあります。手術を受けられるかどうかは、ご自身の身の回りのことが一人でできているかどうか、元気に歩くことができるかが一つの判断基準になります。術後は誰でも一時的に体力が低下しますが、患者さんご自身が行うリハビリによって回復していきます。手術前からご自身の身の回りのことができない方、元気に歩くことができない方は手術後のリハビリが困難です。そのために手術による体への侵襲を乗り切れない可能性が高く、手術をお勧めできません。

ご自身の身の回りのことができる方、元気に歩ける方、ほかに手術ができないぐらい重い病気を持っている方でなければ、一般的には、何歳であっても手術が受けられます。

ただ、ご高齢の方が手術を受けるにあたってはいくつか留意点があります。一つは、若い方に比べて術後の体力低下が著しいことや食事の摂取困難が認められる点です。また、食べ物が誤って気管に入ってしまう誤嚥性肺炎は、高齢の患者さんにとって、命取りにもなる術後の合併症の一つです。

術後回復の遅延や誤嚥を予防するために重要なのが、術後早期からのリハビリです。高齢の方のリハビリは転倒予防の観点からスリッパではなく、かかとのある靴を履いてリハビリを行っています。転倒に注意しながら術後早期からリハビリを行い、退院に向けての体力回復と誤嚥の予防を同時に行います。ご自身の身の回りのことが一人でできている方であれば手術ができるかどうかは高齢患者さんの治療経験が多い施設であればすぐにわかります。外来から病室まで足を伸ばして、そのような患者さんがリハビリとして廊下歩行しているのを見れば、自分も大丈夫という自信に変わることでしょう。

第3章

動脈硬化・心臓病のリスクの高い人とその予防

メタボリックシンドロームって何？

●心臓病とメタボリックシンドローム

高血圧、脂質異常症（高脂血症）、糖尿病といった生活習慣病は、それぞれ別々の原因で発症するものばかりではなく、肥満、それも脂肪が内臓の周りに蓄積した「内臓脂肪型肥満」が長く続くことによって、引き起こされます。

そういった内臓脂肪型肥満と高血圧、脂質異常症、高血糖が二つ以上重複して起こっている状態が、メタボリックシンドローム（内臓肥満症候群、メタボ）です。メタボリックとは、「代謝」という意味で、メタボリックシンドロームは代謝異常が起こって、危険な状態になっていることを示します。

なぜ、メタボが問題かというと、心臓病や脳卒中になる危険性がかなり高いことがわかっているからです。それも、30～50歳代の働き盛りの人にメタボが多く、突然死をもたらす原因にもなっています。

●危険因子が増えると心臓病になる危険性が急上昇！

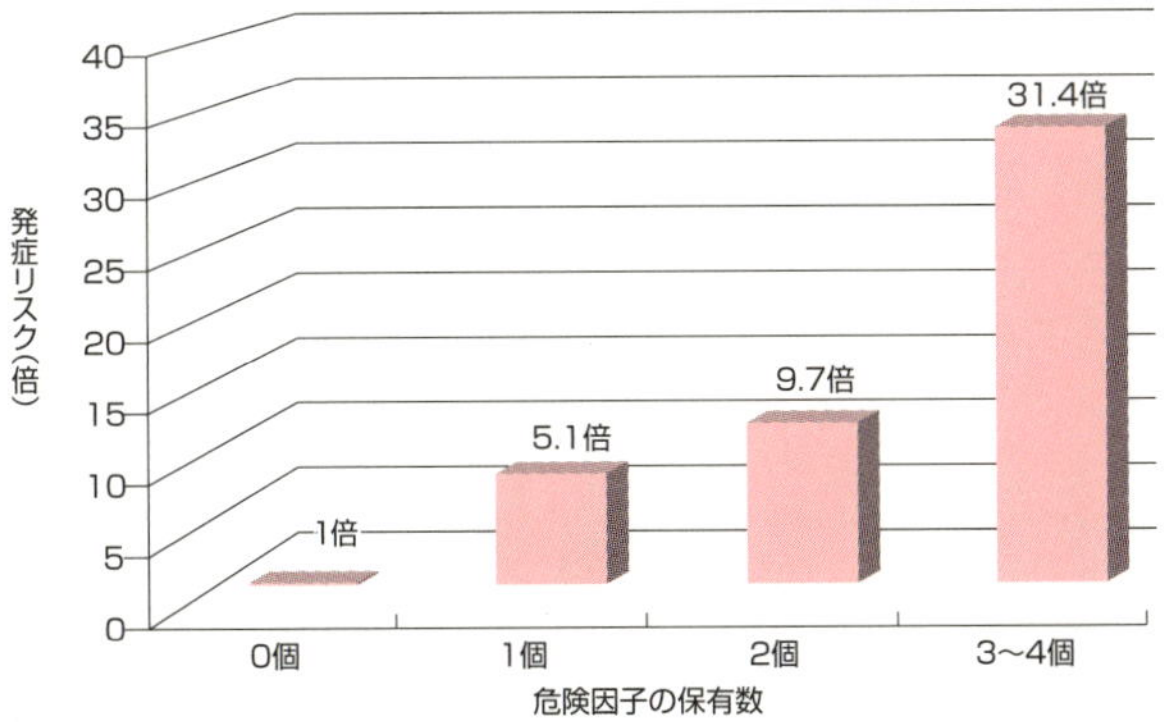

危険因子：高BMI、高血圧、高血糖、脂質異常症

（Nakamura T.*et al.*:Jpn Circ J,65,11,2001）

肥満、高血圧、脂質異常症、糖尿病が、心臓病や脳卒中という生死に関わる病気の原因になりますが、こういった危険因子が二つ、三つと増えるごとに、心臓病になる危険性もかなり増えていきます。それぞれの数値はそれほど高くなくても、危険因子を複数もっていることで、心臓病になる危険性は格段に高まるので注意しましょう。

日本の企業で働く12万人を対象にした調査では、「肥満＝高ＢＭＩ（肥満度指数）」、「高血圧」、「高血糖」、「脂質異常症」のうち、2項目あてはまる人が心臓病になる危険性は、まったく危険因子をもっていない人の約10倍、3～4項目該当した人では30倍以上にもなるという結果が出ています（上図参照）。

肥満、高血圧、脂質異常症、糖尿病のすべて

●メタボリックシンドロームの人の割合

男性

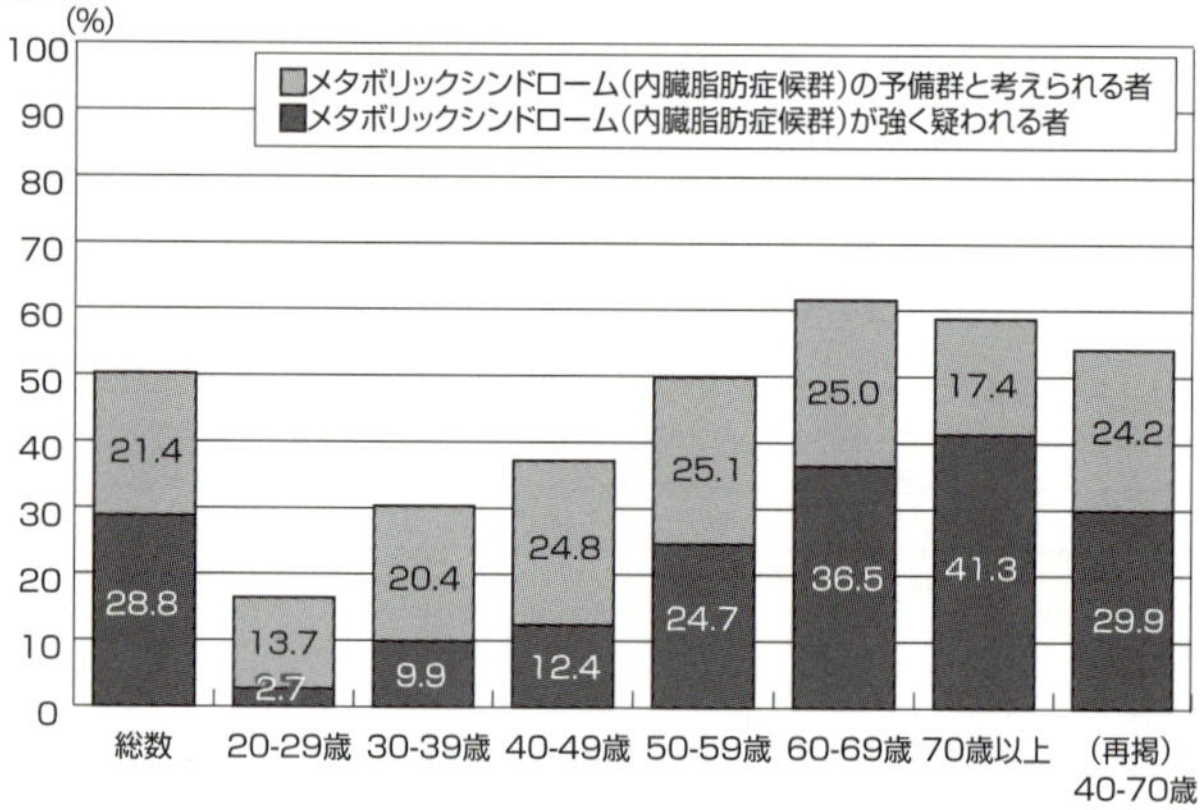

女性

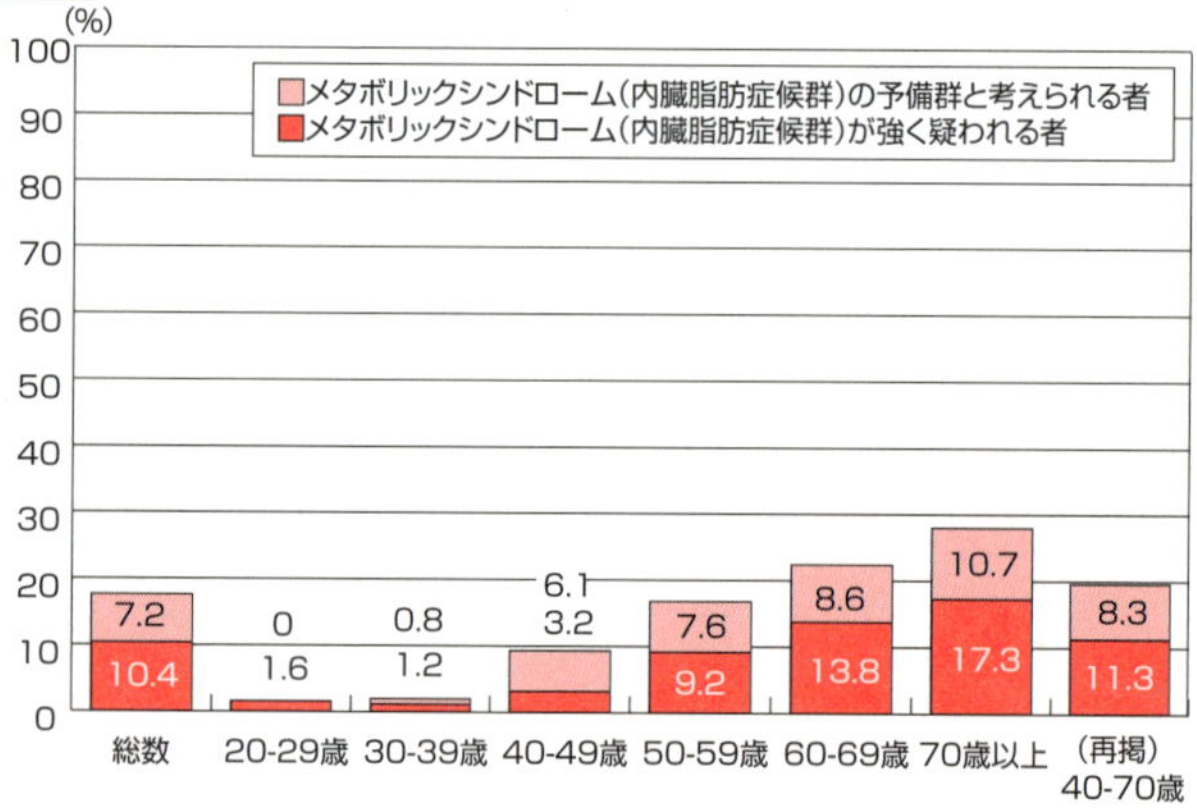

40〜70歳の男性の2人に1人、女性の5人に1人がメタボリックシンドロームまたは予備群

(平成22年国民健康・栄養調査より、20歳以上対象)

が揃っている場合には、「死の四重奏」とも呼ばれるほど、危険な状態です。これら四つが基準値を上回っている会社員や公務員については、労災保険から、二次健診や特定保健指導の費用の一部が出るようになっています。

●血管のキズをすばやく修復する物質「アディポネクチン」

近年、内臓脂肪が、心臓病や脳卒中の原因になる動脈硬化を引き起こす仕組みが解明されつつあります。脂肪細胞が分泌する「アディポネクチン」という物質が発見され、これが血管のキズを修復し、動脈硬化を予防する働きがある善玉たんぱく質であることが報告されました。遺伝子操作を行ってアディポネクチンを作れないようにしたマウスは、心筋梗塞になり、この物質を与えると回復したといいます。

このアディポネクチンは、脂肪細胞が分泌するたんぱく質で、標準的な体格の人の血液中にはたくさん存在しています。健康な人でも、タバコや血圧、血糖値の上昇、悪玉コレステロールなどによって、血管は少しずつ傷つけられているのですが、アディポネクチンは、そうした血管のキズを修復し、心臓病や脳卒中にならないように火消し役をしているのです。脂肪は、普段から悪者扱いされ、特にダイエットを気にする女性からは嫌われていますが、体によい善

●アディポネクチンは血管のキズの修復役

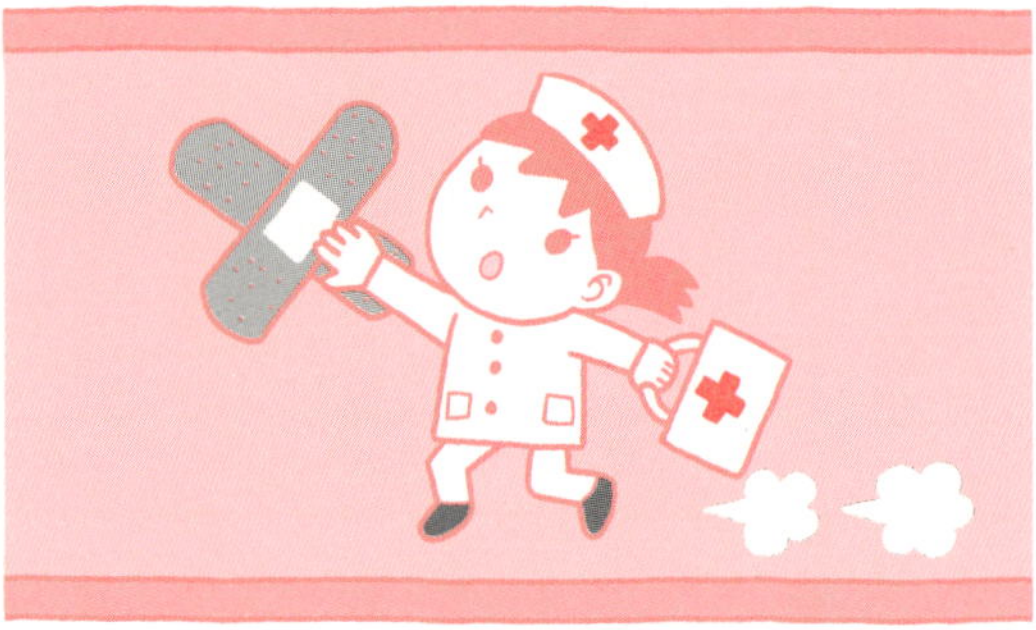

脂肪細胞が分泌するアディポネクチンは、血液中に存在し、全身を巡りながら傷ついた箇所の修復を行っている。

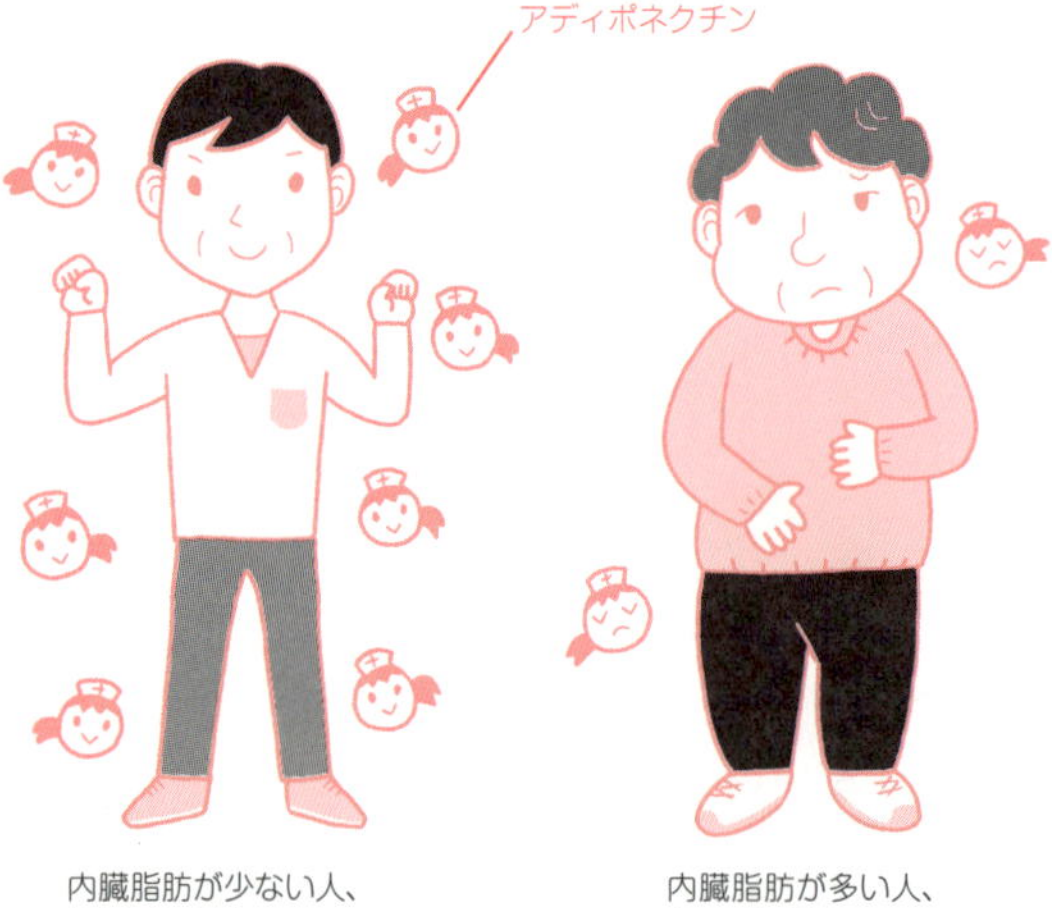

内臓脂肪が少ない人、
やせている人。

内臓脂肪が多い人、
太っている人。

修復役のアディポネクチンは、内臓脂肪の蓄積が増えると、脂肪細胞から分泌されにくくなり、減ってしまう。

玉物質も分泌しているわけです。

ただし、これは、標準的な体格の人の話です。内臓脂肪の蓄積が増えると、このアディポネクチンは分泌されにくくなり、減少してしまいます。火消し役がいなくなってしまうのですから、動脈硬化も起こりやすくなります。そのため、内臓脂肪が増えると、心臓病にもなりやすくなってしまうのです。

●メタボリックシンドロームの診断基準

太っている人のなかには、内臓の周囲に脂肪がたまる「内臓脂肪型肥満」と、太ももやお尻の周りに柔らかい皮下脂肪が蓄積している「皮下脂肪型肥満」とがいますが、内臓脂肪型肥満の人は、一見、それほど太ってみえないことも多いものです。一度、確認してみましょう。

日本では、ウエスト周囲径が男性の場合で85㎝以上、女性では90㎝以上であることが、メタボリックシンドロームと診断される基準の必須項目です。このウエスト周囲径は、一番くびれた細い部分ではなく、へその周りの太い部分を測ります。

この基準値については、2005年、メタボリックシンドローム診断基準検討委員会で決められました。ウエスト周囲径の基準の根拠を疑問視する声もあり、数値の見直しも検討されて

●メタボリックシンドロームの診断基準（厚生労働省）

必須項目 内臓脂肪の蓄積

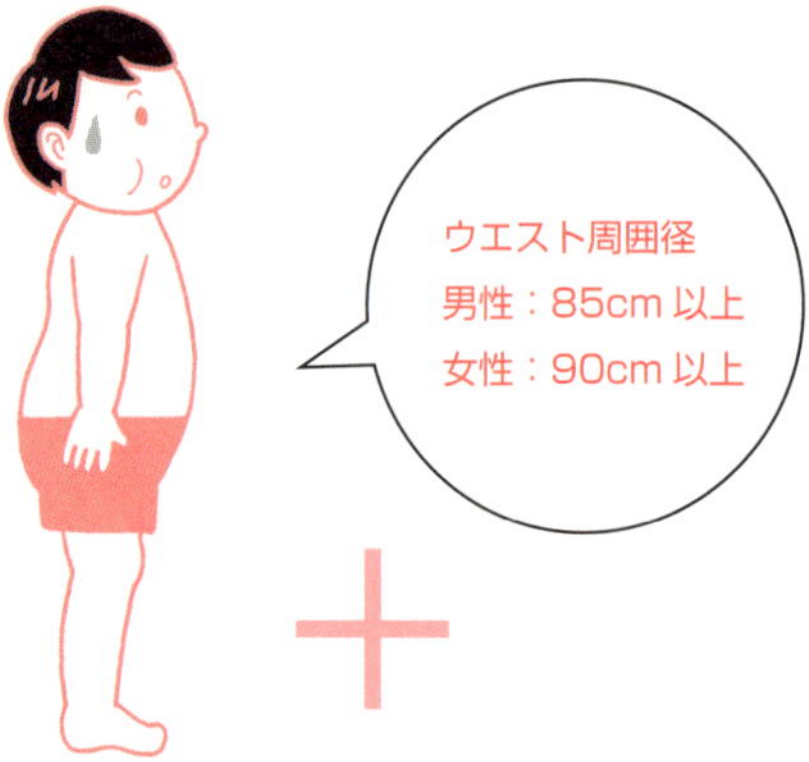

＋

選択項目 以下 2 項目以上あてはまる

血清脂質異常	高血圧	高血糖
中性脂肪（トリグリセライド）150mg/dL 以上	最高（収縮期）血圧 130mmHg 以上	空腹時血糖値 110mg/dL 以上
HDL コレステロール 40mg/dL 未満	最低（拡張期）血圧 85mmHg 以上	
のいずれかまたは両方	のいずれかまたは両方	

■ウエスト周囲径の正しい測り方

①立った姿勢で
②息を吐いて
③へその高さに
巻き尺を
水平に巻いて

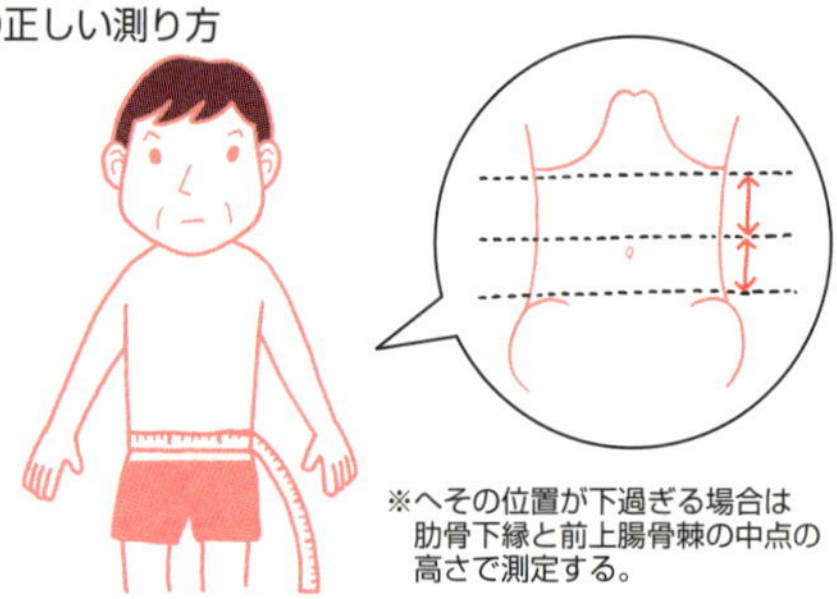

※へその位置が下過ぎる場合は
肋骨下縁と前上腸骨棘の中点の
高さで測定する。

いますが、一応の目安としてください。

40〜74歳の人には特定健康診査（特定健診）を受けることが義務化され、メタボリックの人には特定保健指導が行われています。話題になっているウエスト周囲径だけではなく、中性脂肪、コレステロール、血圧、血糖値のうち、二つ以上の項目が基準値を超えていると、メタボリックシンドロームと診断されます。

内臓脂肪は、皮下脂肪に比べると簡単に減量できます。食生活を見直し、週3回以上定期的に運動するなど、生活習慣を改善すればメタボリックシンドロームから脱出し、心臓病や脳卒中を防げますので、早めに対処してください。

タバコはなぜ悪い？

●心臓病発症率は非喫煙者の3倍

喫煙者は肺がん、食道がん、喉頭がんになりやすいことは、皆さんもご存知だと思います。タバコは、心臓にも大きな負担をかけ、狭心症や心筋梗塞などの虚血性心疾患になるリスクを高めます。厚生労働省の研究班の大規模調査「多目的コホートに基づくがん予防など健康の維持・増進に役立つエビデンスの構築に関する研究」によると、喫煙者が心筋梗塞を起こす危険度は、非喫煙者の３・６倍です。

では、なぜ、タバコは心臓に悪いのでしょうか。

それは、タバコを吸うとニコチンが自律神経を刺激し、血管を収縮させて血圧を上げ、動脈硬化の元となる血液中の脂肪酸を増やしてしまうからです。

さらに、血液中にタバコの煙に含まれる一酸化酸素が入ってくると、酸素の運搬役である赤血球中のヘモグロビンが一酸化炭素と結合してしまい、心臓や全身に送られる酸素が少なくなります。長年、喫煙習慣のあるひとが運動をしたり、階段を上がったりするときに息切れして

●喫煙と心臓病疾患

■喫煙習慣と虚血性心疾患

男性

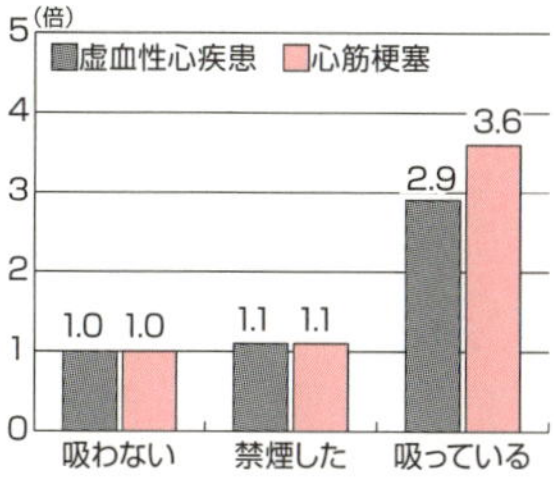

女性

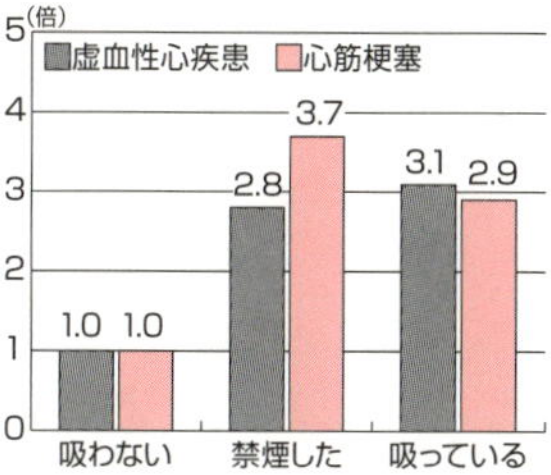

■喫煙本数と虚血性心疾患

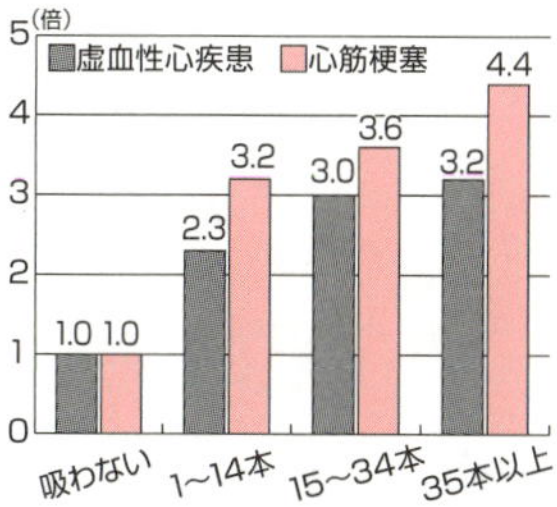

■禁煙年数と虚血性心疾患

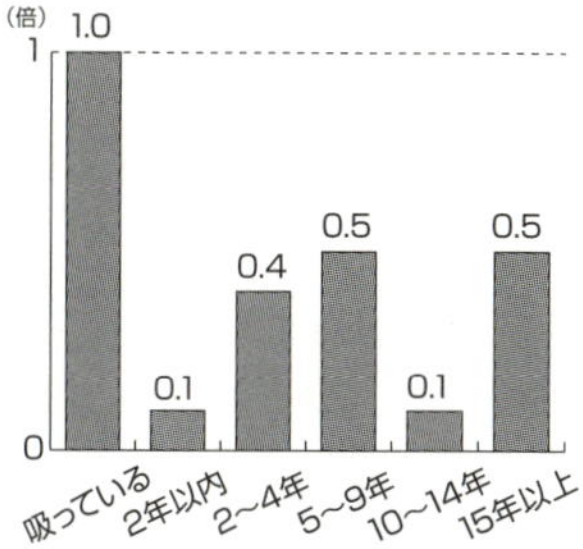

(「多目的コホートに基づくがん予防など健康の維持・増進に役立つエビデンスの構築に関する研究」より)

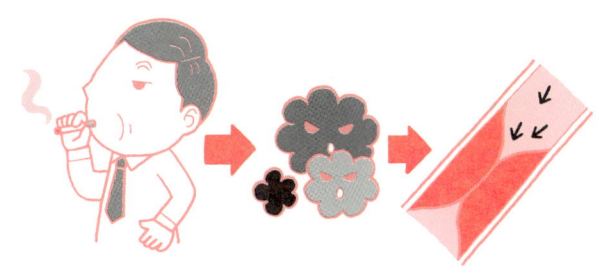

喫煙によって発生する活性酸素やタバコに含まれるニコチンが動脈硬化を引き起こす。

苦しくなるのは、タバコによって体のなかの酸素が欠乏した状態になっているためです。

タバコは、自分にとって百害あって一利なしなのはいうまでもないことですが、周囲でその煙を吸っている家族や同僚に対しても心臓病やがん、脳卒中の危険性を高めてしまいます。なかなか止められない気持ちもわかりますが、大事な家族のためにも禁煙しましょう。

特に、一度でも心筋梗塞の発作を起こしたひとは、喫煙が再発作につながり、命を落とすことになりかねません。

最近では、禁煙外来のある病院も増えてきています。心臓病の患者さんは、循環器内科での治療の一環として、禁煙指導を受けることもあります。ニコチンパッチなどを使った禁煙治療には保険が効きますし、以前より少ない自己負担で治療が受けられるようになっています。自分ではなかなか止められないというひとは、既にニコチン依存症かもしれませんので、医師と相談し、そういった禁煙治療を受けてみてもよいでしょう。

禁煙の効果は、意外と短期間で表れます（前頁のグラフ参照）。長年喫煙習慣があった人でも、禁煙して2年以内に、心臓病の発症率は、非喫煙者と同程度になるのです。

心臓病になりやすい性格、職業は？

●狭心症・心筋梗塞になりやすいタイプ

欧米を中心に、病気と性格との関係の分析が熱心に行われた時期がありました。そうした研究によって、実は、心臓病になりやすい性格があることが解明されています。

今から50年以上前、アメリカの医師、マイヤー・フリードマンとレイ・ローゼンマンは、待合室の患者の様子を観察し、狭心症や心筋梗塞になりやすい特徴的な性格があるのではないかという仮説を立て、その性格を「タイプA（A型性格）」と名づけました。

タイプAとは、野心的ですぐかっとなる性格の持ち主です。「毎日時間に追われる感じがある」、「やる以上は徹底的にやらないと気がすまない」など、猛烈サラリーマン・キャリアウーマン型の人間像が浮かびあがります。

１９５９年、彼らは、３０００人のアメリカ人男性を「タイプA」とそれにあてはまらない「タイプB」に分け、８年半にわたって分析調査を行いました。その結果、「タイプA」の人は、「タイプB」の人に比べて、２倍以上も狭心症や心筋梗塞にかかりやすいことがわかったのです。

　また、70年代に行われた別の研究でも、「タイプA」の人、なかでも、すぐイライラして怒りやすい性格の人が、そうでない人より、男女とも狭心症・心筋梗塞の発症率が、2倍以上高いことが報告されています。

　性格的なものが心臓病と関係があるというのは、不思議な感じがするかもしれませんが、「タイプA」の人は、血圧も上昇しやすく、血流を乱す原因となるアドレナリンというホルモンも常に分泌されて、心拍数が高くなりやすいこととも関係しているのかもしれません。

　ただ、日本人を対象にした研究では、女性はタイプAの人は狭心症・心筋梗塞を発症しやすい傾向がみられたものの、日本人男性の場合、タイプAでも狭心症・心筋梗塞を発症しやすいわけではないといった結果が出ています。この研究ではタイプAの人は、男女とも、狭心症や心筋梗塞のリスクを上げる喫煙、多量飲酒、日常ストレスの保有率が高い結果が出ています。性格の影響は人種によって異なる可能性もありますが、タイプAに当てはまる人は当てはまらない人に比べて予防に励むに越したことはありません。

　なお、一時期、のんびり型の「タイプB」の人は、がんになりやすいのではないかといわれたことがありましたが、こちらのほうは、科学的に因果関係がないとされています。

●心臓病と性格

■タイプAは狭心症・心筋梗塞の発生率が2倍以上！

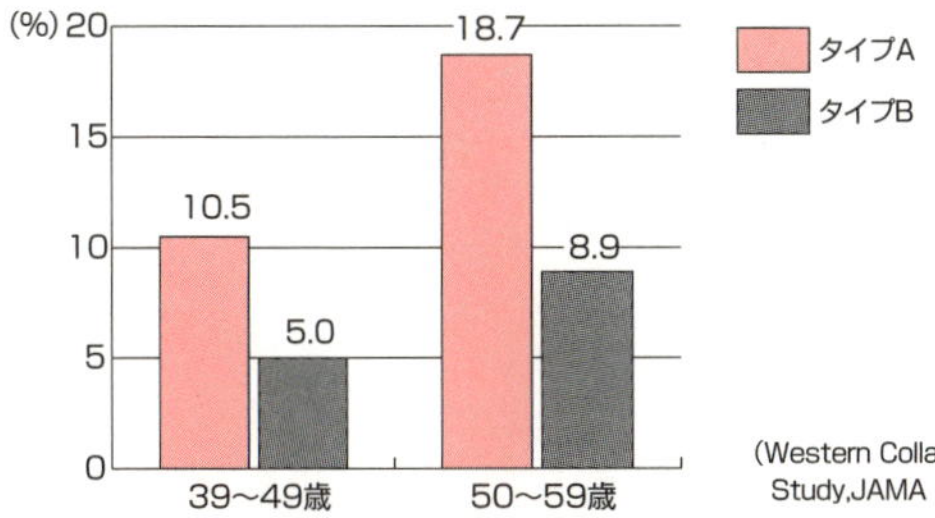

（Western Collaborative Group Study,JAMA 233:872,1975より）

■あなたはタイプA？　（合計17点以上はタイプA）

	いつもそうである	しばしばそうである	そんなことはない
1．忙しい生活ですか	2	1	0
2．毎日、時間に追われる感じがありますか	2	1	0
3．仕事や何かに熱中しやすいですか	2	1	0
4．熱中していると、他のことに気持ちのきりかえができにくいですか	2	1	0
5．やる以上は徹底的にやらないと気がすみませんか	4	2	0
6．仕事や行動に自信をもてますか	4	2	0
7．緊張しやすいですか	2	1	0
8．イライラしたり怒りやすい方ですか	2	1	0
9．几帳面ですか	4	2	0
10．勝ち気な方ですか	2	1	0
11．気性が激しいですか	2	1	0
12．他人と競争する気持ちを持ちやすいですか	2	1	0
合計			

※日本人を対象にした研究ではタイプAの行動パターンが虚血性心疾患を発症しやすい傾向はみられなかった

（前田の質問票より。一部改編）

職業と心臓病

●長時間労働と睡眠不足は心臓の敵

では、心臓病になりやすい職業は、あるのでしょうか。

厚生労働省が1995年と2000年に心臓病で亡くなった20〜64歳の現役世代の死亡時の職業を分析し、興味深い結果を報告しています。男性では「無職」の人が最も多かったものの、特に2000年には「サービス職業従事者」、次いで「専門的・技術的職業従事者」の人に心臓病による死亡が多かったというのです。5年前の調査から増えたのは「専門的・技術的職業従事者」、「管理的職業従事者」の死亡でした。

女性は、20〜64歳の人に心臓病死自体が少ないことから、はっきりしたことは言えません。

また、特定の職業ということではありませんが、時間外労働が多く、働く時間が長い人は、やはり心筋梗塞の発症率が高く、突然死の危険性も高いことは明らかです。

急性心筋梗塞の人と、職業と年齢が同じ条件で、心臓病になっていない人を比較した研究では、1日11時間以上働いている人は、7〜8時間の人に比べると、急性心筋梗塞の発症率が

2・4倍になることがわかっています。

また、別の研究では、急性心筋梗塞で入院した患者さん（40〜79歳）と、発症していない人とを調査したところ、週61時間以上働いている人は、40時間以下の人に比べて、急性心筋梗塞の発症率は2・1倍でした。さらに、睡眠時間が1日5時間未満の日が週2回以上ある人は、そうした睡眠不足がまったくない人に比べて、急性心筋梗塞の発症率が2・3倍だったと報告されています。

1日11時間以上、あるいは週61時間以上働いていて、睡眠時間が1日5時間未満の日が週2回以上の人は、働き方を見直さないと危険だということです。

職種に関係なく、「自分のことだ」と思いあたる人は、結構いらっしゃるのではないでしょうか。格差社会で勝ち組になるためには、なかなか労働時間を削れないという人も多いかもしれません。私自身も、心臓外科医として、かなりハードな毎日を送っており、学会発表の前や論文を書くときなどには、睡眠時間を削って働いてしまいます。

急性心筋梗塞で突然死しないため、また部下や家族を突然死させないためには、労働時間を短く、睡眠時間を十分とるように努力する必要がありそうです。これは、自分でもいつも肝に銘じていることですが、せっかく仕事がうまくいっていても、命を落として家族を悲しませるようなことになっては、元も子もありません。

●職業別にみた心臓病での死亡率

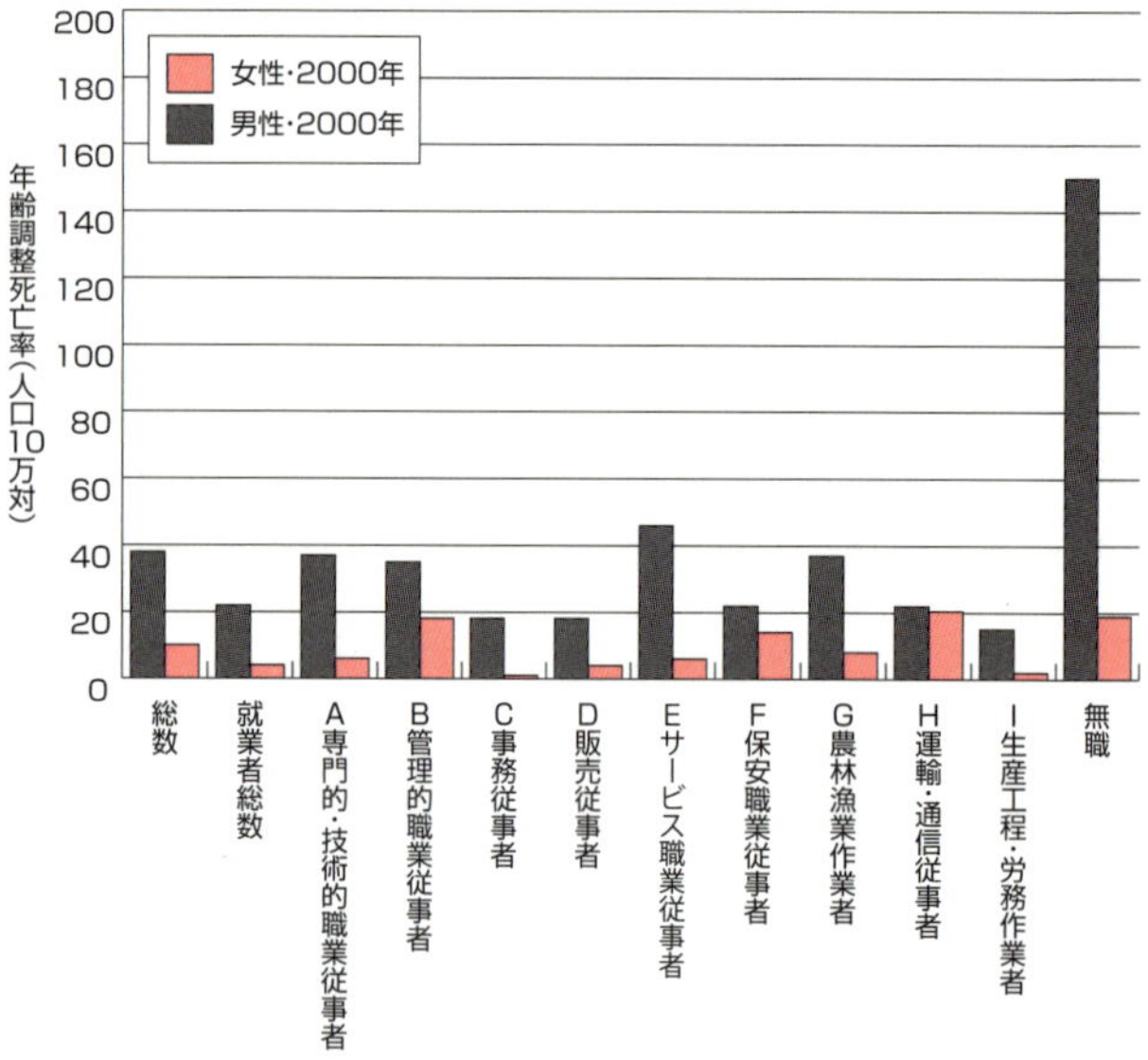

（人口動態統計特殊報告「心疾患―脳血管疾患死亡統計」20～64歳対象）

●労働時間、睡眠時間の心筋梗塞への影響

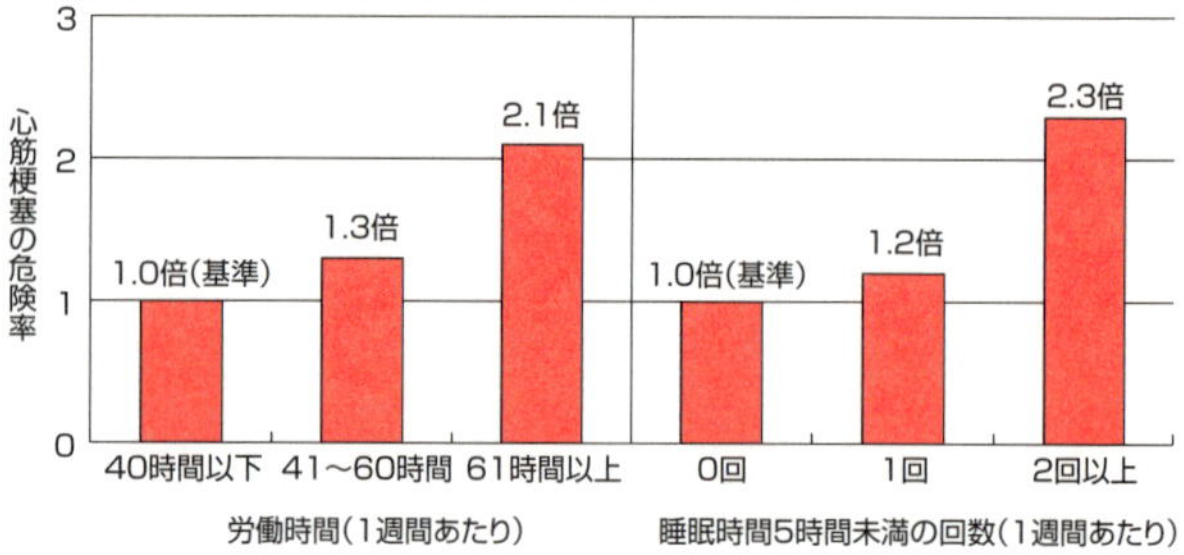

（Overtime Work,Insuffisient Sleep,and Risk of Non-fatal Acute Myocardial Infarction in Japanese Men:Y,Liu ら）

さらに、ずっと座っている仕事で、運動習慣のないひとは、心臓病になる危険性が2倍高まるというデータがあります。とにかく、運動不足は禁物ということです。

デスクワークで、ほとんど1日中座っているようなひとは、早起きして会社の最寄り駅の一つ前で降り、ひと駅分歩いてみたり、昼休みにウォーキングをするなど、定期的に運動をするように心がけましょう。もう一つ付け加えておけば、動脈硬化の抑制に働く善玉コレステロールは、食事も大切なのですが、運動によって増えることが知られているので、この意味でも運動の大切さがわかると思います。

20～40歳代でも心臓病になる？

●若くても突然死はある

「若いから無理をしても大丈夫」と思っていませんか。

確かに、心臓病は、圧倒的に65歳以上の高齢者に多い病気です。下の表をみていただいてもわかるように、心筋梗塞や心不全などの心臓病で亡くなった人は、80歳以上が最も多くなっています。

しかし、10〜40歳代という比較的若い世代でも、心筋梗塞などで命を落としている人がいます。2011年に心臓病で死亡した人は、「15〜24歳」で160人、「25〜44歳」が2194人でした。もしかしたら、先天性の心臓病の人もなかには含まれているかもしれませんが、15歳以上で、心臓病で亡くなっている人のほとんどが生まれつきの病気ではなく、過労によって、あるいはスポーツ中に、心筋梗塞や不整脈を起こして亡くなられたとみられます。

たとえば、2011年、元サッカー日本代表の松田直樹さんは、34歳という若さで、練習中に急性心筋梗塞を起こして亡くなりました。それより約10年前の2002年には、関西医科大学附属病院で働いていた26歳の研修医が過労死

●主な心臓病での死亡者数

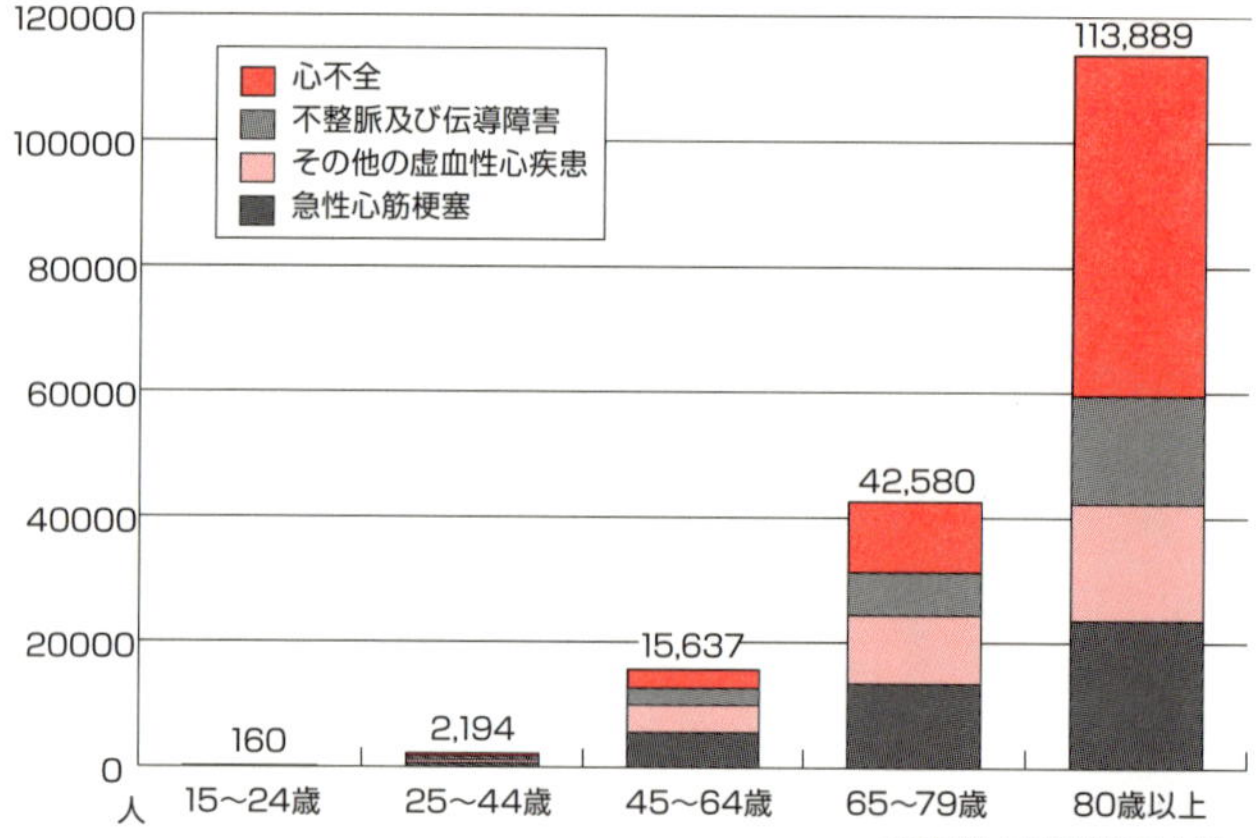

（2011年人口動態統計より）

し、大きく報道されました。

死亡までいかなくても、20～40歳代でも心臓病や、脳血管障害を発症することは決してまれではありません。私の知人のなかにも、30歳代で、不整脈から脳血管障害を起こし、半身不随になられてしまった人がいらっしゃいます。

こういう事例をあげると、その人たちが特殊なのではないか、高血圧や糖尿病などの病気を抱えていて、心臓病になりやすかったのではないかと思われるかもしれません。

しかし、突然死をした人のほとんどは、おそらくその瞬間か前日まで自分が健康だと思い、まさか死ぬとは思っていなかった人です。もしかしたら、数日前から、ちょっと調子が悪いと思っていたのに、「若いからまさか心臓病ではないはずだ」と思って病院へ行かなかったのかもしれません。何かおかしいと思ったら、「若いから大丈夫」などと思い込まずに、循環器内科のある病院へ行って欲しいと思います。

心臓病は遺伝する？

●両親が心臓病の人は発症の危険性が2倍

「ご両親や祖父母が心臓病になったことがありますか」

そのように、病院で家族歴を聞かれたり、問診表で書かされたりした経験のある人は多いと思います。それは、家族に心臓病になったことのある人がいる場合には、同じ病気になりやすいと考えられているためです。

ただし、それは、心臓病が遺伝と関係があるというより、親や祖父母とは生活習慣が似ていることが、関与しているとみられています。

家族歴に関しては、スウェーデンの研究者が、「両親とも心臓病の子どもは心臓病になりやすく、特に、母親が心臓病の家系は、子どもに遺伝する可能性が高い」という興味深い研究結果を発表しています。

この研究では、1932年以降に生まれたスウェーデン人のうち、親が心臓病の男性1万1000人、女性約3300人と、親に心臓の病歴のない人とを比較しています。その結

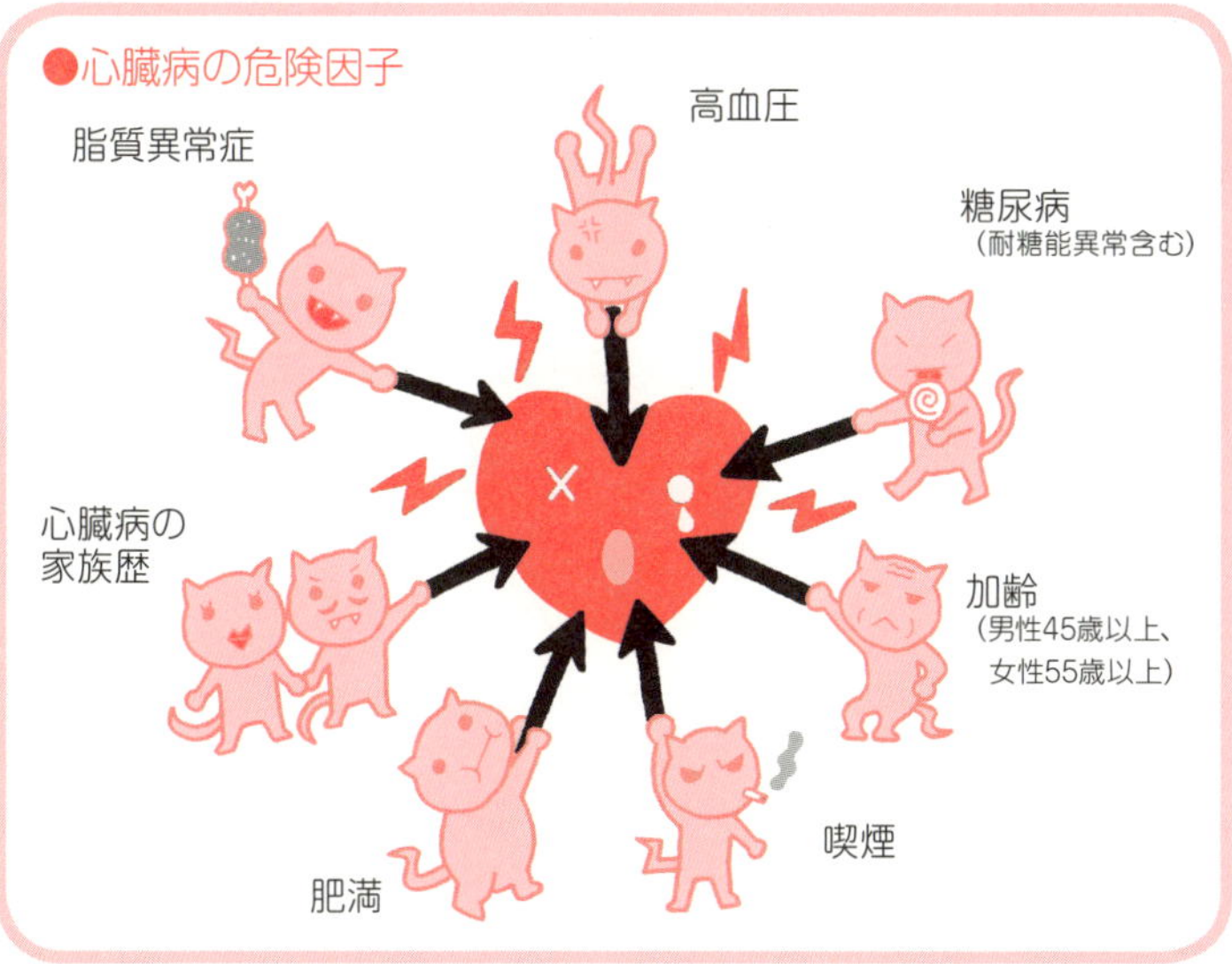

果、両親ともに心臓病の人は、そうでない人に比べて約2倍、心臓病が発症しやすいことがわかったのです。また、片親だけが心臓病の場合には、父親よりも母親がこの病気である人のほうが、そうでない人に比べて発症率は約１・５倍で、明らかに心臓病を発症する危険性が高いと報告されました。これは、食生活や喫煙などが、母親の生活習慣に影響されやすいことと関係あるかもしれません。

さらに、同じ研究では、父親が55歳、母親が65歳より前に心臓病を発症した人が心臓病になる危険性は、そうでない人の3倍だったと報告されています。

だからといって、いつも心臓病が起きるのではないかと、ビクビクする必要はありません。親が若い時期に心臓病になっている場合には、気をつけたほうがよいということです。

生活習慣を見直すことや病気を早期発見することで、大事にいたることは避けられるわけですから、親が心臓病になったことのある人は、心して予防に取り組んでください。

●まれに遺伝と関係のある病気も

心臓病で遺伝との関係がわかっている病気はまれです。遺伝との関係が濃厚な代表的病気は、心室の壁が厚くなって、心臓に十分に血液がいかなくなり、失神や突然死の原因ともなる「肥大型閉塞性心筋症」です。300〜600人に1人くらいがこの病気にかかっていますが、そのうち約10％が遺伝によるものとされています。

10〜20歳代の若い人が突然死する原因の一つですので、早期発見・早期治療が大切です。

心音は特徴的なものであり、病歴を聞いて聴診器をあてただけで、ほとんどのケースはこの病気とわかります。体に害のない心エコー検査（心臓超音波検査）を行えば診断は確定できます。胸痛、息切れ、動悸といった自覚症状があるとされていますので、若くてもそういった症状があるときには、一度、心臓の専門家にみてもらってください。

また、生まれつき心臓に病気のある先天性心疾患の赤ちゃんは、遺伝とは関係なく、100

●頻度の多い先天性心疾患

生まれつき心臓病があっても遺伝とは関係ないことがほとんど

心室中隔欠損症

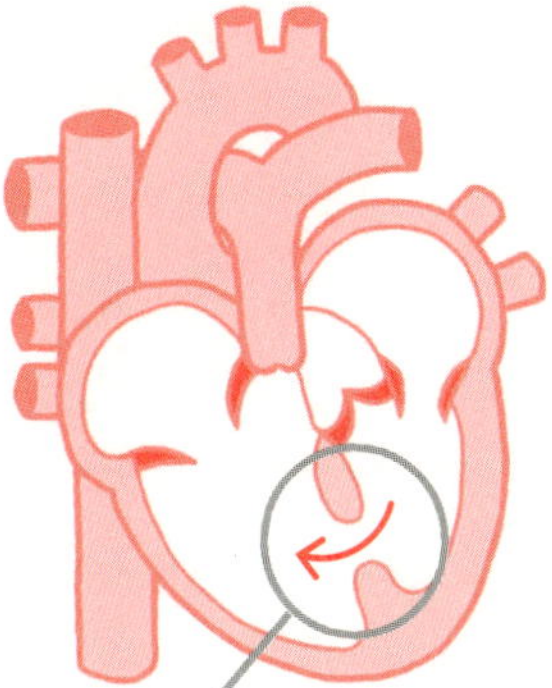
右心室と左心室の壁に穴があいている

心房中隔欠損症

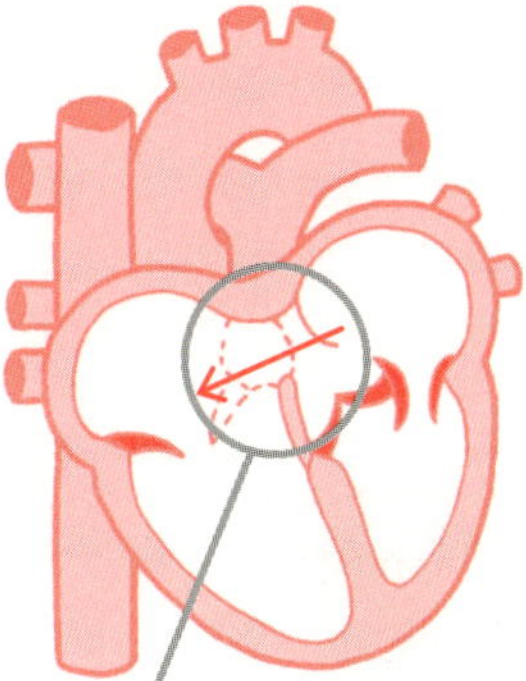
右心房と左心房の壁に穴があいている

ファロー四徴症

4つの症状が特徴

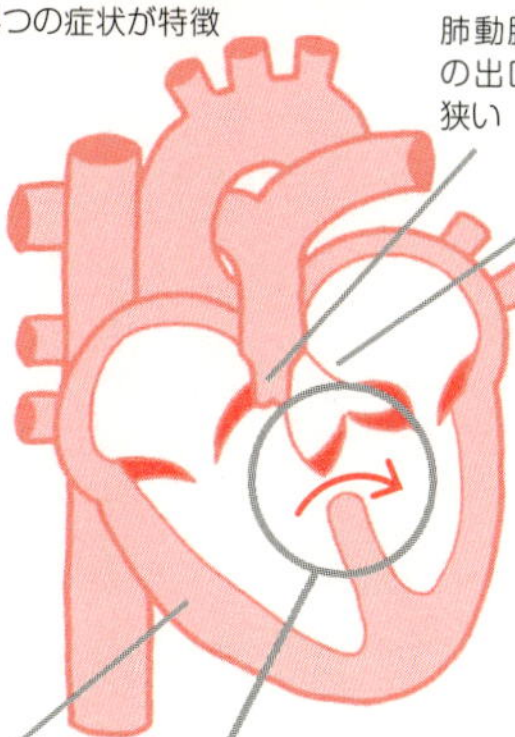
肺動脈への出口が狭い
大動脈が右心室と左心室の両方にまたがっている
右心室の壁が厚くなっている
右心室と左心室の壁に穴があいている

動脈管開存症

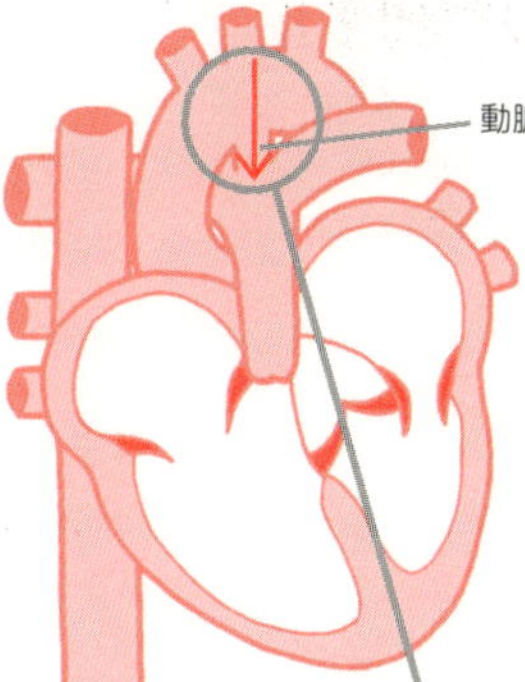
動脈管
母親のお腹の中にいる時にあった肺動脈への抜け道が閉じずにあいたままになっている

人に1人、つまり1%の確率で生まれます。今は、生まれる前からエコー検査によって心臓に異常のあることが発見でき、治療体制が組まれるようになっています。また、治療をしないで治る先天性心疾患もあります。日本には先天性心疾患の分野で、世界でも非常に高いレベルの治療成績をあげている小児心臓治療のチームがあるので、治療が必要だとしても悲観しないでください。

会社や自治体の健康診断を受けていれば大丈夫?

●「健康診断を受けているから安心!」ではありません

職場検診や自治体の成人病健診などを受けていれば、心臓病の早期発見は可能でしょうか。また、それだけで十分なのでしょうか。

答えは「ノー」で、それだけでは十分とはいえません。

生まれつき心臓の中の壁に穴があいていたりする先天性心疾患では、特徴的な心雑音を有することが多いため、健康診断で発見されやすいのですが、成人になってから発症する後天性の心臓病は多くの場合、少し踏み込んだ検査をしないと早期発見ができないというのが実際のところです。特に、弁膜症の早期のものや糖尿病を基礎疾患とした冠動脈疾患の多くは、病気の進行によって強い症状が発現し、生命を脅かすようになるまでなかなか発見されにくいものです。

もちろん、既に軽い症状が出ているような場合には、健康診断で行うような基本的なものではなく、より専門的な検査を受ければ、ほとんどのケースで病気かどうか、治療が必要かどうか判断できます。ただ、残念ながら、それほど頻繁ではない不整脈などは、起こったときでないとわからないこともありますし、症状が出たときには、既に命が危ないといったこともあります。

ですから、一方で、健康診断で心臓に異常がないといわれたからといって安心しすぎずに、普段から動脈硬化や心臓病にならないように、予防を心がけることが重要です。

動脈硬化は生活習慣病といわれ、1日総カロリーの過剰摂取や食事内容の偏り、それに運動不足が深く関係しています。特に、食事の食べすぎは内臓脂肪の蓄積による肥満を助長し、メタボリックシンドロームの原因にもなります。また、適度な運動を行わないと、ＨＤＬコレステロールという動脈硬化を予防する善玉コレステロールの数値があがりません。

予防の方法としては、1日の摂取カロリーの目標値、1週間の総摂取カロリーの目標値を定め、それに見合った自己管理を行うことが大切です。

具体的には、ウォーキング、スイミングなど体内に酸素を取り込みながら行う有酸素運動やストレッチなどが、心臓病のほか、さまざまな生活習慣病を予防する効果がある適度な運動です。

ただ、寒い日の早朝や真夏日の炎天下での作業は、心筋梗塞などの発作を誘発することが多いので控えるようにしてください。とくに心臓病と診断を受けているひとは、運動が身体に無理な負担をかけてしまうことがあるので、専門医に相談しながら実施しましょう。

●健康診断を、生活習慣改善のきっかけに

動脈硬化の危険因子である高血圧、脂質異常症、肥満、糖尿病、運動不足、喫煙（習慣）、ストレスは、それぞれは軽度であっても、重なれば心筋梗塞を発症する割合が高くなることが知られています。健康なひとでも定期的な健康診断を受け、こうした危険因子をチェックすることが大切です。

健康診断を受けるのは、心臓病をいち早く発見するためというより、その前段階の危険因子

があるかどうかを早くみつけて生活習慣病を改善するためで、ひいては心臓病、脳卒中などの命に関わる病気を予防するためと考えるとよいでしょう。

危険因子があるとされたひとは、医師の指示を受けて症状がすすまないように、コントロールすることが重要です。これらの生活習慣病は、日ごろからバランスのよい食事（塩分制限、適正カロリー摂取）、適度な運動、十分な睡眠を心がけること、そして禁煙で、かなり予防できます。

遺伝的な背景を有する脂質異常症、なかでも家系的にコレステロールが高い体質を有する家族性高コレステロール症や糖尿病、両親がともに血圧が高い場合の家族性高血圧などは、場合によっては20歳代くらいの早い時期から投薬に

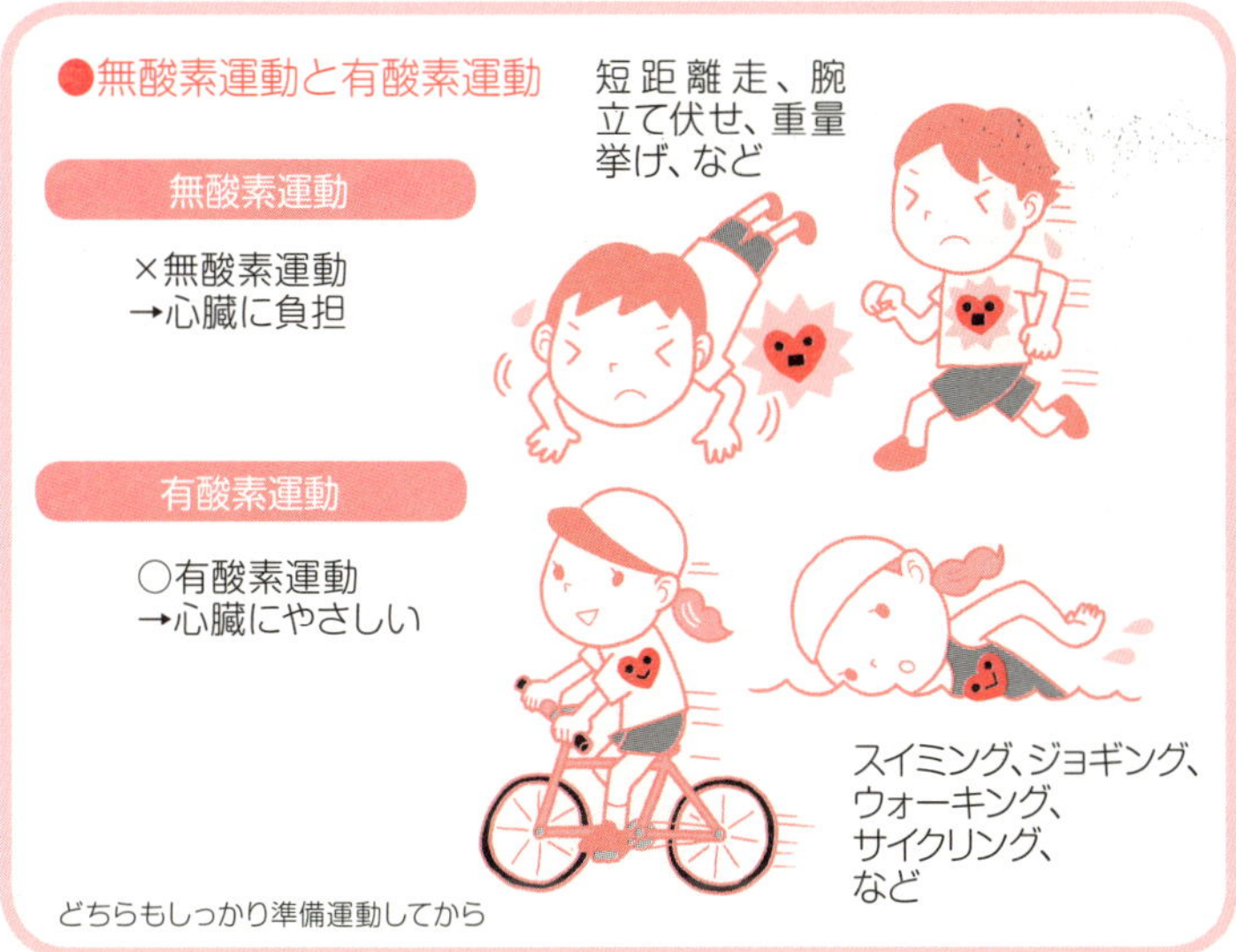
●無酸素運動と有酸素運動
短距離走、腕立て伏せ、重量挙げ、など
無酸素運動
×無酸素運動
→心臓に負担
有酸素運動
○有酸素運動
→心臓にやさしい
スイミング、ジョギング、ウォーキング、サイクリング、など
どちらもしっかり準備運動してから

よる治療を受けたほうがよいこともあります。

また、ひとたび病気にかかってしまった人でも、症状の進行に応じた適切な治療を行うことと生活習慣を改めることで、進行を遅くし、症状を軽くすることができるようになります。

診断医からの指導に従って、必要な精密検査や治療を受けつつ、できるだけ早く生活習慣の改善を行いましょう。

セルフチェック法

●健康管理は、安静時の脈拍数を知ることから

「動悸が激しくなることがある」、「最近、階段を昇るとすぐに息切れする」など、体の異変は、自分自身が一番よくわかっているものです。

そもそも、自分の体は自分で守るのが基本。「もしかしたら、既に心臓病かもしれない」と思っている人は、すぐに循環器内科のある病院で検査を受けることをお勧めします。心臓病にかかる危険が高いかもしれないと思ってこの本を手にされた人は、定期的にセルフチェックを

行うことがとても重要です。

心臓の状態を知るためには、まずは脈を測ってみましょう。

時間帯としては、朝起きてすぐに測るのがベストです。時間的にそれが無理な人は、座って5分間安静にし、呼吸を整えてから脈を測りましょう。

一般的には、脈拍数と心拍数は同じです。平熱と同じように、安静時の脈拍数を知っておくことは、自分の体の状態を把握するうえで大切です。脈拍を測る器械も市販されていますが、自分で測る場合には、手首の親指側の橈骨動脈に反対の指を置き、1分間に何回脈打つか数えます。15秒間に何回脈打つか数えて、それを4倍してもよいでしょう。

脈の場所は、片方の手のひらをうえに向け、反対の手の3本の指で触れてみるとみつけやすいと思います。手首の脈がみつけにくいときには、アゴより少し下のあたりにある頸動脈に指をあてて測ってもよいでしょう。

安静時の脈拍数は、大人の場合には通常、1分間に60～80回です。5分間安静にし、気持ちの落ち着いた状態で測っても、100回／分を超えている場合、あるいは50回／分を下回る場合には、ホームドクターや循環器内科医に相談してみましょう。

脈が飛ぶような感じがしたり、測るたびに脈拍数が大きく違う場合は、不整脈である可能性が高いので、やはり医療機関の受診をお勧めします。

●自分の血圧を知っていますか

心臓病のセルフチェックという意味では、血圧も重要です。高血圧症で治療を受けているような場合でなければ、1週間に1回くらい、できれば朝起きて1時間以内にできるだけ決まった時間に血圧を測り、自分の状態を知っておきましょう。自宅に血圧計がなければ、自治体の役所や保健センター、スポーツ施設などの血圧計を利用してもよいと思います。

血圧を測る前には、10分以上安静にし、ゆったりとした気持ちで測定します。病院で測ると血圧があがる人を「白衣性高血圧」などと呼びますが、緊張すると血圧はあがってしまうので、血圧を測る際にドキドキするようなら、5～6回、深く息を吸い込んで深呼吸して気持ちを落ち着けましょう。

「高血圧治療ガイドライン」（日本高血圧学会）では、病院で測った場合、収縮期血圧（最高血圧）140㎜Hg、拡張期血圧（最低血圧）90㎜Hg以上が高血圧症としています。収縮期と拡張期の両方が基準値を超えていなくても、どちらかがこの数値を超えただけで、心臓病や脳血管障害になる危険性が高まることが日本の疫学研究でもわかっています。

ただ、血圧は、年齢によって高くなるのはある意味で当然です。血圧は日常的に変わりますし、季節によっても変化します。起床後1時間以内（食事・服薬前）と就寝前の1日2回家庭

●セルフチェック

■脈拍を測る

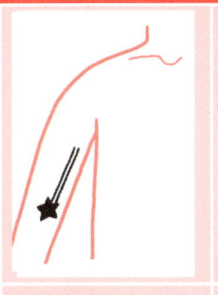

脈拍を測る部位には3か所ある		
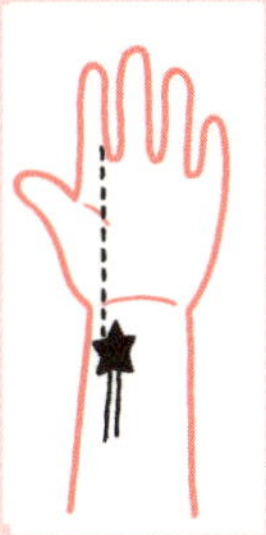		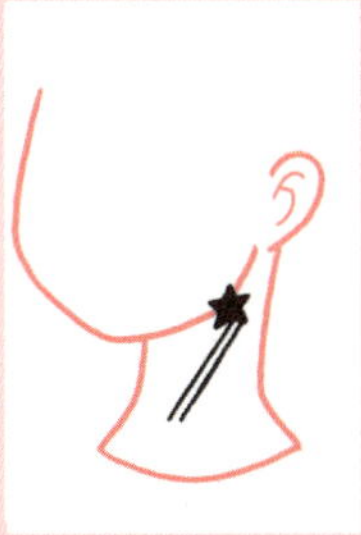
①橈骨（とうこつ）動脈 親指側の手首から1〜2cm上	②上腕動脈 上腕の内側で、肘が折れ曲がる線から1〜2cm上	③外頸（がいけい）動脈 下あごの骨の下（首）部分

安静にした状態で、印の部分に人差し指、中指、薬指の3本を当て、1分間の脈を測る
15秒測って4倍してもOK。安静時の脈拍を知っておくとよい

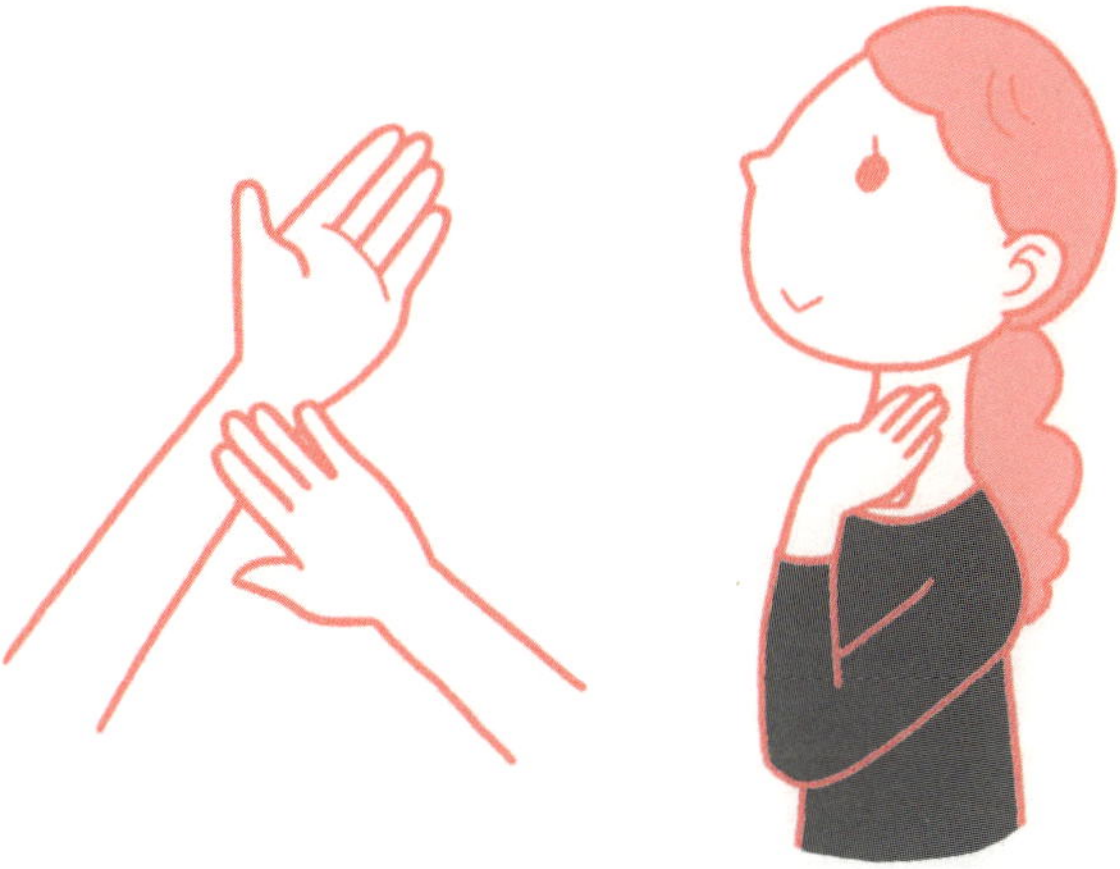

成人で安静時に脈拍が50回／分未満、100回／分以上なら、医師に相談を

でも血圧を測ってみて、１４０／90㎜Hgを超えているようなら内科の医師に相談しましょう。

●体重

体重は、女性の最も気になる数値の一つでしょう。ダイエットということではなく、健康管理という意味でも、体重は大切な指標の一つです。

肥満が、心臓病の危険因子であることは、既に説明したとおりです。自分の体重と身長を１２０頁の計算式にあてはめ、肥満度指数＝ＢＭＩ（Body Mass Index）とあなたの適正体重（ＢＭＩ18・5〜24・9）を計算してみましょう。いわゆるメタボリックシンドロームとまではいかなくても、「肥満」にあてはまるようでしたら、運動をしたり、食事を見直したりしましょう。女性の場合は、自分では太りすぎと思っていたのに、それほどでもないことがわかる人もいらっしゃるでしょう。

なお、逆に、やせすぎもよくないことがわかっています。

厚生労働省の研究班の行った疫学調査では、男女とも、「ＢＭＩ14・0〜18・9」の人たちが最も死亡率が高く、男性では「ＢＭＩ23・0〜24・9」のひとが、最も死亡率が低いという結果でした。

●血圧と心臓病死亡の危険度

■成人の血圧正常値

分類	収縮期血圧		拡張期血圧
至適血圧	＜ 120	かつ	＜ 80
正常血圧	＜ 130	かつ	＜ 85
正常高値血圧	130 ～ 139	または	85 ～ 89
Ⅰ度高血圧	140 ～ 159	または	90 ～ 99
Ⅱ度高血圧	160 ～ 179	または	100 ～ 109
Ⅲ度高血圧	≧ 180	または	≧ 110
(孤立性)収縮期高血圧	≧ 140	かつ	＜ 90

■(診察室)血圧に基づいた心臓病と脳卒中の発症リスク

血圧分類 / リスク層	Ⅰ度高血圧 140-159/90-99 mmHg	Ⅱ度高血圧 160-179/100-109 mmHg	Ⅲ度高血圧 ≧180/≧110 mmHg
第一層(危険因子がない)	低リスク	中等リスク	高リスク
第二層(糖尿病以外の1～2個の危険因子、メタボリックシンドローム※がある)	中等リスク	高リスク	高リスク
第三層(糖尿病、慢性腎臓病、臓器障害/心血管病、3個以上の危険因子のいずれかがある)	高リスク	高リスク	高リスク

※リスク第二層のメタボリックシンドロームは予防的な観点から以下のように定義する。正常高値以上の血圧レベルと腹部肥満(男性85cm以上、女性90cm以上)に加え、血糖値異常(空腹時血糖110-125mg/dL、かつ/または糖尿病に至らない耐糖能異常)、あるいは脂質代謝異常のどちらかを有するもの。両者を有する場合はリスク第三層とする。他の危険因子がなく腹部肥満と脂質代謝異常があれば血圧レベル以外の危険因子は2個であり、メタボリックシンドロームとあわせて危険因子3個とは数えない。

(日本高血圧学会「高血圧治療ガイドライン2014」より)

●BMIと死亡リスク

$$\mathrm{BMI} = \frac{体重(kg)}{身長(m) \times 身長(m)}$$

BMI	日本の基準
18.5以下	やせ(低体重)
18.5～25未満	普通
25～30未満	肥満度 Ⅰ
30～35未満	肥満度 Ⅱ
35～40未満	肥満度 Ⅲ
40以上	肥満度 Ⅳ

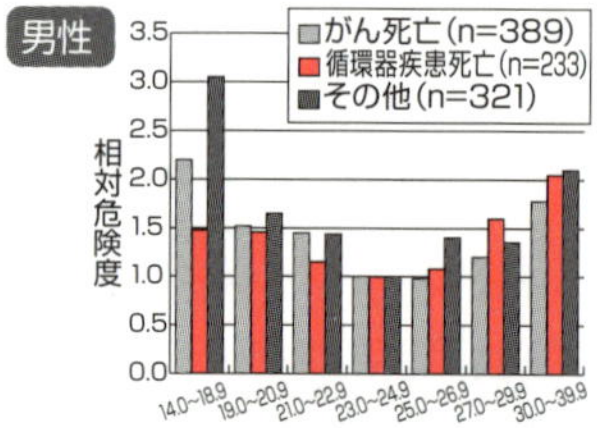

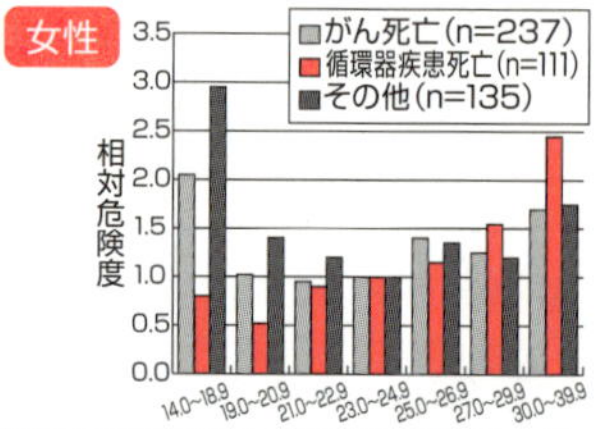

(多目的コホート研究「中年期男女におけるBMIと死亡率との関連」より)

これは、40~59歳までの約4万人を10年間追跡調査して得られた結果です。やせすぎ死亡率には、心臓病だけではなく、がん、脳血管障害、肺炎、事故など、すべての死亡を含んでいます。

日本人はアメリカ人とは違って、BMIが25未満の人の割合が高いのですが、特に男性の場合には、「やせ」にあてはまるひとはもちろん、BMI19・0~20・9、21・0~22・9、といった「普通」にあてはまるひとたちも要注意ということです。

どの病気で死ぬかはわからないわけですから、心臓病だけではなく、幅広い目でセルフチェックをしていく必要があるかもしれません。

病状でわかる病気

●心臓病の典型的な症状

心臓病の発作は、なかには突然発症するものもありますが、患者さんによく聞いてみると、大きな発作が起きる前に、典型的な初期症状が出ていることも多いものです。

早期治療のためには、あなたの体が発している危険信号のサインを見逃さないようにしましょう。

初期症状として典型的なものは、激しい胸痛・動悸や脈拍の異常・息切れと呼吸困難・むくみ・めまい・一時的な失神、主に、この六つです。

早く対処すれば元気になって、元通り働いたり家事や育児をしたりということができる病気ですので、治療や検査がこわいからといって、病院へ行くのを先延しにしないでください。

心臓病のなかでも最も多い狭心症や心筋梗塞の典型的な症状は、締めつけられるような激しい胸痛です。みぞおちのあたりや胸をぎゅっと握りつぶされるような、あるいは焼けるように痛いと感じるような場合には、狭心症や心筋梗塞のおそれがあります。

胸だけではなく、あごや左の肩や腕、みぞおちなど、心臓の位置とは少し違ったところで痛みを感じるひともいるので要注意です。心臓の下面の心筋梗塞では急激に胃が張るような感じを自覚することも多いようです。安静にしていても15分以上痛みが続くようであれば、心筋梗塞を起こしているおそれがありますので、迷わず救急車を呼んでください。

胸痛とともに、血圧が低下することで、吐き気やめまい、動悸などを感じることもあります。15分以内に痛みが治まったような場合でも、狭心症で危険な状態になっているかもしれません。

胸痛を感じる病気には、ほかに「(急性)心膜炎」、「大動脈弁膜症」、「肥大型心筋症」、「解離性大動脈瘤」などがあります。かなり痛みが強

●こんな症状は心臓病の初期症状

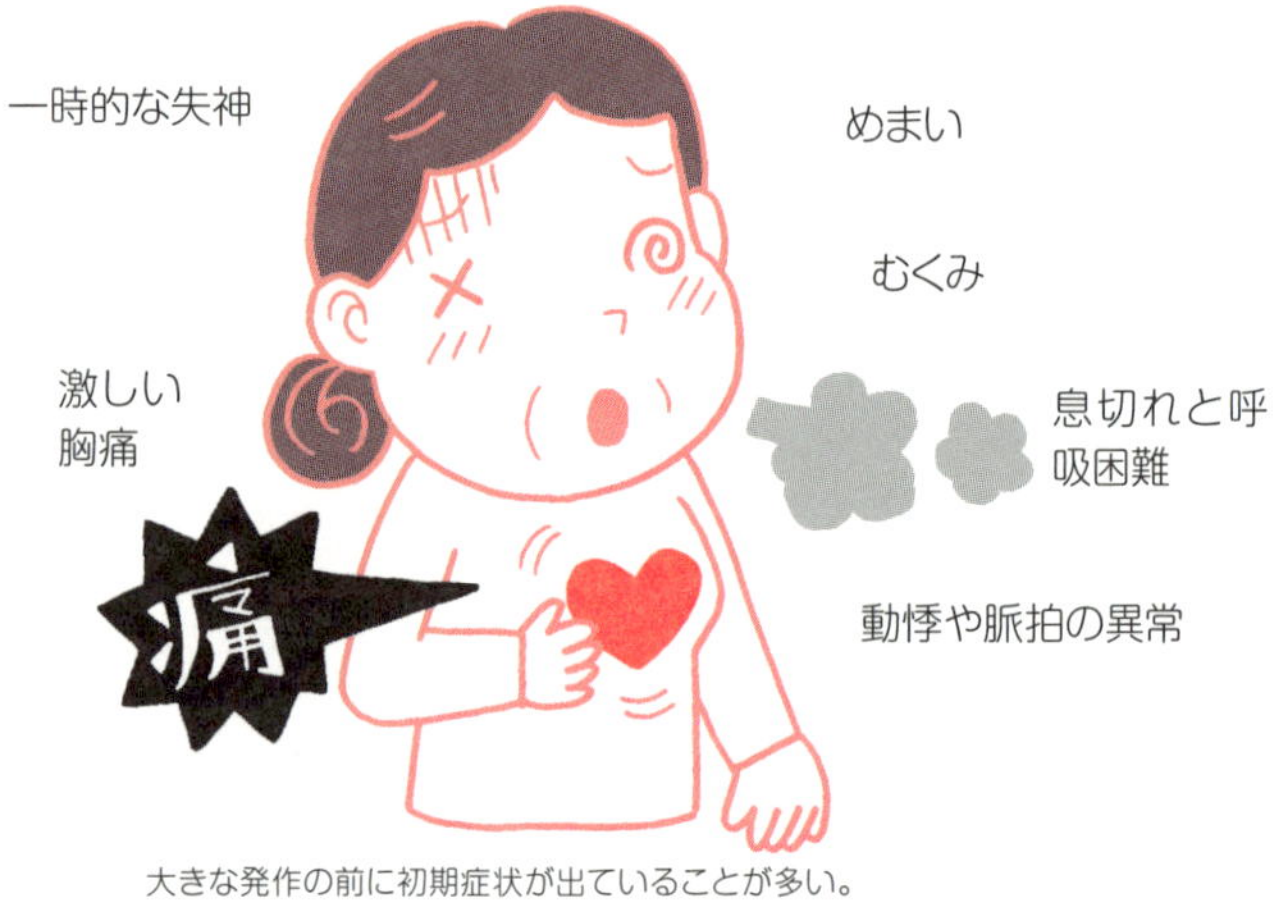

大きな発作の前に初期症状が出ていることが多い。

く、命の危険を感じるような場合には救急車を呼ぶか、循環器内科（循環器科）のある医療機関をできるだけ早く受診しましょう。仕事や家庭のことが忙しいからなどと、受診を後回しにすると、命を落とすことにもなりかねないので注意してください。

●動悸と脈拍の異常の見分け方

脈拍が非常に早かったり不規則で、速くなったり遅くなったりする不整脈は、心臓病の症状の一つです。後で詳しく解説しますが、この不整脈が突然死の原因になることもあります。

実は、日常的に自覚することは少ないものの、脈がときどき速くなることは、よくある生理現象です。しかし、脈拍が不規則になったときに、急にドドドッと激しい動悸を感じることがある場合には、心房細動などの病気である危険性があります。また、脈が不規則になったときに、めまい、ふらつきがある場合にも、心臓病の一症状が疑われます。

激しい動悸、あるいはめまいやふらつきを感じたときに、少し冷静になって脈拍を測ってみて、どうも脈が乱れていると感じるようであれば、循環器内科を受診してみてください。自分ではわからないけれども心配な場合にも、循環器内科医に相談するのがよいでしょう。

誰でも、運動をした後や緊張したとき、驚いたときには胸がドキドキし、動悸を感じること

●運動後、緊張、驚いたとき、など動悸を感じることは誰にでもあるが…

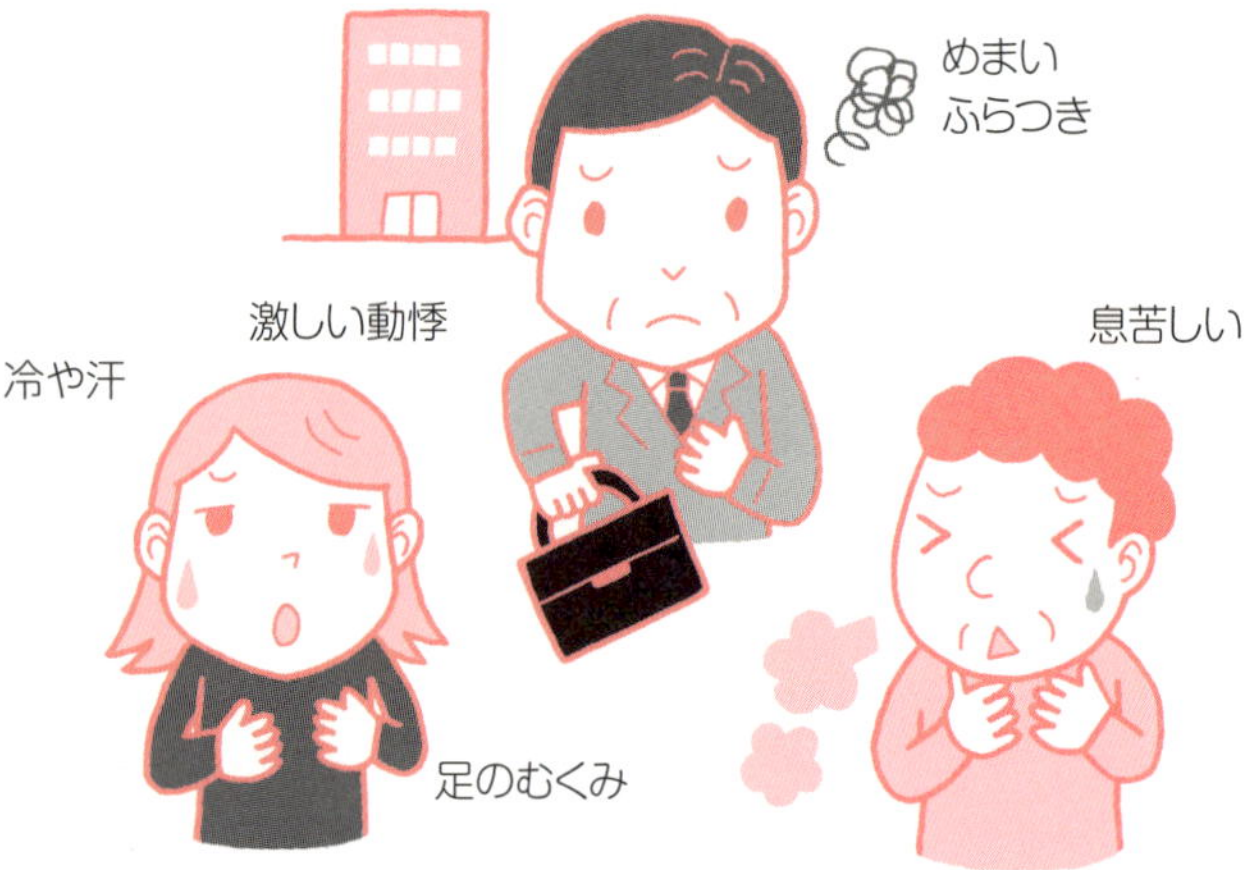
めまい
ふらつき
激しい動悸
息苦しい
冷や汗
足のむくみ
動悸を感じたときに、このような症状があったら要注意。

があると思います。また、女性の更年期症状として、動悸を感じる場合もあります。動悸を感じるのが運動直後で、すぐに治まるようであれば問題ありませんし、静かにしているときに脈が規則的に打っているのであれば、それほど心配することはありません。

ただし、歩いたり階段を昇ったりしたときに激しい動悸を感じ、呼吸も苦しくなるような場合には、要注意です。そういった症状は、心臓病の危険信号の一つで、具体的には心臓弁膜症や不整脈のおそれがあります。心臓のポンプ機能が低下する心不全でも、そういった症状が出ます。さらに、大動脈瘤や血管炎といった血管の病気では、問題が起きている動脈の部分が脈打っているように感じたり、脈が弱くなったりすることがあります。

動悸を感じたときに息苦しさを感じたり、足がむくんだり、気が遠くなったり冷や汗が出るような場合には、無理はせず、できるだけ早く医師の診察を受けましょう。呼吸が苦しい場合には、迷わず救急車を呼んでください。

●息切れと呼吸困難

心臓は、全身へ酸素と栄養素を送るポンプ機能をしていることは、前にも触れたとおりです。そのポンプ機能に問題が生じると、血液を送り出す力も弱くなり、その結果、肺静脈に血液がとどまって酸素と二酸化炭素の交換もうまくいかなくなり、息苦しさを感じるようになります。

誰でも、重い物を持って歩いたり、普段運動不足なのに急に激しい運動をしたりすると、息切れをし呼吸も苦しくなりますが、安静にしていても、息切れや呼吸困難を感じるような場合には、心不全になっているおそれがあります。ひどくなると、寝ていても苦しく、起きあがって前かがみに座り、肩でやっと息をしているような状態（起座呼吸）になることがあるので、要注意です。飲みすぎ食べすぎの後に起こることも多く、まさか心臓に問題があるとは気づかない場合もあるのですが、起座呼吸を一度でも経験したことがあるようであれば、循環器内科医にみてもらいましょう。

●足のむくみ（浮腫）

アキレス腱のあたりのむくみが気になっているという人は、いらっしゃいませんか。足のむくみ（浮腫）は、やはり心臓のポンプ機能が弱くなっているときに起こる症状の一つです。

心不全では、ポンプ機能が弱くなり、体から静脈を通って心臓に戻った血液を新鮮な動脈血にしてまた全身に送り出すといった、血液循環の力が弱くなります。そうなると、心臓へ戻ってきた血液を十分送り出せないので、静脈に血液がたまります。また腎臓の血流も悪くなっているため塩分や水分の排出がうまくできなくなって、足、それもアキレス腱のあたりがむく

●注意したい息切れと呼吸困難

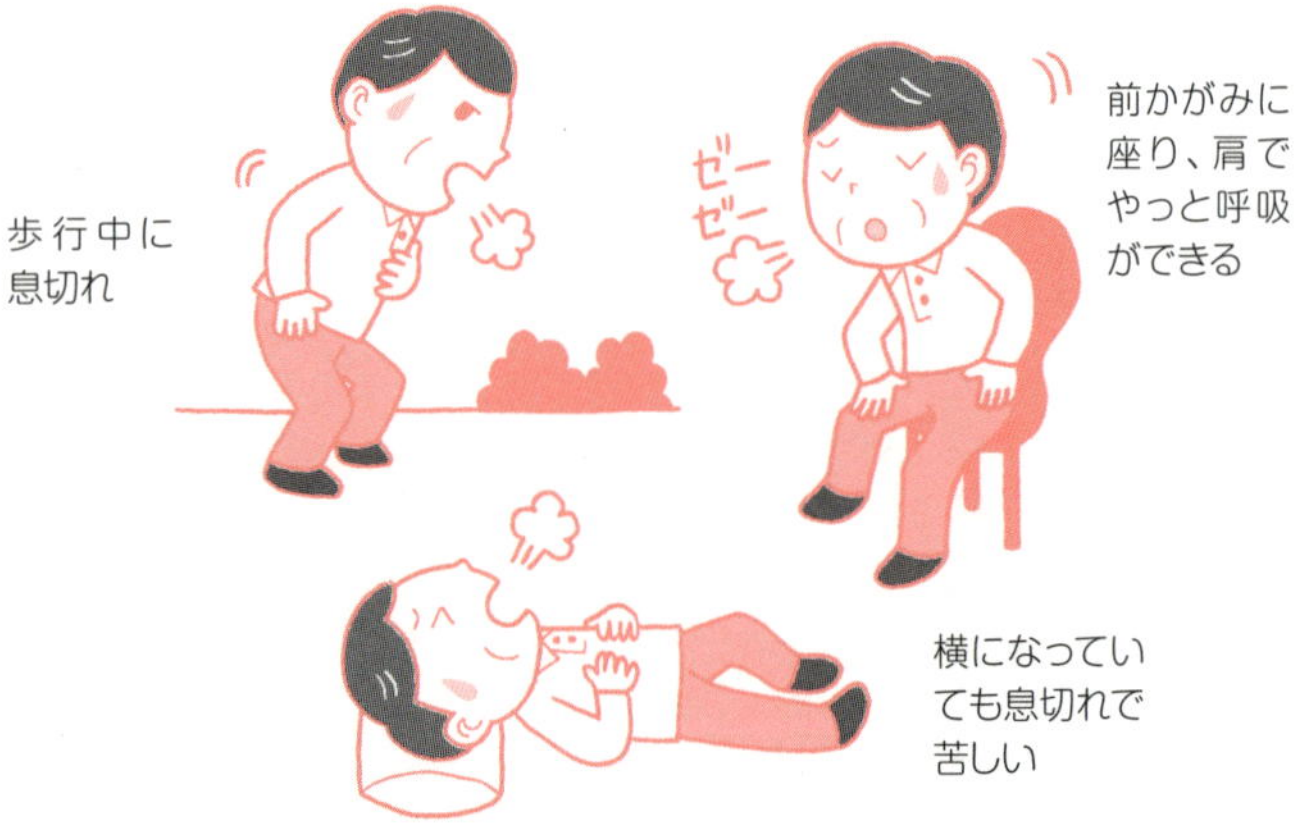
歩行中に
息切れ
ゼーゼー
前かがみに
座り、肩で
やっと呼吸
ができる
横になってい
ても息切れで
苦しい

安静時の息苦しさは心臓病のおそれがある。また心臓病以外に息切れが起こる病気には、肺気腫、パニック障害などがある。

●むくみ

心不全になると心臓のポンプ機能が低下し、心臓に血液を戻す力が弱まり、足がむくむ。心不全によるむくみは両足に起こるのが特徴。むくみが出る前に、息切れが起こったり就寝後1～2時間後に息苦しくて目覚めたりといった自覚症状が出ることが多い。

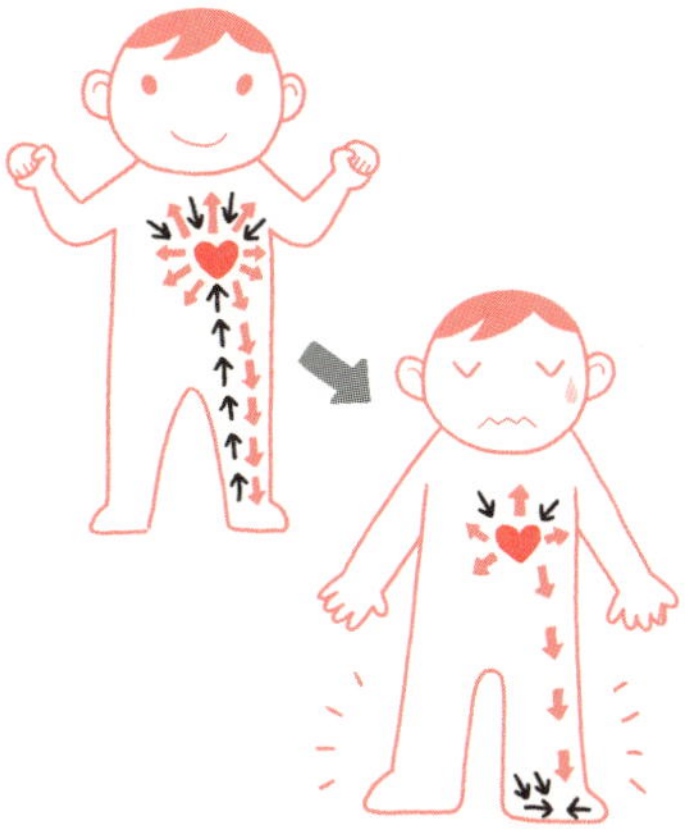

次の症状があれば病的なむくみ	
	むくみが一日中持続する
	むくみが何日も続く
	急に体重が増えた
	顔やまぶたがむくむ
	尿の出が悪い
	坂道や階段で息が切れる、疲れやすい

■水分は重みで下に下がる。夕方の軽いむくみは通常の生理現象

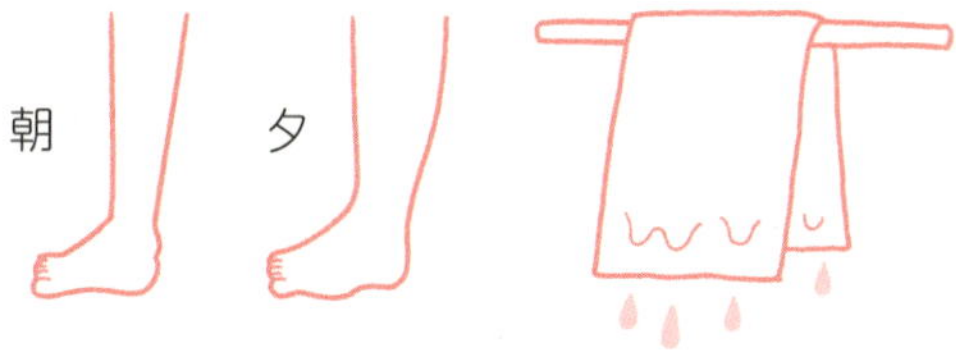

■心臓病以外でむくみが起こる病気

・腎臓病、肝臓病・・・全身にむくみが出るのが特徴

・甲状腺機能低下症・・・心臓、腎臓、肝臓の数値は正常。だるさなどの症状を伴う

んだ状態になるわけです。

心不全の程度により、足だけではなく、手、顔、背中や胸、ひどくなると腹部がむくむこともあります。

長時間立っていたときなど、夕方になると足がむくんだり、女性が月経のときにむくみを感じることはよくあることだと思います。一晩寝て起きたら治っているようなむくみは、通常の生理現象で、特に心配する必要はありませんが、朝起きてもまだむくんでいるような場合には、心不全による可能性がありますので医師に相談してみましょう。

●そのほかの症状が出ることも

吐き気や嘔吐は、一般的には風邪や胃腸炎のときに起こりますが、心筋梗塞や脳卒中の症状である場合もあります。

嘔吐したからといって、いつも「心筋梗塞かもしれない」と心配する必要はありませんが、胸痛や頭痛をともなう吐き気や嘔吐のときには、病院でみてもらったほうがよいでしょう。痛みが尋常でないようであれば、救急車を呼んでください。

また、心拍数が少なくなりすぎて脳への血流が減ってしまったときに、頭痛が起こることも

●2種類のめまい

①たちくらみのような、気の遠くなるようなめまい

②体や頭がグルグル回ったり、左右に揺れているようなめまい

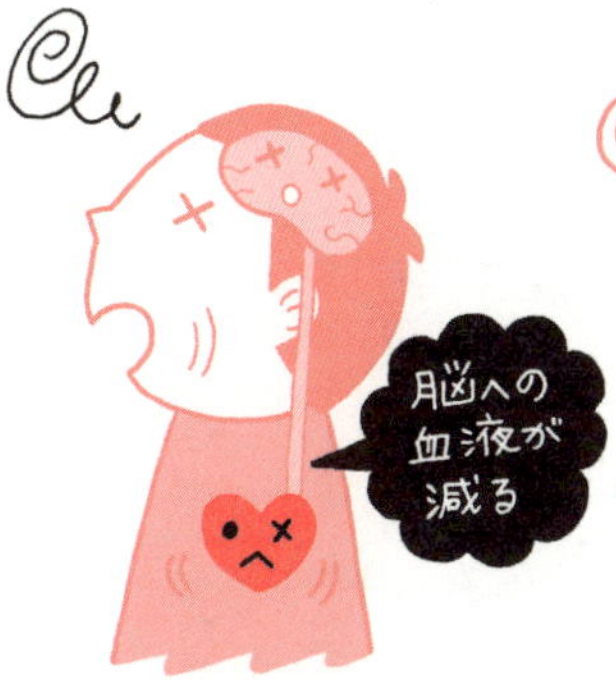

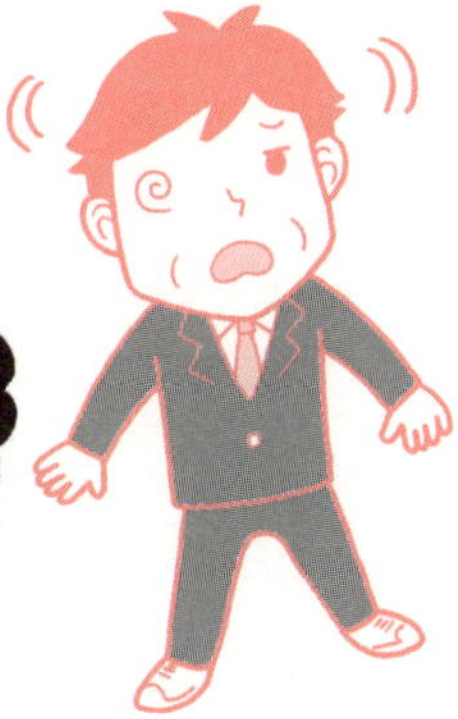

→心臓病のおそれあり

→感覚器官の情報のアンバランスが原因（メニエール病など）

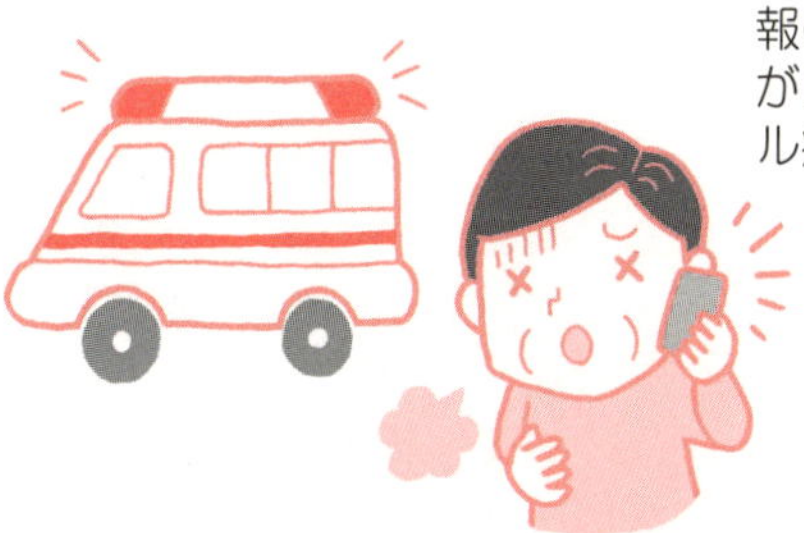

こんなときは、すぐに救急車を呼びましょう。

□冷や汗、吐き気があり、意識が混濁

□強い胸痛が治まらない

□動悸が激しく胸が苦しい

□呼吸が苦しく、起座呼吸が1時間以上続く

□経験したことのない激しい痛み

ありますし、心筋梗塞や、心筋炎・心膜炎などの感染症では発熱することもあります。経験したことのない痛みや、熱がなかなか下がらないというときには要注意です。

さらに、脳の血液の流れが足りなくなることによる一時的な失神も、心臓病で起こる場合があります。

非常に緊張したときや、戸外でずっと立っていたときに意識が遠のいたり、一時的に意識がなくなったりということを経験したことのあるひとは、意外に多いのではないでしょうか。そういった一時的な失神は、急激に血圧が下がったときや心臓が一瞬止まったり、拍動が弱くなることが原因です。失神が二度以上起こったら、一度、心臓の検査を受けて詳しくみてもらってください。

血液ドロドロは心臓や脳の病気のもと?

●なぜ血液がドロドロになるのか

血液サラサラ、血液ドロドロという言葉が、よくテレビや雑誌などで使われています。血液をサラサラにするために役立つ食品などが、あちらこちらで紹介されていますから、もしかしたら、それを試しているひともいるかもしれません。

言葉が独り歩きしているところもありますが、血液ドロドロというのは、医学的にいうと、高コレステロール血症や高脂血症といったいわゆる脂質異常症になり、血液中のコレステロールや中性脂肪などの濃度が高まって粘り気の多い血液になっている状態です。

食生活の欧米化によって、日本でも血中のコレステロール値が高い人は増えており、動脈硬化疾患予防ガイドライン(2012年版)の基準で「脂質異常症が疑われる人」は約2200万人と推計されています。2012(平成24)年国民健康・栄養調査によると、脂質異常症が疑われるひとの割合は、30歳以上の男性で22・3%、女性で17・7%、男性は10年前に比べてほぼ横ばいですが、70歳以上の女性で増えています。

血液中にはコレステロール、中性脂肪、リン脂質、遊離脂肪酸などの脂質があり、体を維持するエネルギー源となっています。血液中の脂肪は、健康な人の場合は通常一定の割合に保たれ、体を維持するうえで大事な役割を果たしています。

脂肪には、血管のほころびを修復する物質も含まれていることは、前述のとおりです。ところが、肉類や脂肪分の多い食生活、喫煙、運動不足など、さまざまな要因が長い年月重なると、血液中の悪玉コレステロールや中性脂肪の量が増え血液はドロドロの状態になってしまいます。

血液がドロドロになっているかどうかは、血液検査でLDLコレステロール、HDLコレステロール、トリグリセライド（中性脂肪）の値をみればわかります。日本の動脈硬化学会のガイドラインでは、狭心症や心筋梗塞になる危険度によって脂質の目標値を設定しています。最近では、年齢や性別によって、コレステロール値の診断基準を変えようという動きもありますので、一応の目安としてください。

特に、LDLコレステロールは悪玉コレステロールと呼ばれ、これが多いと血液の粘りが増して血管の壁に脂質がくっつき、動脈の壁が厚く硬くなる「動脈硬化」が進行します。自覚症状はありませんし、それだけでは何の問題もありませんが、血液中のコレステロールが高い状態が続くと動脈硬化がすすみ粥腫ができて、狭心症や心筋梗塞、脳血管障害の引き金になることが最大の問題です。

●脂質異常症の診断基準（空腹時採血）

LDLコレステロール	140mg/dL以上	高LDLコレステロール血症
	120～139mg/dL	境界域高LDLコレステロール血症
HDLコレステロール	40mg/dL未満	低HDLコレステロール血症
トリグリセライド	150mg/dL以上	高トリグリセライド血症

●脂質異常症が疑われる者の割合（30歳以上）（平成12年と22年の比較）

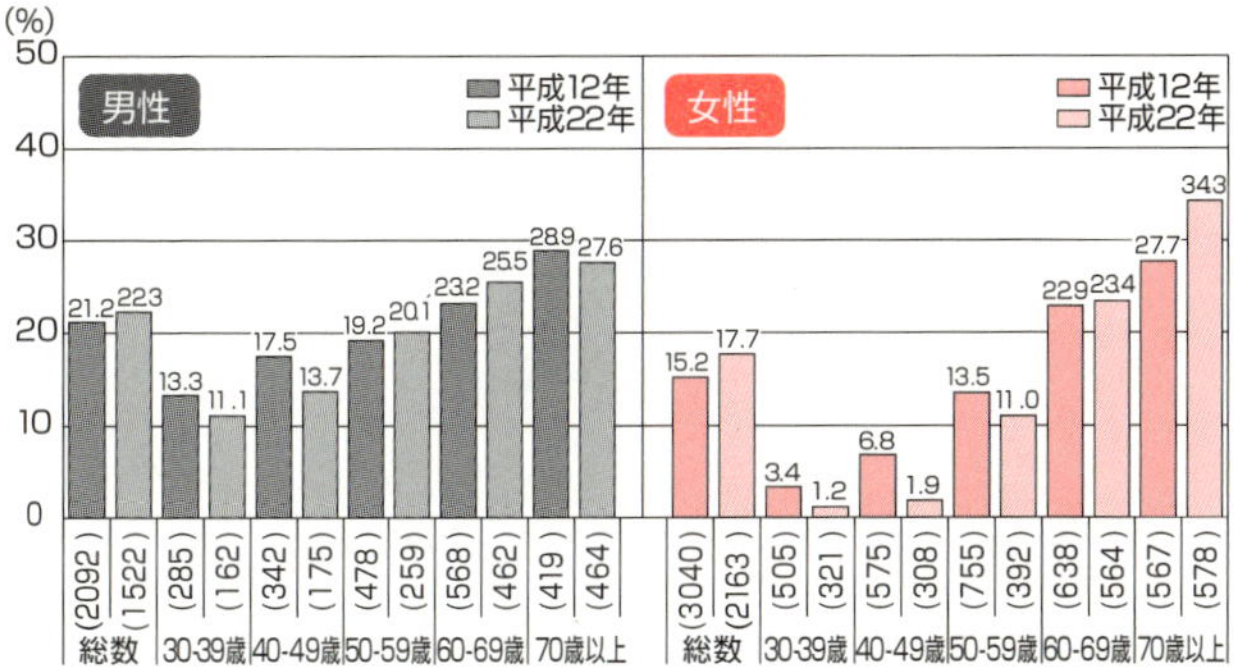

（国民健康・栄養調査より）

●総コレステロール値と冠動脈疾患死亡のリスク比（男性）

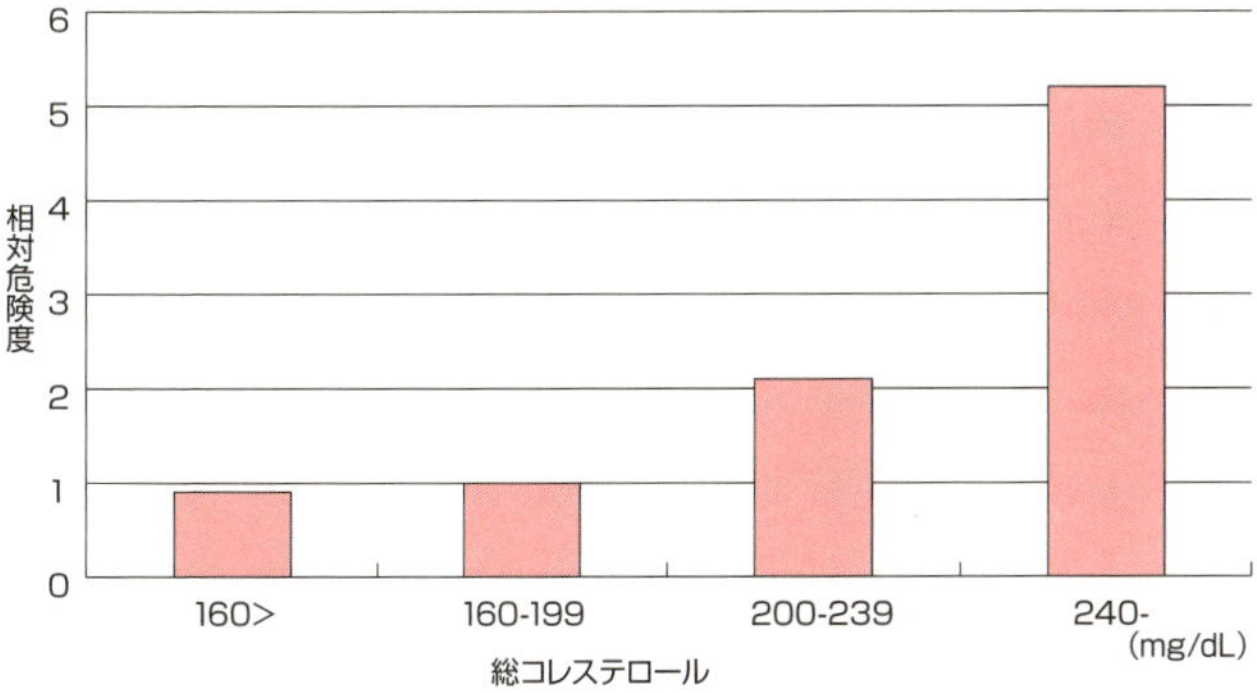

※総コレステロールはLDLとHDLを合計した値
（4,035人、14年間追跡　NIPPON DATA 80）

●心筋梗塞の危険度別脂質管理目標

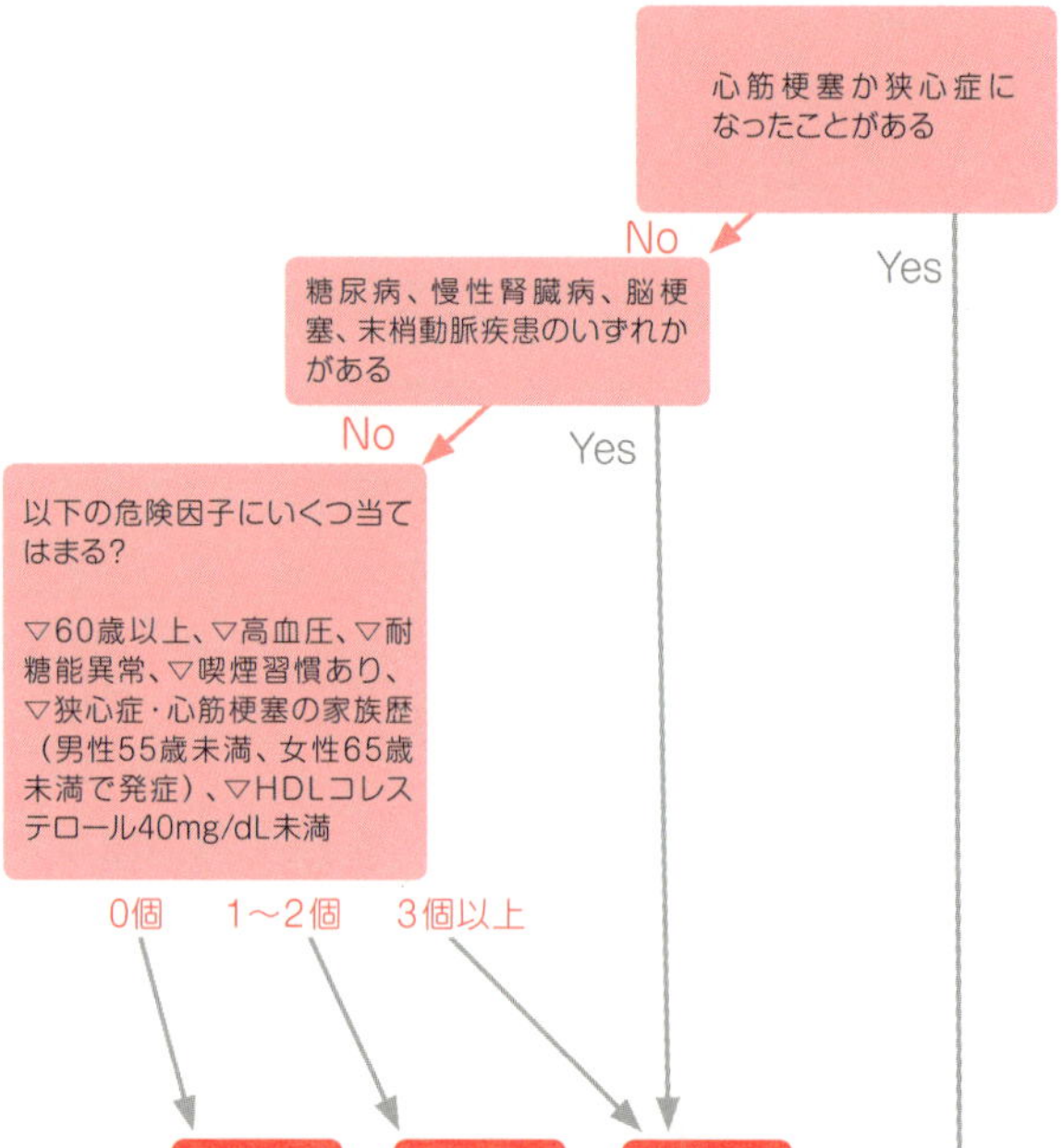

心筋梗塞か狭心症になったことがある
No
Yes
糖尿病、慢性腎臓病、脳梗塞、末梢動脈疾患のいずれかがある
No
Yes
以下の危険因子にいくつ当てはまる?
▽60歳以上、▽高血圧、▽耐糖能異常、▽喫煙習慣あり、▽狭心症・心筋梗塞の家族歴（男性55歳未満、女性65歳未満で発症）、▽HDLコレステロール40mg/dL未満
0個
1～2個
3個以上

脂質の管理目標	低リスク群	中リスク群	高リスク群	
LDLコレステロール	160mg/dL未満	140mg/dL未満	120mg/dL未満	100mg/dL未満
HDLコレステロール	40mg／dL以上			
中性脂肪	150mg／dL未満			
non HDL※コレステロール	190mg/dL未満	170mg/dL未満	150mg/dL未満	130mg/dL未満

※non HDLコレステロール＝（総コレステロール）−（HDLコレステロール）

（日本動脈硬化学会（編）:「動脈硬化性疾患予防ガイドライン2012年版」（日本動脈硬化学会2012）を参考に作成）

動脈硬化って何？

●血管の仕組み

狭心症や心筋梗塞といった病気にならないためには、動脈硬化を予防することが大事です。

では、動脈硬化とは、いったいどういう状態なのでしょうか。

体中に酸素や栄養素を運ぶ動脈の壁は、次頁の図のように内側から内膜、中膜、外膜の三層になっていて、内面は内皮細胞で覆われています。この内皮細胞の表面は滑らかで、血液はスムーズに流れるようになっています。

ところが、中高年になると、前項で説明したコレステロールが付着するなどの要因で、この動脈の弾力性が失われて硬くなり、血管の内側が狭くなり、血液が流れにくい状態になります。この状態が動脈硬化です。

ただ、同じ年齢でも進行の仕方は人それぞれで、最近では、10～20歳代でも動脈硬化のすすんでいる人がいるといわれます。

動脈硬化の進行は、食生活の改善など生活習慣を見直すことによって、ある程度食い止めることができます。今日から予防に努めましょう。

狭心症や心筋梗塞、脳血管障害は、動脈壁の内側にコレステロールなどの物質（粥腫）がくっついて血管が狭くなる「狭窄」、あるいは完全に血管が詰まる「閉塞」によって起こります。また、動脈硬化による変化として動脈が瘤状となる病気「動脈瘤」や、内膜に亀裂が入って中膜が裂ける病気「動脈解離」もあります。

専門家の間では、動脈硬化によって起こる病気をまとめて動脈硬化性疾患と呼んでいます。

●血管の構造

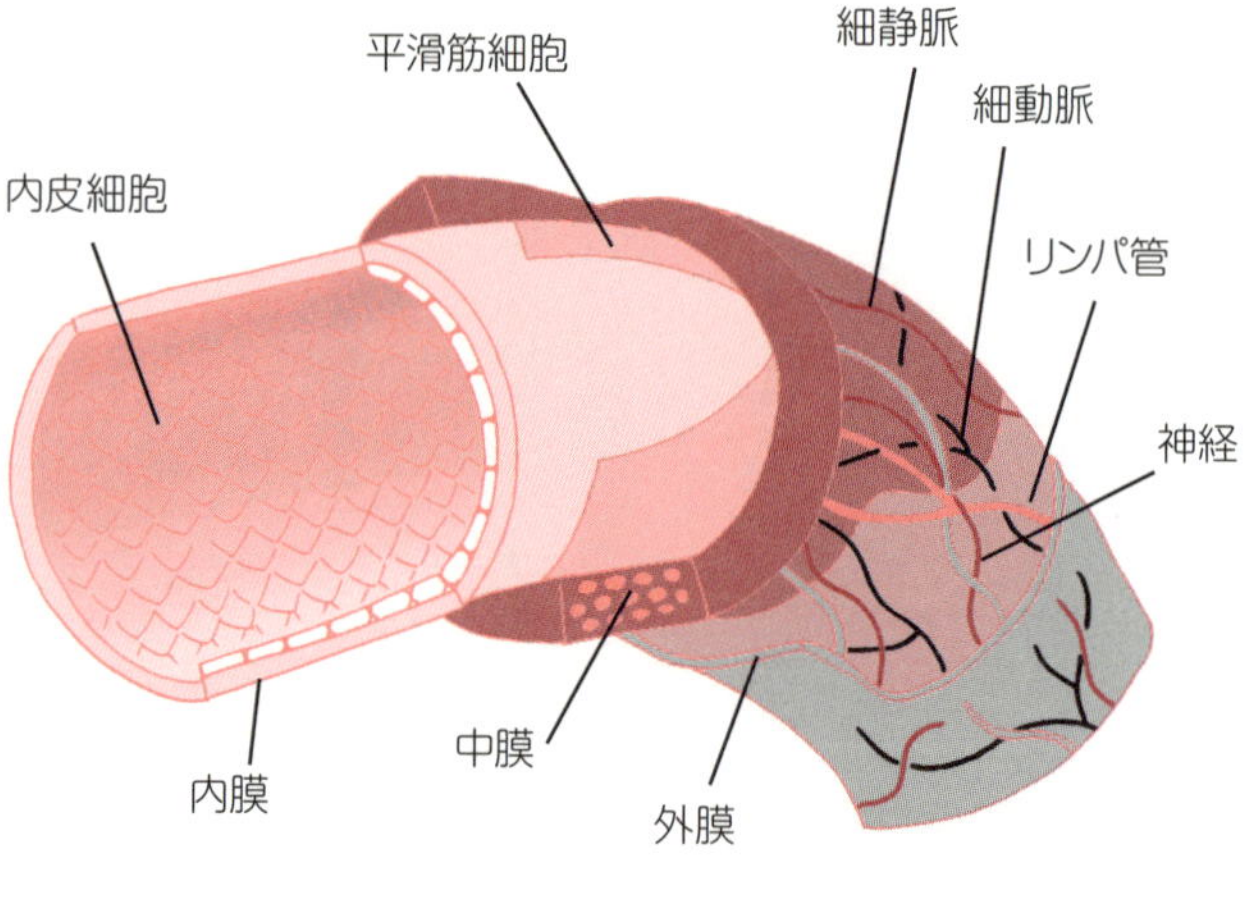

ストレスとの関係は？

●ストレスは万病の元？

ストレスも、動脈硬化を進行させる危険因子の一つです。

精神的で目にみえないものが病気の原因になるなんて、どうも信じられないという人もいらっしゃるかもしれませんが、ストレスが強まると活性酸素というストレス物質が産出されて、血管の劣化を早めたり、ホルモンが過剰に分泌され血圧や心拍数をあげることで、動脈硬化を進行させる仕組みが科学的にも解明されています。

私たち現代人は、ストレスの多い生活をしていますが、こういった精神的な圧力や緊張が続くと、体のなかでも変化が起こります。その代表的なものは、交感神経から分泌されるエピネフリン（アドレナリン）、ノルエピネフリン（ノルアドレナリン）というホルモンで、これを分泌することで、体はストレスに対抗しようとします。これらのホルモンは、血圧を上げたり血管を縮めたりする作用があり、結果的に、動脈硬化を進行させることになるのです。

また、がんの原因になったり、悪化させたりもする活性酸素は血管を傷つけ、動脈硬化をす

●ストレスと動脈硬化

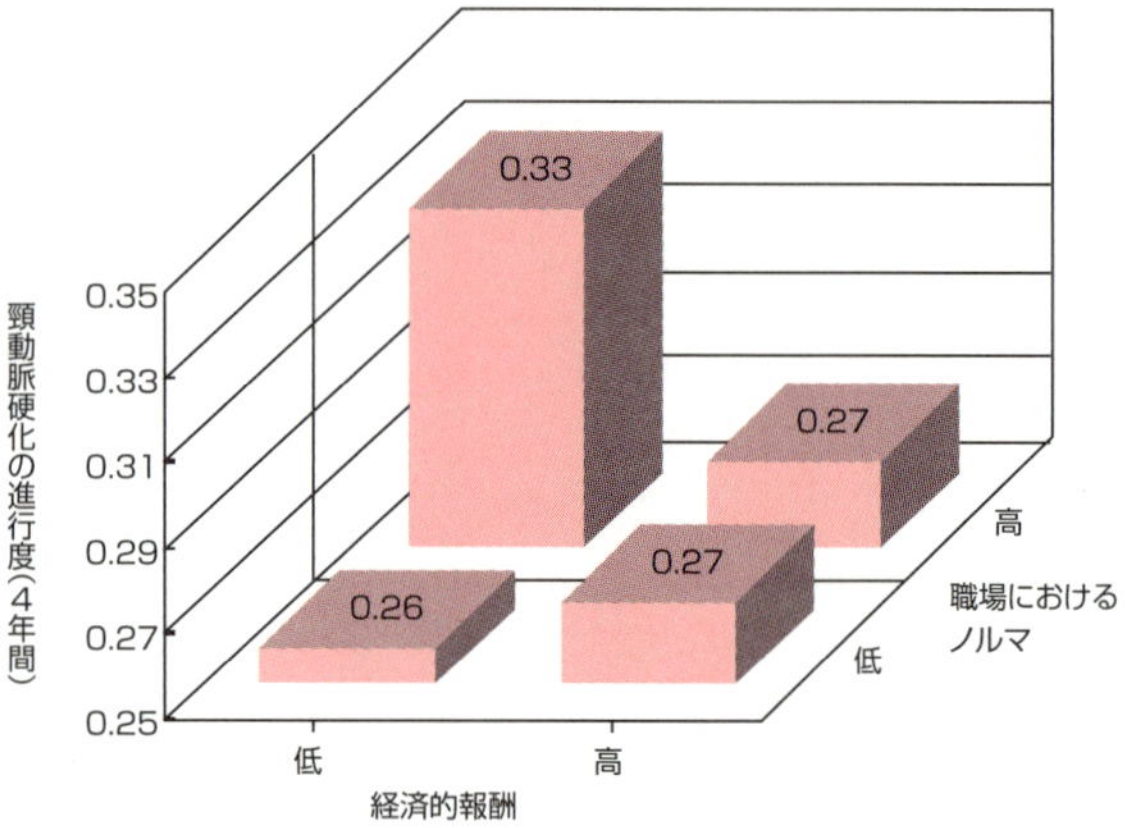

(John Lynch,Circulation,1997 Jul 1;96(1):302-7より)

すめる原因にもなることがわかっています。

ストレスと動脈硬化との関係を調べた有名な研究が、90年代後半にアメリカで行われました。940人の男性を対象に4年間追跡調査を行い、「職場におけるノルマ」や「経済的報酬の低さ」といったストレスと動脈硬化の進展との関係を調べたのです。

この研究では、上図のように、「職場におけるノルマが高いのに、経済的報酬は低い」といった、最もストレスの高いとみられるグループが、最も動脈硬化がすすんでいたとの結果が出ました。

一方で、生きていくうえで適度なストレスは必要なものですし、ストレスのなかにはよいものもあります。もともと物理用語だったストレスという言葉を、医学の分野ではじめて使ったハンス・セリエ博士は、「ストレスは人生のスパイスである」といっています。

たとえば、スポーツ選手が優勝のかかっている試合などで、もっている以上の力を出すことがありますが、それは、ストレスがよい効果をもたらした結果といってよいと思います。

私たち心臓外科医も、手術のたびに患者さんの命を預かっているわけですから、ある意味では、とてもストレスのかかるなかで仕事をしています。しかし、このストレスがあるからこそ、手術に集中できますし、さらに腕を磨いて、より多くの患者さんを助けようとするモチベーションもあがります。

結局のところ、自分のなかで気持ちのメリハリをつけ、やりたくないことを無理矢理やるような悪いストレスをためないことが、大切ではないでしょうか。

●赤ワインが心臓病によいってホント?

赤ワインが心臓病予防に効果があると思っている人は、結構いらっしゃると思います。

医学界においても、ワインのなかでも赤ワインに多く含まれる物質であるポリフェノールが、血管のさびつきをとる抗酸化作用を発揮し、心臓病を予防するという論文が多数発表されています。

そもそも、こういった説が注目されたのは1992年、世界的に権威のある医学雑誌『ランセット』に発表された論文がきっかけでした。

フランスは、世界的にも脂肪摂取量の多い国であるにもかかわらず、心臓病死亡率は低いのはなぜか。長年、アメリカ人の間で謎であった〝フレンチ・パラドックス〟の謎を解くカギは、赤ワインにあるとされたのです。

皆さんもご存知のように、フランス料理はバター、卵、肉がふんだんに使われていることが多く、比較的脂肪分の多い料理です。心臓病の多いアメリカ人からみた場合、同じように脂肪分の多い料理を食べているはずなのに、フランスでは狭心症や心筋梗塞による死亡が少ないのは、まさに謎でありましたが、赤ワインの消費量が格段に多いことと関係がありということになったわけです。

フランスの東部で、3万4000人の中年男性を15年間追跡した疫学調査では、1日2〜5杯ワインを飲む人が、まったく飲まない人やそれ以上飲む人に比べて、最も心臓病による死亡率が低いという結果が報告されています。また、1日1〜3杯飲んでいる人は、心臓病だけではなくがんの死亡率も低かったそうです。

ただし、アメリカの心臓協会は、医師向けの雑誌に、「赤ワインが心臓病によいというのは俗説」というコメントを出しました。

●健康に害のない適量とは

お酒の種類	ビール（中瓶1本500ml）	清酒（1合180ml）	ウイスキー・ブランデー（ダブル60ml）	焼酎（35度）（1合180ml）	ワイン（1杯120ml）
	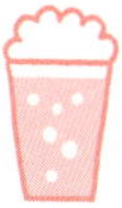	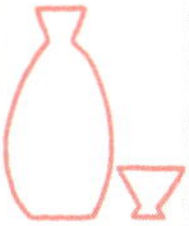	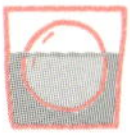	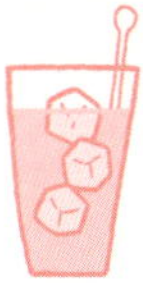	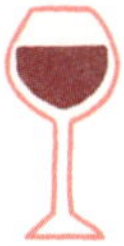
アルコール度数	5%	15%	43%	35%	12%
純アルコール量	20g	22g	20g	50g	12g

通常のアルコール代謝能を有する日本人においては「節度ある適度な飲酒」として、1日平均純アルコールで約20g程度である　（厚生労働省）

カナダでは『安全な飲酒ガイドライン』で基準を決めている

o 週に飲んでいいアルコールの上限は、女性は10杯まで。1日に3杯以上は飲まないようにしましょう。
o 週に飲んでいいアルコールの上限は、男性は15杯まで。1日に4杯以上は飲まないようにしましょう。
o お酒を飲みすぎないように、1週間の中に禁酒日を必ず決めておきましょう。

1杯（1ドリンク）の基準：
アルコール度数5%のビール　341mℓ
アルコール度数12%のワイン　142mℓ
アルコール度数40%の蒸留酒　43mℓ

飲酒は高血圧を引き起こすこともあり、フランス人に心臓病が少ないのは、魚や野菜の摂取量が多いこととも関係があると思われ、医師に適切な予防法を説明することを促したものです。

一方、アメリカのハーバード大学の研究グループは歯科医や獣医など、保健医療関係の専門職の男性3万8000人を12年間追跡し、飲酒と心臓病の発症率との関係を分析しました。全体で1418人が心筋梗塞になりましたが、まったく飲まないか週に1回未満飲む人たちより、週に3日以上お酒を飲む習慣のある人たちが、最も発症率が低いという結果が出ました。しかも、赤ワインだけではなく、ビール、白ワイン、ウィスキーなどの蒸留酒といったアルコールの種類による差は出なかったのです。

この研究結果は2003年、やはり世界的に権威のある医学雑誌「ニューイングランド・ジャーナル・オブ・メディシン」に掲載されました。

ただ、別の報告では、大量に飲む習慣のある人は、まったく飲まない人よりも全体の死亡率は高くなっていたというものもありますから、やはり飲み過ぎは禁物です。

日本でも、がんに関しては厚生労働省の研究班が、1日約1合の飲酒習慣がある人が最も総死亡率が低かったというデータを出しています。

食道がん、喉頭がんなど、明らかに飲酒が悪影響をもたらすといわれるがんもありますが、心臓病に関しては善玉のHDLコレステロールを増やす、血液の固まりやすさを抑えるといった作用をアルコールがもっていることが、予防につながっていると考えられます。

それでも、普段酒を飲まない人が心臓病を予防するために、週3回以上飲酒をしたほうがよいかどうかは、こういった報告だけではわからず、さらに研究が必要といえるでしょう。

いずれにせよ、飲めない体質の人が心臓病を予防しようとして、無理やり飲む必要はないと思います。

脂質異常が心筋梗塞を引き起こすメカニズム

動脈硬化には、詳しくは三つのタイプに分けられます。

一つは、すでに述べましたコレステロールなどが血管の内側の壁に付着することによって起こる「粥状動脈硬化」、二つ目は脳、腎臓などにある細い動脈に障害が起こる「細動脈硬化」で、高血圧が長く続くことが主な原因です。三つ目は、動脈壁の中膜にカルシウムが沈着して石灰化する「中膜石灰化硬化」で、喫煙、加齢、糖尿病、高血圧、ストレス、腎不全、カルシウムとマグネシウムの代謝異常などによって進行するものです。

このうち、心筋梗塞の原因となるのが粥状動脈硬化で、大動脈や冠動脈、脳動脈など、太い血管に起こりやすいのが特徴です。

●コレステロールが変化した「粥腫」の崩壊が真犯人

血中のLDLコレステロール（悪玉コレステロール）や中性脂肪の割合が高くなって、血液がドロドロとした状態になっているのが脂質異常症、高コレステロール血症ですが、それがなぜ、粥状動脈硬化を引き起こすのでしょうか。そのメカニズムを、少し詳しく説明しましょう。

コレステロールのなかでも、悪玉のLDLコレステロールと善玉のHDLコレステロールがあることは、皆さんもご存知のとおりです。

この二つのコレステロールのバランスが取れているときには問題がないのですが、LDLコレステロールの量がHDLより多くなり、血液中でだぶついた状態になったときに、粥状動脈硬化が起こります。

動脈内面の内皮細胞には、喫煙、ストレス、高血圧、糖尿病など、何らかの原因でキズがつくことがありますが、血液中で行き場を求めていたLDLコレステロールがすかさずキズがついた動脈壁へ着くのです。

●粥状動脈硬化形成の仕組み

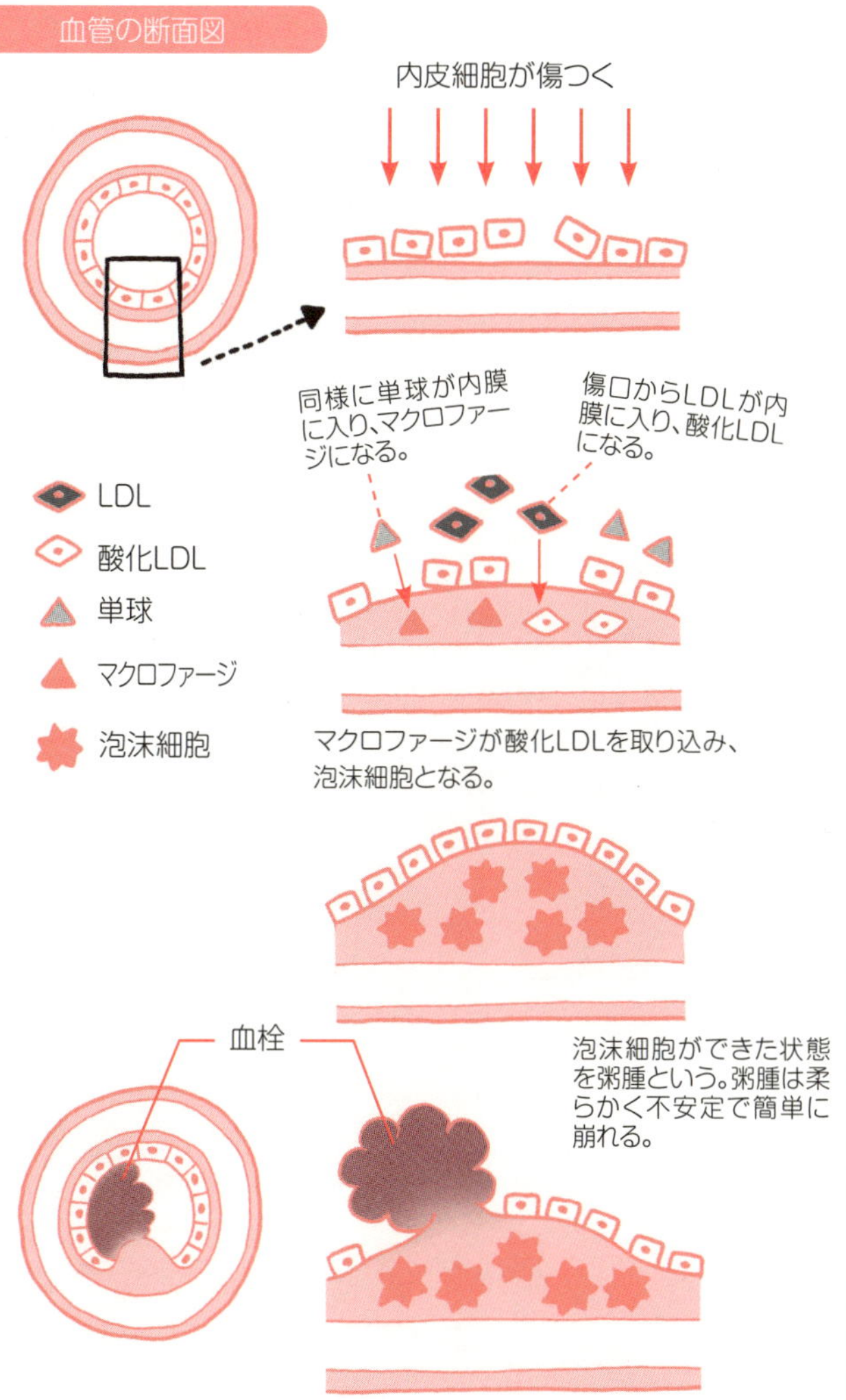
血管の断面図
内皮細胞が傷つく
同様に単球が内膜に入り、マクロファージになる。
傷口からLDLが内膜に入り、酸化LDLになる。
LDL
酸化LDL
単球
マクロファージ
泡沫細胞
マクロファージが酸化LDLを取り込み、泡沫細胞となる。
血栓
泡沫細胞ができた状態を粥腫という。粥腫は柔らかく不安定で簡単に崩れる。

そのLDLコレステロールは、動脈壁のなかで活性酸素によって酸化されると、マクロファージという細菌やウイルスなどの異物や老廃物を食べて体を守る細胞に取り込まれます。そうすると細胞のなかに脂肪分が白く泡状にみえる「泡沫細胞」となり、動脈壁のなかで粥状に盛りあがった形の「粥腫」をつくるために、動脈の内腔が狭くなってしまいます。粥腫は、本当にお粥のようにドロドロ、ベタベタとしていて、表面は軟らかく不安定な状態で、血圧の変動などによっても簡単に壊れます。

ところが、この粥腫が崩れると、そこをふさごうとして血小板が集まり血栓ができます。この血栓が、血管内にふたをするような形になり、血液の流れが止まってしまうことで、急性心筋梗塞が引き起こされるのです。

近年、この粥腫の崩壊によってできた血栓が、冠状動脈をふさいでしまうために虚血となり、心臓の筋肉が壊死するといった、急性心筋梗塞が引き起こされるメカニズムが解明されました。また、不安定狭心症も、粥腫の崩壊が引き金になっていることがあります。

この粥腫の崩壊を防ぐことに力点を置いた治療も行われています。

糖尿病の人はなぜ心臓病になりやすい？

●糖尿病と心臓病の関係

厚生労働省の「国民健康・栄養調査」（2015年）では、糖尿病が強く疑われる人は男性の16・2％、女性の9・2％、糖尿病の可能性が否定できない予備群が男性の17・3％、女性の15・4％でした。男性の3人に1人、女性の4人に1人が糖尿病かその予備群ですが、そのうち約4割は治療を受けていませんでした。

この糖尿病がこわいのは、さまざまな病気を引き起こす原因になるからですが、最も避けたい合併症の一つが心臓病です。糖尿病のひとは、血糖値が正常な人と比べると2〜4倍、狭心症や心筋梗塞にかかりやすいという報告があります。

また、糖尿病の人は、痛みを感じにくくなっていることが多いので、症状が出ていても気づきにくく、いきなり大きな発作を起こして突然死してしまったり、病院に担ぎ込まれたりすることも少なくありません。

糖尿病は、糖からエネルギーを取り出す役目をしているインスリンが不足していたり、働きが悪いために糖分が十分に処理されず、血糖値が高くなる病気です。

なぜ、この病気の人が心臓病になりやすいかというと、高血糖の状態が続くと血管に負担がかかるため、動脈硬化がすすんでしまうからです。また、それだけではなく、血液中の糖分が増えてしまうと、コレステロール値がそれほど高くない人でも、前項で説明した粥腫ができやすくなり、突然心筋梗塞を起こすこともあります。

さらに、糖尿病が進行すると、腎不全になって人工透析を受けるようになる人が多いのですが、この治療を長期間受けている人は、動脈硬化の進行が健康な人より10~20年も早くなってしまうため、心筋梗塞、心不全、脳血管障害を起こす危険性が高くなります。実際、人工透析を受けている人の約半数が、動脈硬化疾患で亡くなっています。

心臓病にならないためには、糖尿病にならないこと、そして糖尿病になったとしても生活習慣を改善して、できるだけ進行させないことが重要なわけです。

●糖尿病の主な合併症

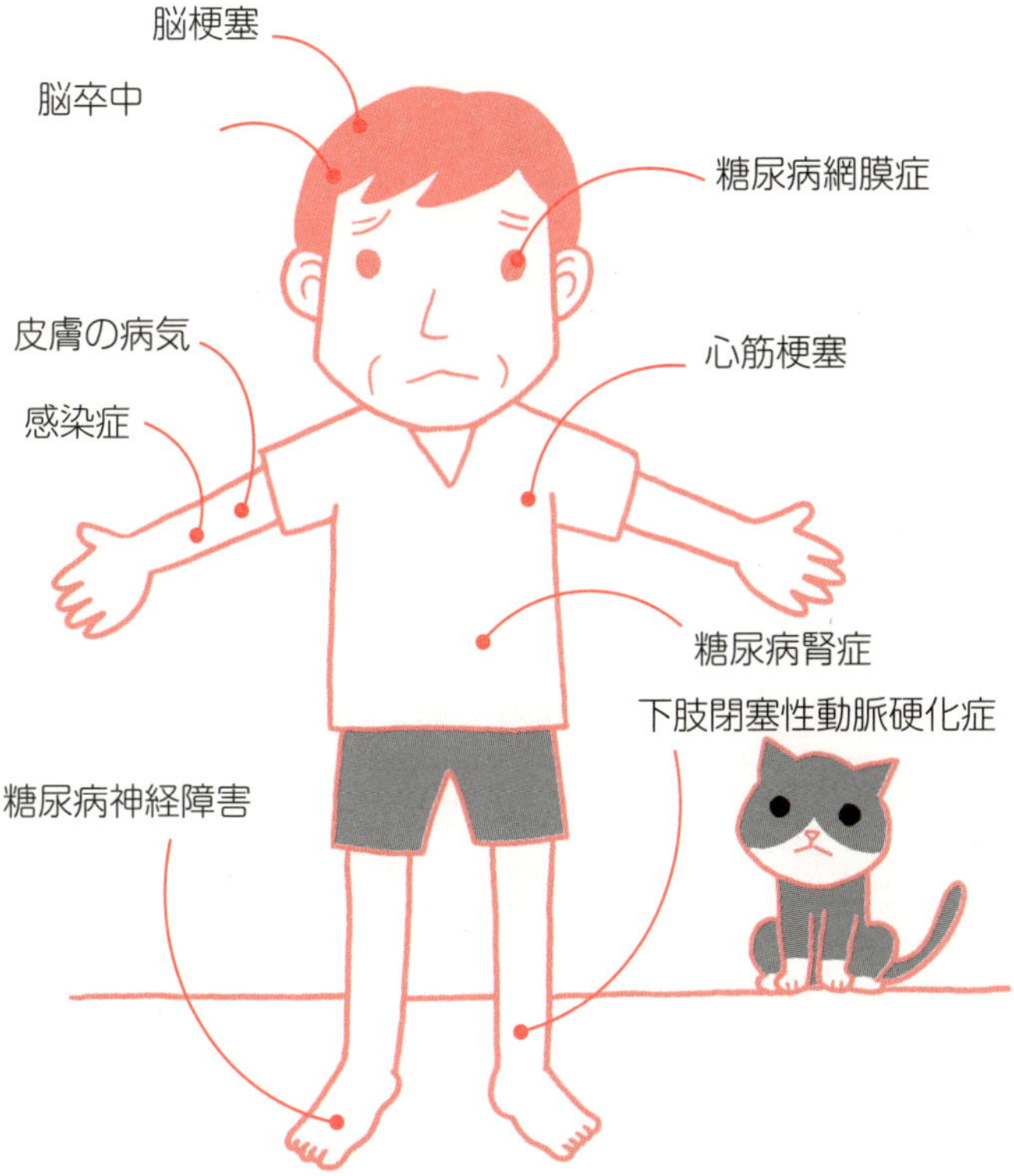

糖尿病を放っておくと上記のような慢性合併症を引き起こす。
特に心臓病になりやすく、症状の進行が早い。

●糖尿病の有無別にみた40歳からの平均余命

■血清総コレステロール値と冠動脈疾患死亡のリスク比男性

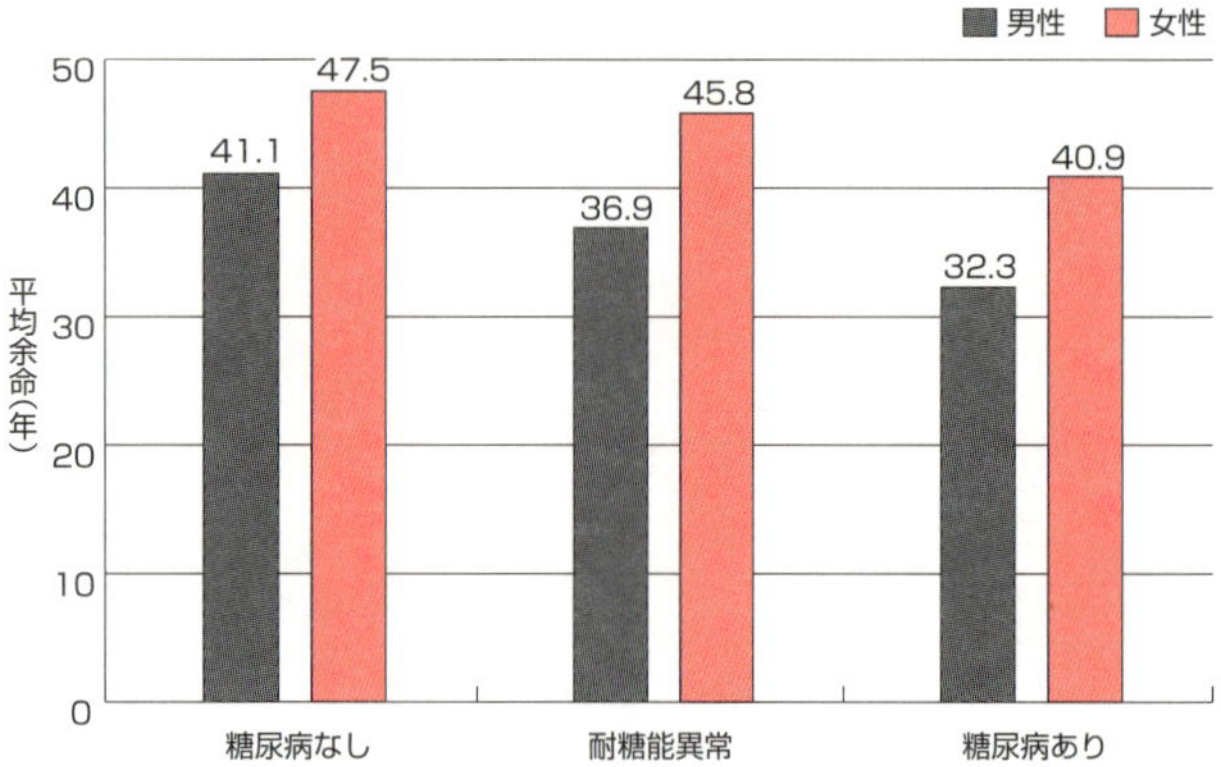

(NIPPON DATA 80、24年追跡データより試算、男女別)

●糖尿病が強く疑われる者の割合(30歳以上)(平成14年と22年の比較)

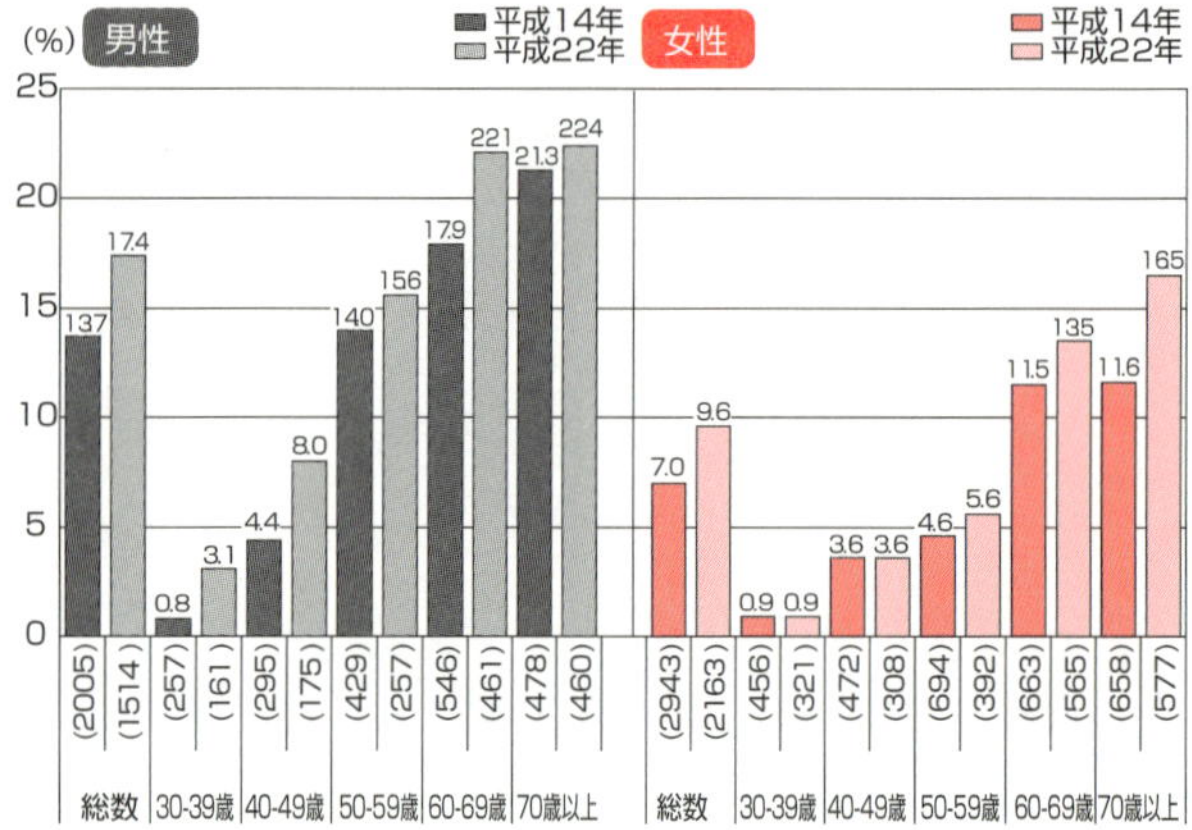

(厚生労働省)

高血圧症の人の心臓病予防とは？

●血管にキズをつけやすい高血圧という病気

血圧が高いと、血管にも大きな圧力がかかることになり、それだけ動脈にも負担がかかり傷つきやすくなります。高血圧の人は、血管が傷つきやすく、そのキズからコレステロールが入って粥腫を形成し、動脈硬化が起こりやすくなるのです。

動脈硬化は血圧が少し高い状態になったときから進行が加速しており、収縮期血圧120～139、拡張期血圧80～89㎜Hgを「前高血圧」と呼び、この段階から生活習慣の改善が必要とされます。

高血圧自体は自覚症状がなく、痛くもかゆくもない状態なのに、致命的な病気の原因になる動脈硬化を進行させていくので、脂質異常症、糖尿病と並んで「サイレント・キラー」と呼ばれています。

こうして、高血圧が長く続くと、動脈硬化が進行し、いつ脳血管障害や心臓病が起こってもおかしくないような状態になってしまうわけです。

厚生労働省の研究班が、福岡県久山町の住民に対して1961年から行っている疫学調査でも、血圧が高い人は、やはり脳血管障害や心臓病の発生率が高いことがわかっています。動脈硬化によってできた血栓は脳や心臓にも飛びますが、どこにでも病気が出る可能性があります。ただ、日本人の場合には、どちらかというと脳血管障害を起こす人が多い傾向にあります。

心臓病にかぎると、男性では収縮期血圧が10㎜Hg上昇すると、狭心症・心筋梗塞といった虚血性心疾患になったり、死亡したりする危険度が約15%増加します。

本書は心臓病の本で、脳血管障害は関係ないと思われるかもしれませんが、脳梗塞や脳出血は、狭心症や心筋梗塞の親戚のような病気で同じ動脈硬化が原因で起こります。こういった病気にならないようにするためにも、まずは高血圧を改善し、動脈硬化を予防することが何よりも大切です。

一般的には、1日の塩分摂取量を3g減らすと収縮期血圧を1〜4㎜Hg下げる効果があるとされますが、この収縮期血圧の国民平均値が1㎜Hg下がるだけで、4563・7人が死なないで済むといった推定値も出されています。

単なる推定値や確率の問題ではなく、自分にとっては一つしかない命を守るためです。高血圧のひとは、「高血圧を改善するために必要な生活習慣の修正項目」を参考に、血圧を下げる努力をしてみましょう。

●高血圧予防

1.減塩	6g／日　未満
2.食塩以外の栄養素	野菜・果物の積極的摂取 コレステロールや飽和脂肪酸の摂取を控える 魚（魚油）の積極的摂取
3.減量	BMI（体重(kg)÷[身長(m)×身長(m)]）が25未満
4.運動	心血管病のない高血圧患者が対象で、中等度の強度の有酸素運動を中心に定期的に（毎日30分以上を目標に）行う
5.節酒	エタノールで男性は20-30ml／日以下 女性は10-20ml／日以下
6.禁煙	喫煙している人は、タバコをやめる

（日本高血圧学会「高血圧治療ガイドライン2009」より）

●減塩のコツ

野菜を多く摂ろう

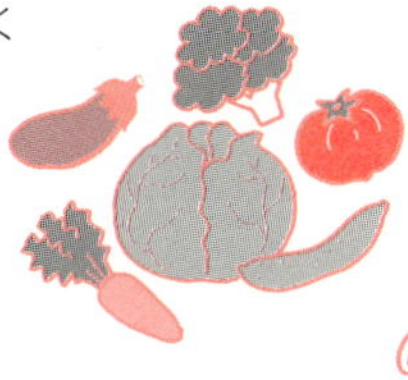

酸味や辛味を上手に使う

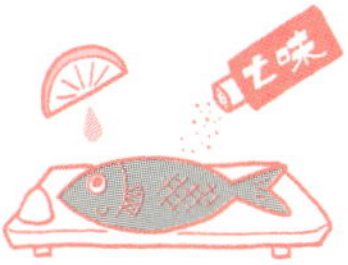

みそ汁は具だくさんにする

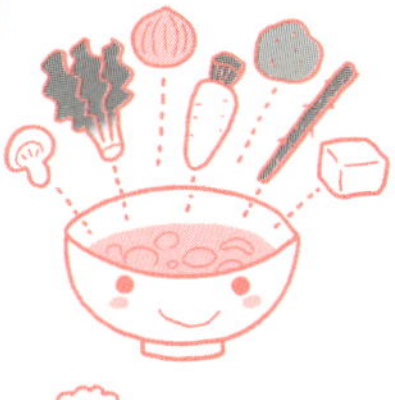

減塩調味料を使う

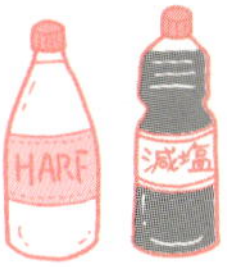

塩分高めの漬け物は控える

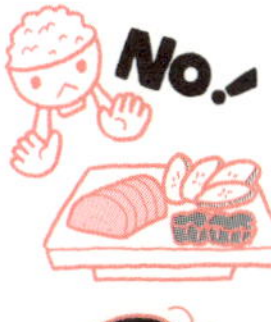

外食は控える

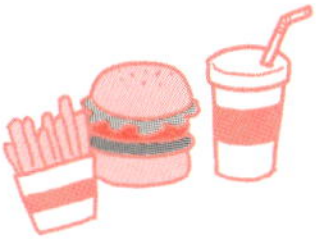

うす味を心がける

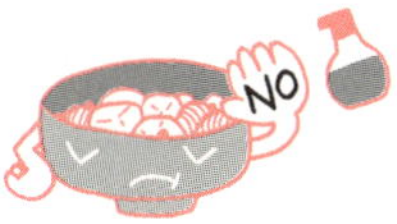

麺類の汁は残そう

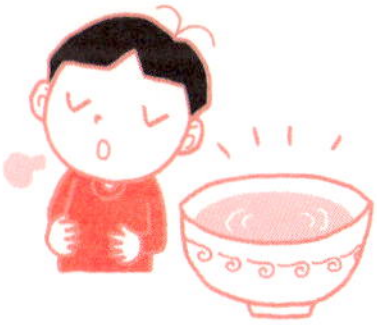

女性は更年期後、心臓病が増える？

●心臓病は、女性にとってもこわい病気

もしかしたら、あなたは、女性には心臓病が少ないと誤解していないでしょうか。

確かに、心臓病の発症率は性別と年齢によって異なり、40歳代までは圧倒的に男性に多い病気です。

ところが、厚生労働省の人口動態統計をみると、2014年に心臓病で亡くなった人は、男性9万2278人、女性10万4648人で、女性のほうが多くなっています。女性のほうが長生きすることも一因ではありますが、心臓病は、女性にとってもこわい病気です。

女性外来が全国で開設され、性差に着目した医療の必要性が強調されていますが、心臓病は性差が大きい病気の一つです。

アメリカで行われたフラミンガムの研究と呼ばれる調査結果では、男性は年齢が上がるとと

● 女性の心臓病は閉経後に増える

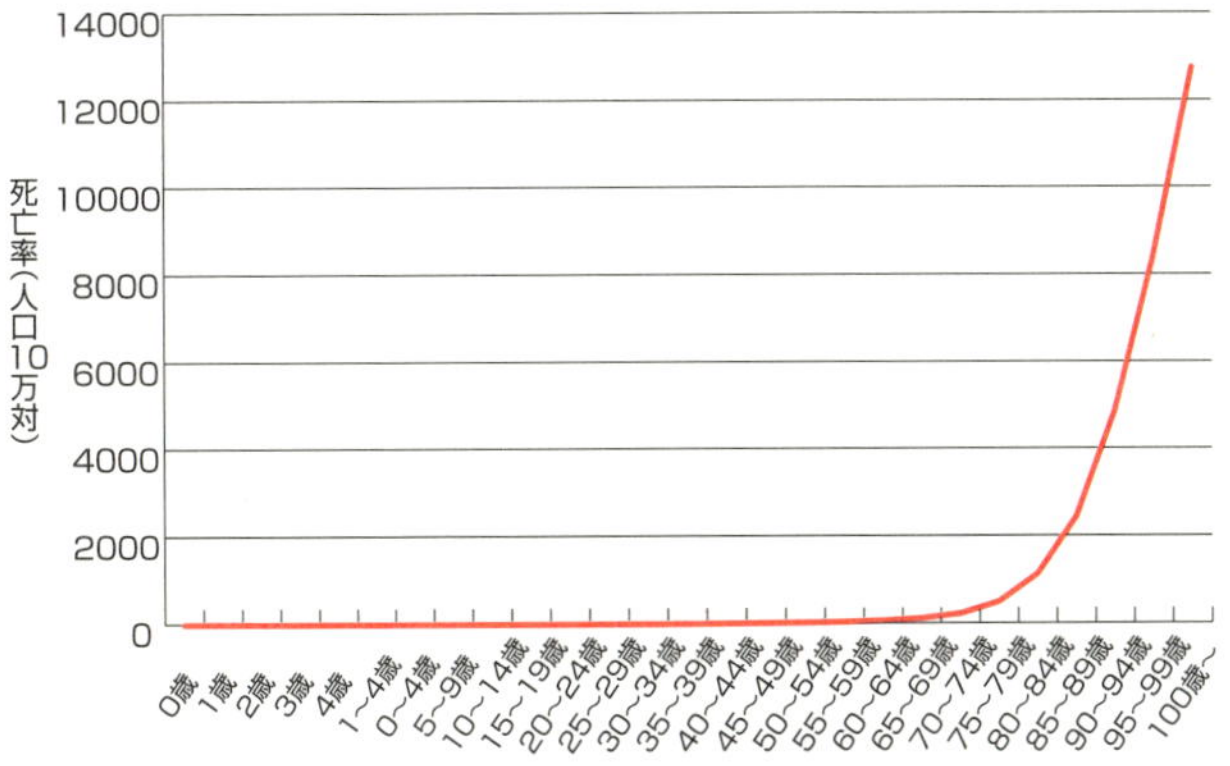

(平成24年 人口動態調査)
性・年齢別にみた死因簡単分類別死亡率(人口10万対)
注：0歳は出生10万対の死亡率である。

もに、心臓病の死亡率が上がっているのに対し、女性は50歳代で心臓病の死亡が急に増え、60歳代以降は性差がなくなります。

一方で、がんなどのために卵巣を摘出した女性と卵巣機能のある女性を比較した研究では、卵巣機能のない女性の場合には、どの年齢でも心臓病の発症率が高いことが報告されています。

40歳代までの女性に心臓病が少ないのは、女性ホルモンのエストロゲンに、心臓病の発症を抑える作用があるからです。女性は、平均的には50歳前後で閉経を迎えます。それ以降は、男性同様、心臓病に気をつけなければいけません。

もちろん、閉経前の女性も、まったく心臓病が起こらないわけではありませんから、注意が

● 夫と子供、親と暮らす女性は心筋梗塞の発症率が高い?!

■家族構成と虚血性心疾患の発症リスク

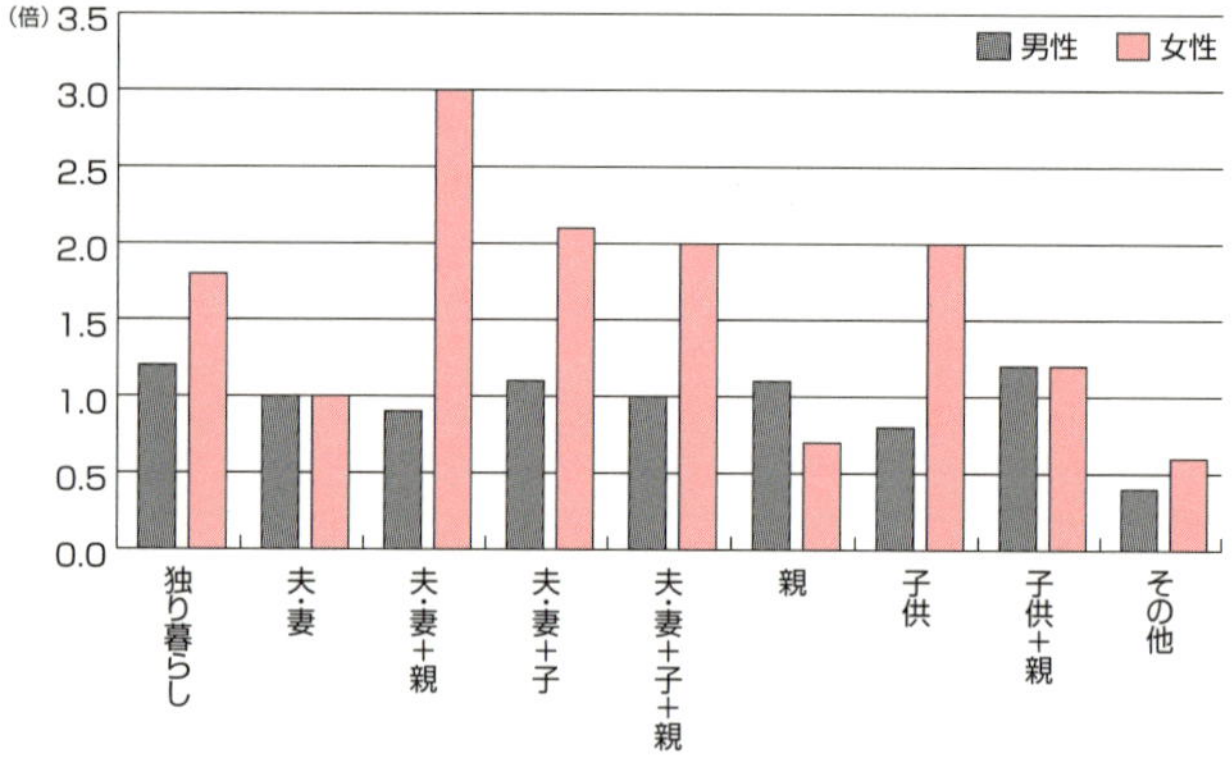

(多目的コホート研究「家族構成と虚血性心疾患発症リスクとの関連」より)

必要です。特に、喫煙習慣と糖尿病が、男性以上に女性の心臓病発症率を上げることが知られています。

エストロゲンに守られている女性も、やはり心臓病の危険因子を減らすことが、元気で長生きするためには不可欠であるわけです。

第4章 検査と診断

診断や検査は何科で受ける？

●循環器内科と心臓血管外科

「心臓病かもしれない」「心臓が悪くなっていないか検査したい」というときには、どこの科に行ったらよいのか、迷う人もいることでしょう。

心臓病の治療を専門にしている科は、循環器内科と心臓血管外科です。検査や診断は主に、心臓病専門の内科医のいる循環器内科が行います。

循環器内科では高血圧症や動脈硬化症、狭心症や心筋梗塞などの虚血性心疾患、さらに不整脈や心臓弁膜症、大動脈瘤、心内膜炎などを診断・治療します。薬物治療はもちろん、カテーテルを使った治療やペースメーカー植え込みなどの処置も、一般的には、循環器内科の医師が行います。

心臓血管外科は、主に、先天性心疾患、後天性心疾患（虚血性心疾患、心臓弁膜症）、および血管疾患（胸部大動脈から末梢動脈および静脈）の手術を担当します。

心臓血管外科医が診断も行うと思っている人もいるかもしれませんが、通常、心臓病かどう

●心臓病の診断と治療の流れ

① 入口は循環器内科

（循環器内科）

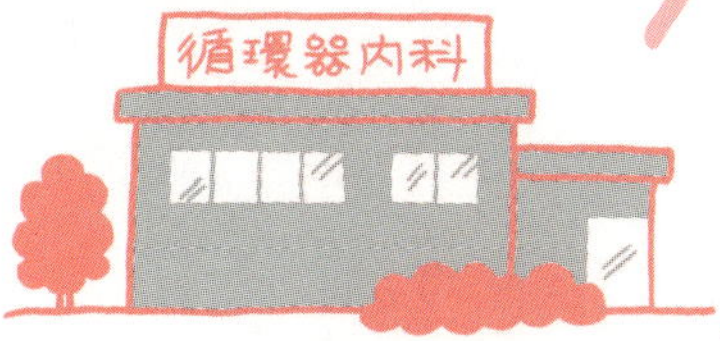

② 診察

（問診・聴診など）

聴診

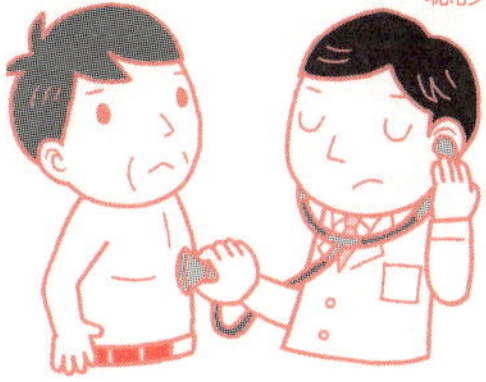

③一般的な検査

（心電図・血液検査・胸部X線検査）

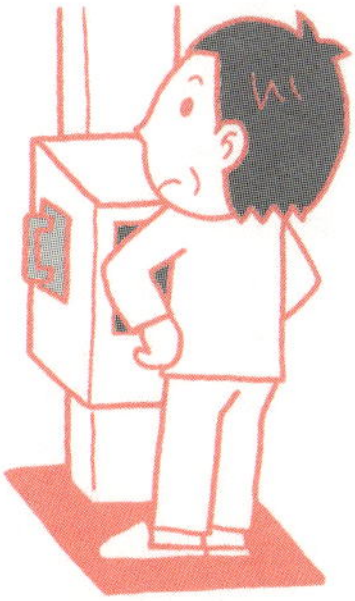

胸部X線検査

④より専門的な検査

（心エコー検査・心臓カテーテル検査・心筋シンチグラフィーなど）

心エコー検査

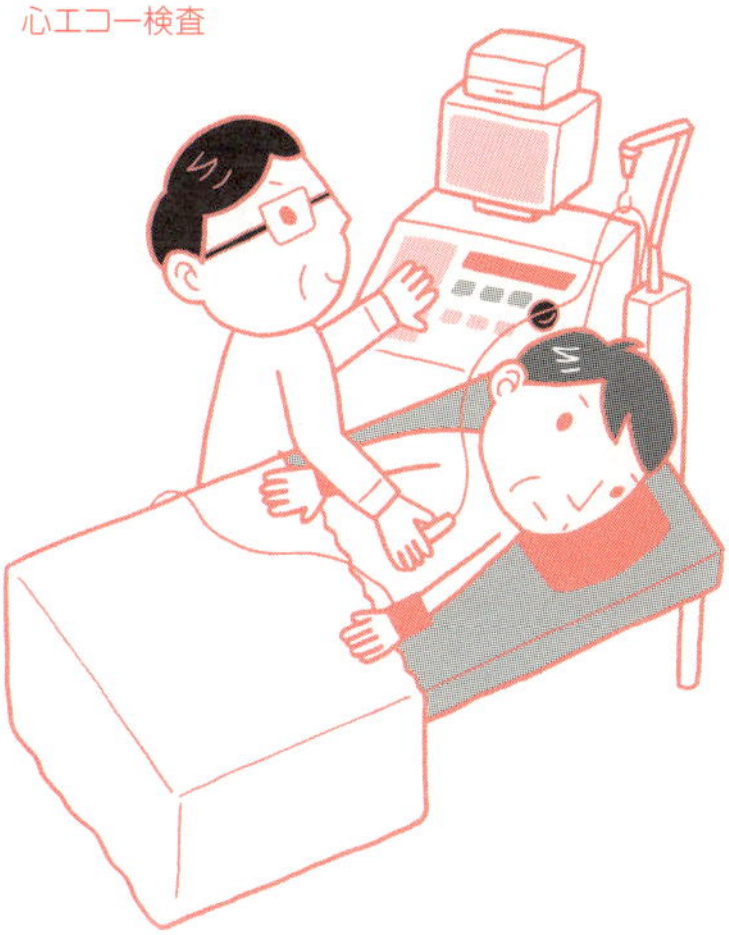

⑤治療方針の決定

⑥循環器内科で治療

⑦（必要に応じて）心臓血管外科で治療

かの診断は、主に循環器内科医の仕事です。

つまり、皆さんが心臓病かどうかの診断を受けるための入口となるのは、循環器内科です。診療科の名前は病院によって違い、循環器科としているところもありますし、心臓専門の内科医と外科医がチームで診察や治療を行う心臓病センターやハートセンターのなかに、循環器専門の内科がある場合もあります。入院施設のないクリニックのなかにも、循環器内科を標榜しているところがありますので、調べてみるとよいでしょう。

かかりつけのホームドクターがいる人は、どこの循環器内科がよいか、意見を聞くのが一番だと思います。

狭心症や心筋梗塞などの虚血性心疾患といわれる心臓病は、年々増加傾向にあります。

前述のように、虚血性心疾患は、心臓に血液と酸素を送る冠動脈の動脈硬化によって起こります。動脈硬化は、遺伝的因子を背景にして、喫煙や過食による肥満などの間違った生活習慣、あるいは高血圧・糖尿病・脂質異常症などの生活習慣病によって進展します。そのため、心臓病、動脈硬化症を診断するのに専門的な検査だけでなく、診療科の枠にとらわれずに各診療科や医療機関と連携して、総合的に診断する必要性が強まっています。

厚生労働省の医療施設調査（2014年10月1日現在）によると、全国の一般病院7426か所のうち、循環器内科を開設している病院は3869病院、心臓血管外科は1028病院あります。

高齢化社会で、これから心臓病の人が増えると予測されていることもあり、循環器内科や心臓血管外科を標榜する病院や診療所は増えています。都道府県のホームページなどで、循環器内科のある病院やクリニックの検索ができるところも多いので、そういったものを利用してみてもよいかもしれません。

もちろん、耐えられないほど胸が痛んだり、痛みとともに吐き気や冷や汗が出たりという状態のときには一刻を争うので、すぐに救急車を呼んでください。そのようなときに、どこに循環器内科があるかなどと、悠長ではいられません。

急性心筋梗塞や大動脈の破裂を起こして助かるかどうかは、時間との勝負です。なるべく早く、心臓病専用の集中治療室「CCU」のある病院に運んでもらいましょう。

●急性心筋梗塞のゴールデンタイムは発症から6時間以内

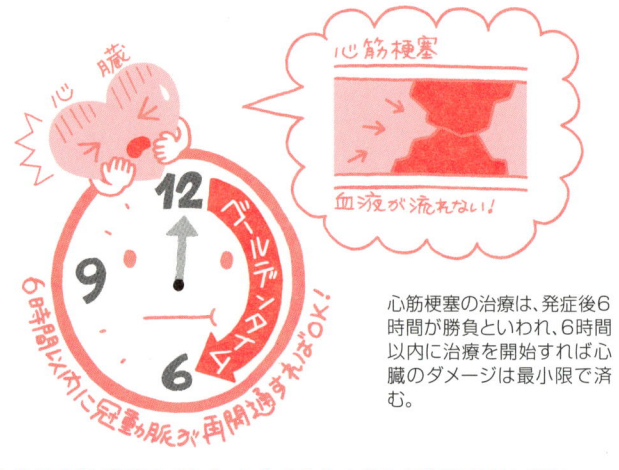

心筋梗塞の治療は、発症後6時間が勝負といわれ、6時間以内に治療を開始すれば心臓のダメージは最小限で済む。

●急性心筋梗塞を起こした人の3分の2は病院到着前に死亡

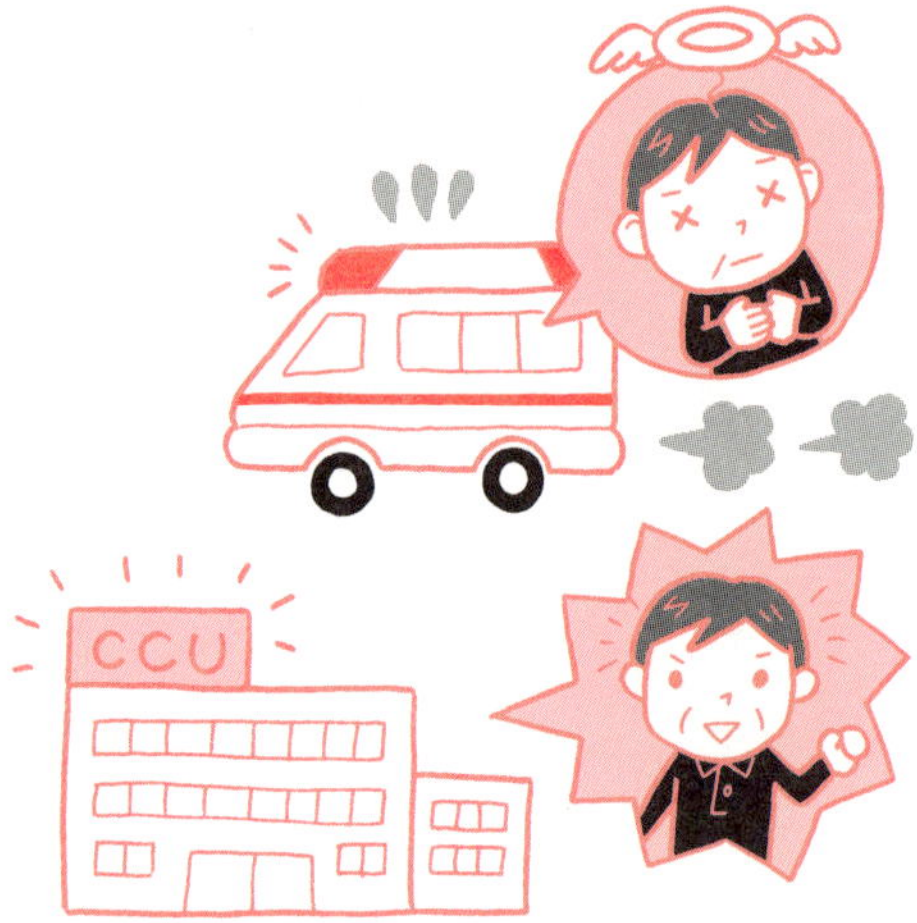

CCUのある専門施設に到着した人は90〜95%助かっている。

心臓病の検査方法とは？

●まずは非侵襲的な検査から

心臓病の診断では次々と、多くの検査をすればよいというものではありません。医師が必要により最低限の検査を行い、最短で診断に至ることが大切です。

検査には、身体に直接針を刺したりしない負担の少ない非侵襲的な検査と、検査のために身体に直接針を刺したり、身体のなかに管を入れたりする侵襲的な検査があります。侵襲的な検査は負担も大きく、検査にともなう危険もないわけではありません。検査を行う際には、まず非侵襲的な検査をして、そこで異常があった場合に、必要によりさらに侵襲的な検査をするという流れが一般的です。

非侵襲的な検査の代表は心エコー検査ですが、最新の検査機器では、心臓のなかのわずかな狭窄や逆流、心臓機能の異常などを検出できるために、診察室で初回診察時に聴診器代わりに使われることも多くなってきました。

また、マルチスライスCT（コンピュータ断層撮影）検査は、冠動脈や大動脈を三次元構造で映し出し、外来で簡単に血管の様子をみることができます。造影剤を使いますが、点滴で行えるため、心臓カテーテル検査よりも体への負担がはるかに少ない検査です。マルチスライスCTを活用し、できるだけ心臓カテーテル検査を行わずに治療方針を決める病院が一般的となっています。

心臓のポンプ機能や血流を見たり、心筋梗塞後にどのくらい心筋機能が残っているかを見たりするためには、心臓MRI（磁気共鳴画像診断）が使われることもあります。

一方、侵襲的な検査の代表格である冠動脈造影検査は、狭心症や心筋梗塞の疑いのある人に、最も診断をはっきりとつける検査です。検査の際には、カテーテル（非常に細い管）を足の付け根や手首、肘の動脈から、血管の中を通して冠動脈まで挿入します。

カテーテルのなかに、さらに小さな超音波センサーや圧センサーがついている特殊なカテーテルを挿入し、冠動脈の壁を調べたり、圧力を測定したりして心臓の動きや不具合の原因を調べます。

心臓カテーテル検査は、体に負担や害のない心エコー検査などと比べると、造影剤を使い、針を刺して血管内にカテーテルを入れる侵襲的な検査です。そのため、この検査は心臓に負荷をかけて虚血を調べる運動負荷心電図などの検査で異常がある場合にかぎって、さらに詳しく調べるために実施します。

●心臓病の検査と診断の流れ

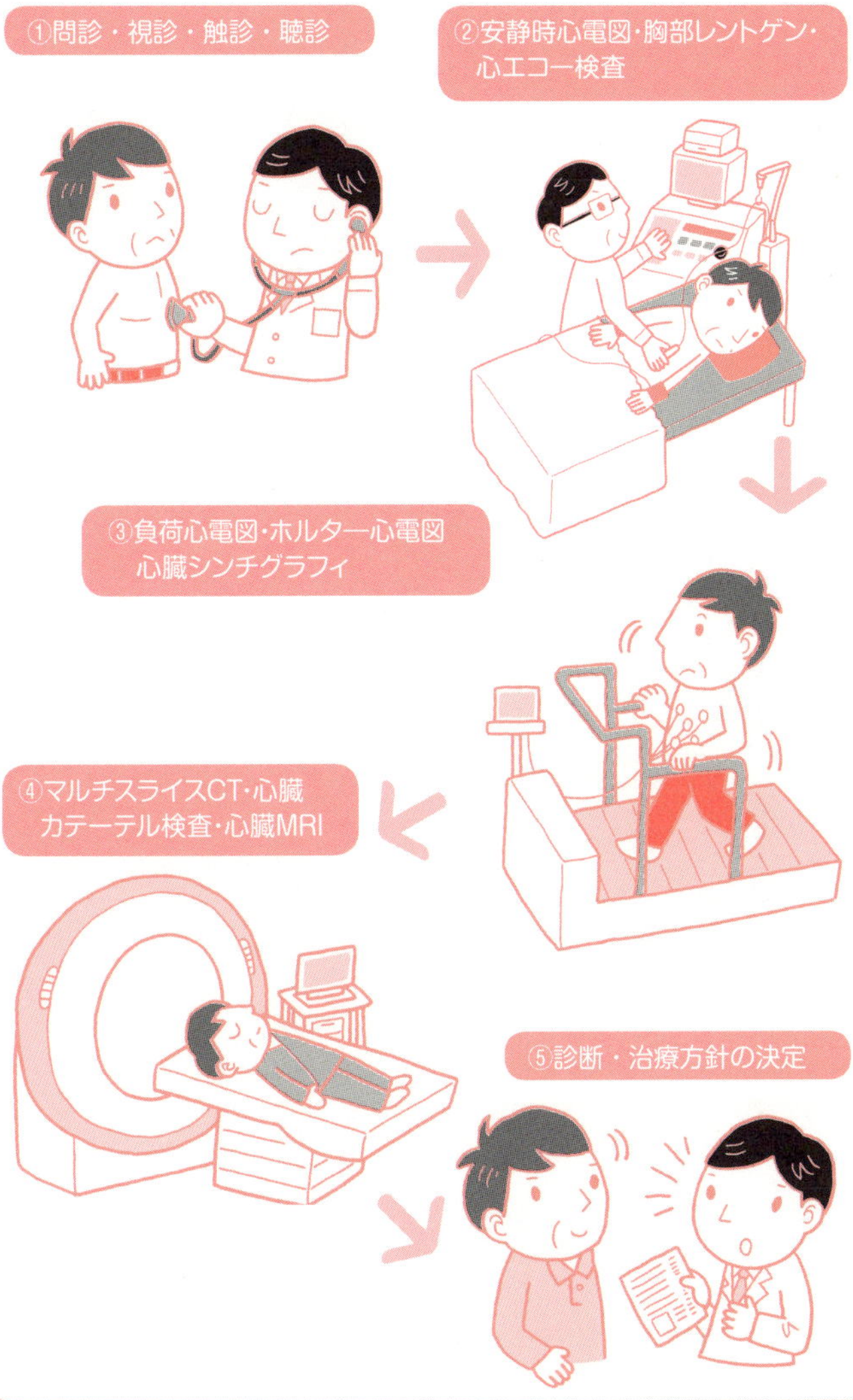

心臓病の具体的検査とは？

●診察と問診

問診、視診、聴診、触診、胸部打診といった診察も、心臓病かどうかや危険な状況かどうかを診断するうえで、とても重要な要素です。

何か症状があるときには、どういうときにどんな自覚症状が出るのか、医師に伝えましょう。胸痛であれば、どこがどういうふうにどんなときに痛いのか、不整脈なら、どんなときに脈が乱れるのかなどを紙に箇条書きにし、それを手渡してもよいでしょう。

高血圧、脂質異常症、糖尿病との診断をされているか、既に治療を受けているか、喫煙や飲酒習慣があるか、血縁者に心臓病の人がいるかどうかなども、診断のために必要不可欠な情報ですので、必ず医師に伝えるようにしてください。

過去の健康診断の結果を残しておいて持参すると大変参考になります。

●医師に伝えたいことメモを持参しよう

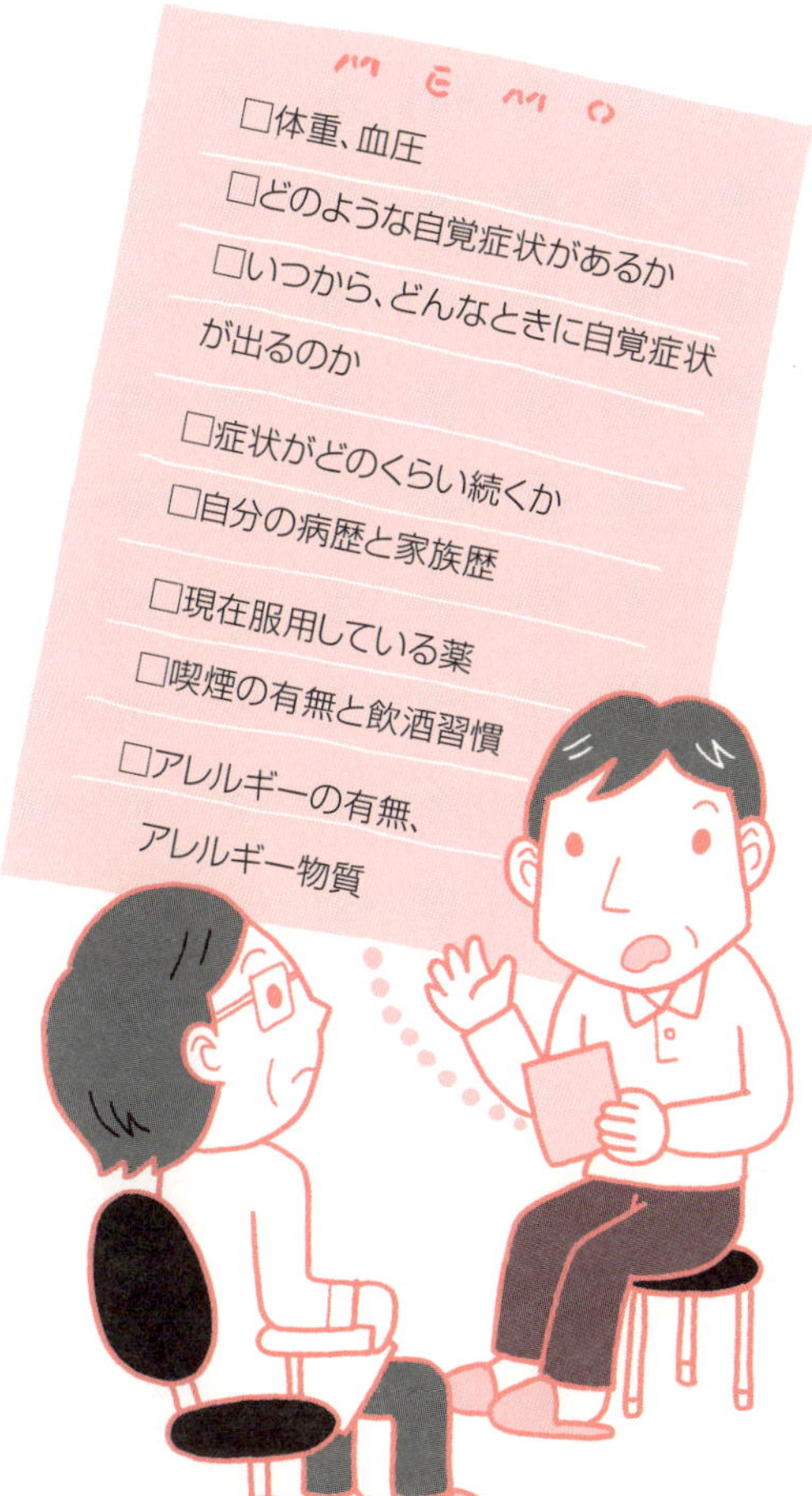
MEMO
□体重、血圧
□どのような自覚症状があるか
□いつから、どんなときに自覚症状が出るのか
□症状がどのくらい続くか
□自分の病歴と家族歴
□現在服用している薬
□喫煙の有無と飲酒習慣
□アレルギーの有無、アレルギー物質

病院へ行くときには、医師に伝えたいことをメモしておくと、聞きたいことを忘れないで済みます。

●心電図検査

心臓病で欠かせないのが、心電図検査です。ベッドに横になり、10個の電極を胸と手足につけ、そこから心臓が発している弱い電流をキャッチし、心臓の収縮と拡張を起こしている電気活動を波形で記録します。

不整脈、心筋梗塞、心筋肥大などのときには、波形に異常が表れるので、この検査の結果をみただけで、かなりの診断がつきます。1枚の心電図をみただけでは正常にみえる場合でも、前に取った心電図の波形と比較し、異常が発見されることもあります。

ただ、狭心症や不整脈などは、発作が起こっているときに心電図を取らないと、病気かどう

●心電図の基本波形と異常例

不整脈や心筋梗塞、心筋肥大などのときには波形に異常が表れる。

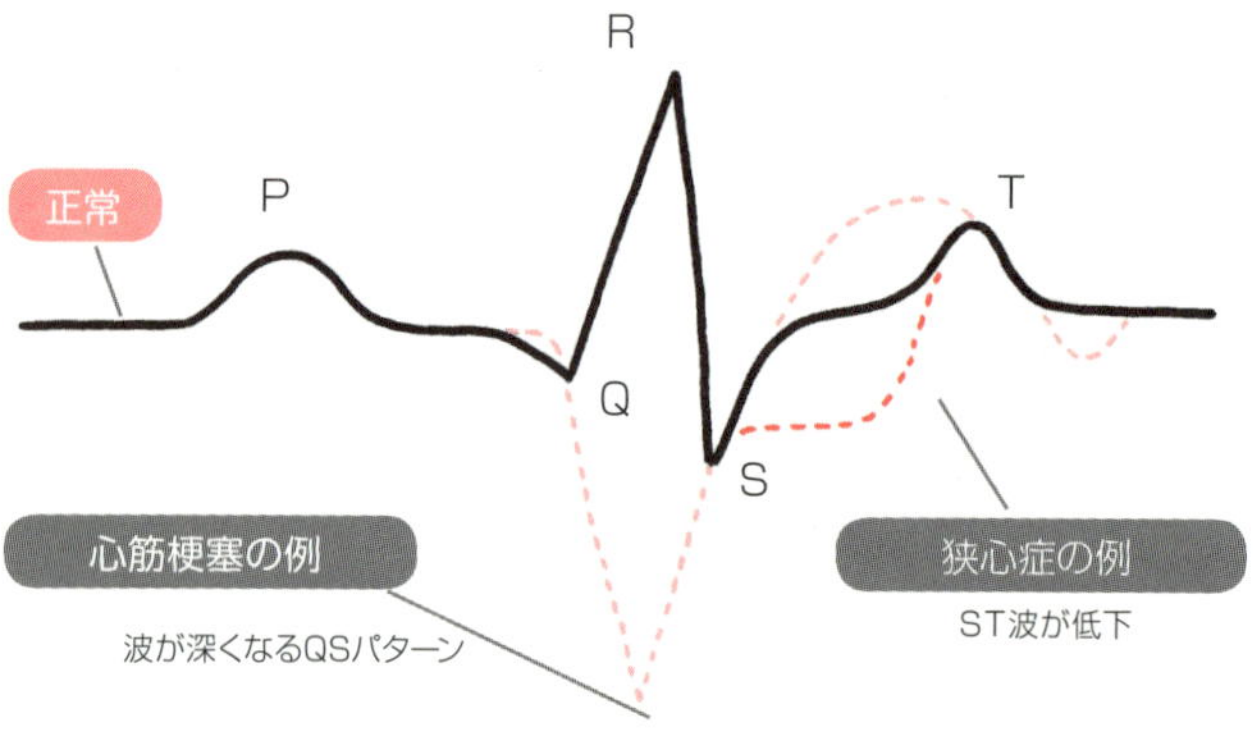

●心電図検査の例（運動負荷試験とホルター心電図）

運動負荷試験

1　マスター2階段法

階段を昇り降りし、運動前、直後、2分後、3分後の心電図を測定

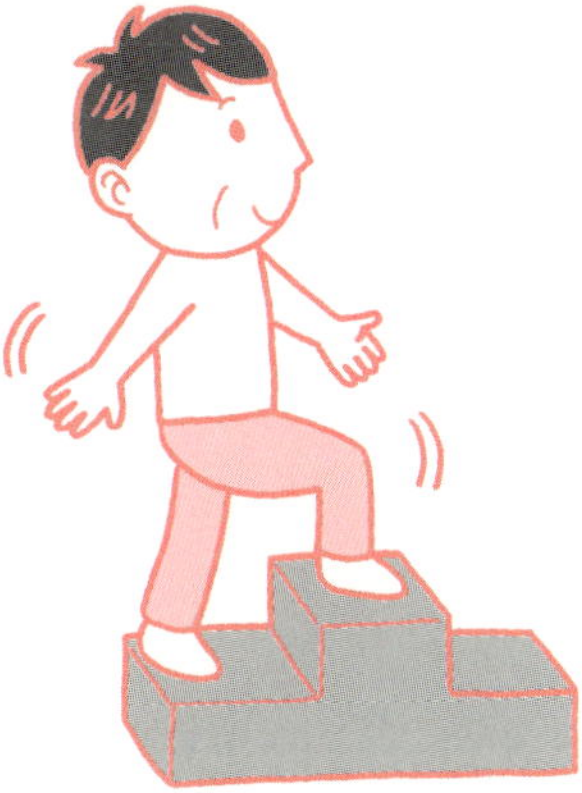

ホルター心電図

心電計を携帯して24時間心電図を記録する

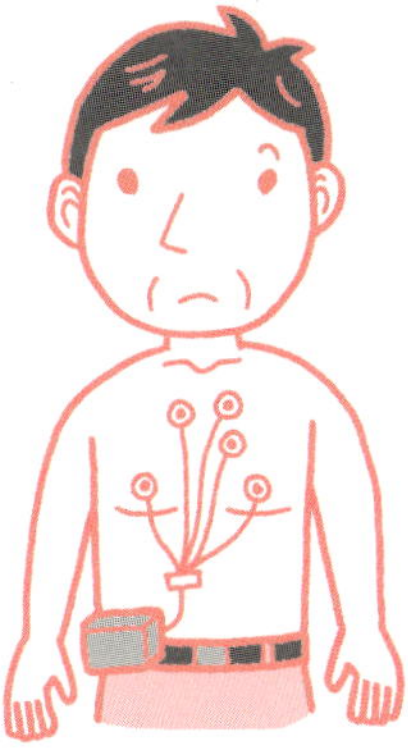

2　トレッドミル法

ベルトの上を歩いたり走ったりし、心電図の変化をみる

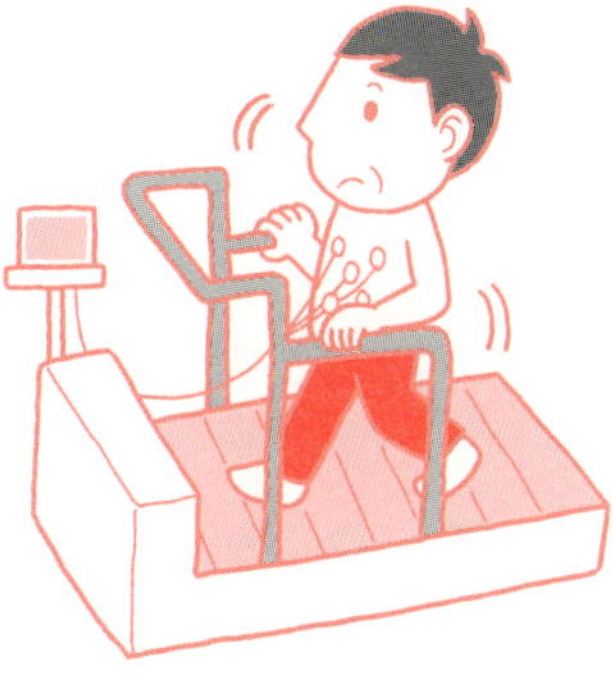

3　自転車エルゴメーター法

自転車をこぎ、心臓がどの程度の負荷（ペダルの重さ）に耐えられるかをみる

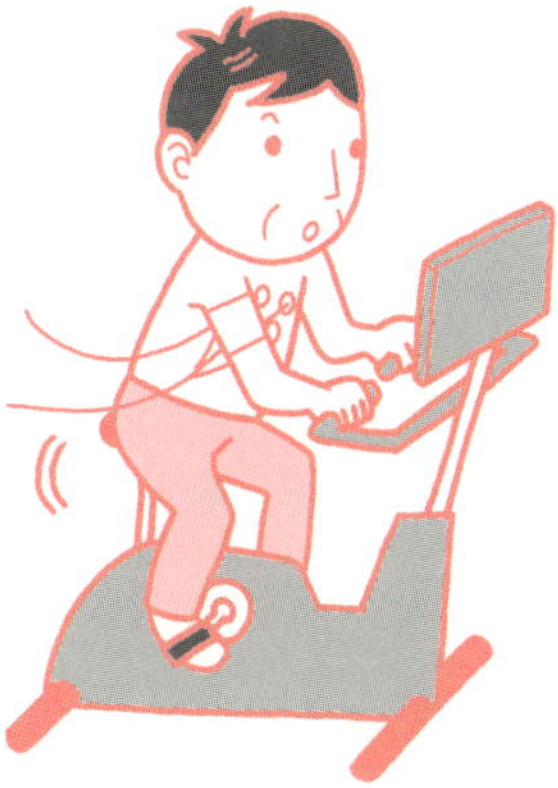

かがわからないこともあります。そのため、狭心症や不整脈のおそれのある人には、運動をしている最中に心電図を取る「運動負荷心電図」や、薬で運動をしたときと同じような状態にして心電図を記録する「薬物負荷心電図」を行います。

運動負荷心電図は、運動の方法によって、主に階段の昇り降りをする「マスター二階段法」、ベルトのうえを歩いたり走ったりする「トレッドミル法」、自転車をこぐ「自転車エルゴメーター法」の3種類があります。

また、不整脈が短時間でおさまる人や、夜間や明け方に発作が起こっているおそれのある人については、携帯用のホルター心電計を使います(ホルター心電図)。心電計を携帯してもらい、24時間心電図を記録して、心臓の拍動の様子に異常があるかどうかを調べるのです。

●血液検査

急性心筋梗塞を起こしたとみられるときは、心電図とともに血液検査（血清生化学検査）を行います。

心筋梗塞は、血液が不足して心筋の細胞が壊死を起こしている状態ですが、そのようなときには心筋に含まれているCPK（クレアチンキナーゼ）、トロポニンTといった酵素が血液中に流れ出ます。ですから、この血液中の酵素量をみることで、心筋のダメージの程度を評価することができます。

一般的には、血液を少量採取し、10〜20分後には、酵素量がわかります。

また、糖尿病や脂質異常症など、心臓病の危険因子をもっているかどうかをみるために、血

●心筋梗塞かどうかを調べる血清酵素と基準値

血清酵素	基準値
CPK（CK）	男性40〜200IU/l、女性30〜120IU/l（比色法）
GOT（AST）	35IU/l以下
LDH（乳酸脱水素酵素）	121〜245U/l（JSCC法※）
トロポニンT、トロポニンI	陰性

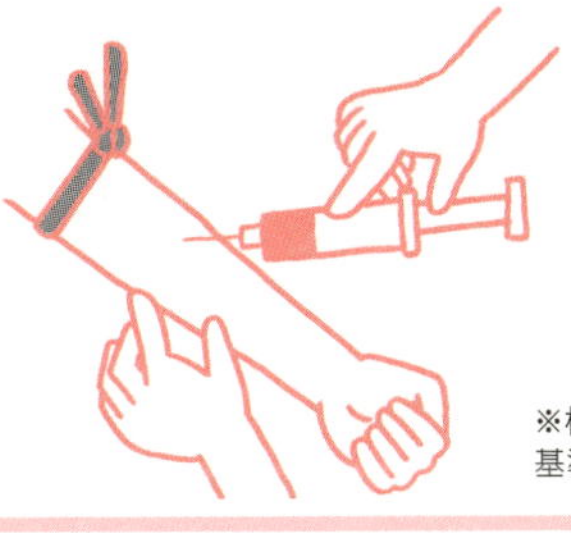

※検査法や検査施設によって基準値が若干異なる

液検査を行うこともあります。

●胸部X線検査

胸部X線検査は、おなじみのレントゲン検査です。

X線写真を撮ることで、心臓や大動脈の大きさをみることができ、胸部大動脈瘤、心室瘤なども発見できます。

心臓が拡大しているときには、心臓弁膜症や拡張型心筋症のおそれがあります。また、心不全では肺に影響が出ますので、肺の評価もできるX線検査は診断に役立ちます。

●心エコー検査（心臓超音波検査）

体の表面に高周波の超音波を発信するプローブをあて、返ってくるエコー（反射波）を受信して体内部の様子を画像化する超音波（エコー）検査は、消化器内科や産婦人科、泌尿器科領域でも幅広く使われているので、受けたことのある人も多いことでしょう。

心エコー検査は、胸のうえから周波数の高い超音波をあて、心臓の大きさ、心室の壁の厚さ、弁や壁の動き、さらに血液の流れなどを動画でみることができる検査で、心臓病の診断には不可欠なものです。

安全で患者さんの体への負担が少ない検査であることも、この検査のメリットです。

●心臓カテーテル検査
（冠動脈造影検査）


手首、肘や太腿の付け根の動脈から、カテーテルと呼ばれる1～2㎜程度の細長い管を挿入し、心臓や冠動脈に進めて、血管や心臓内部の血圧や心拍出量を測定したり、そこから造影剤を注入して冠動脈や心臓内のX線撮影をすることで、血管や心臓の状態を詳しくみる検査です。

理屈は、胃のバリウム検査と同じようなもの

●心エコー検査

胸のうえからエコーをあてて心臓の大きさ、弁の動き、心筋の厚さや収縮の状態、心室の壁の動きなどを詳しく動画でみる。

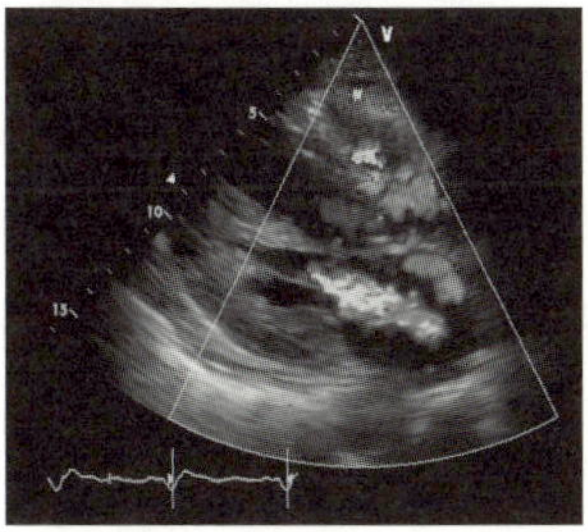

心エコー検査での画像

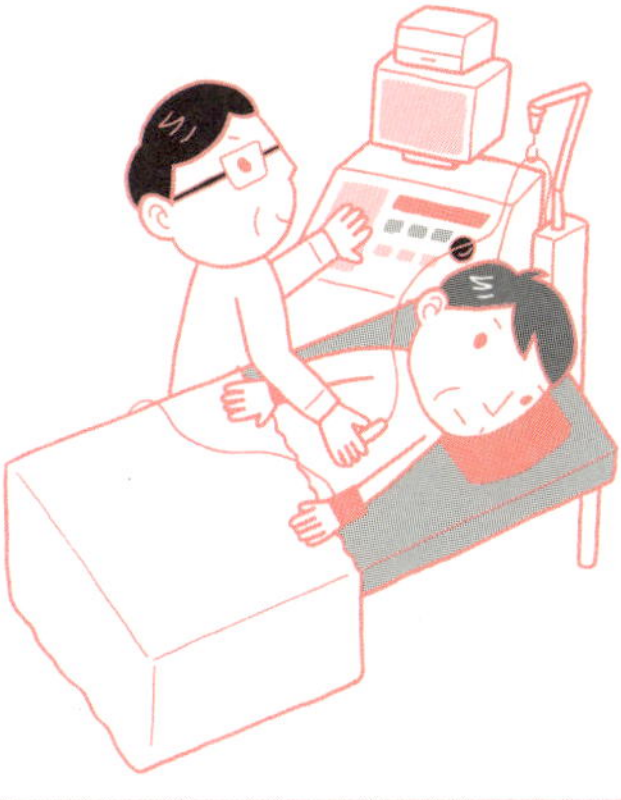

●心臓カテーテル検査

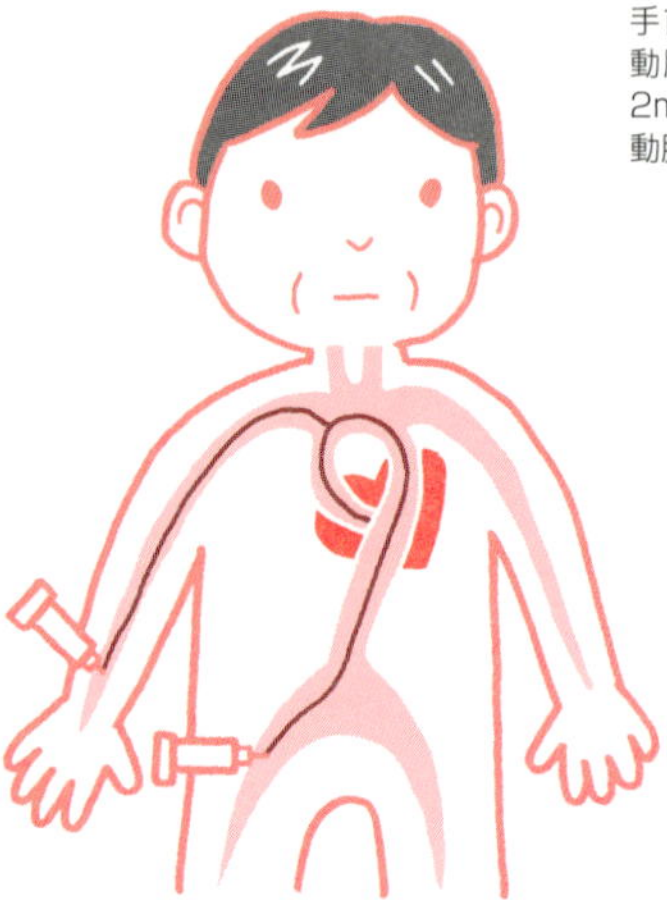

手首、肘や脚の付け根の動脈からカテーテル（1～2mm程度の細い管）を冠動脈まで到達させる。

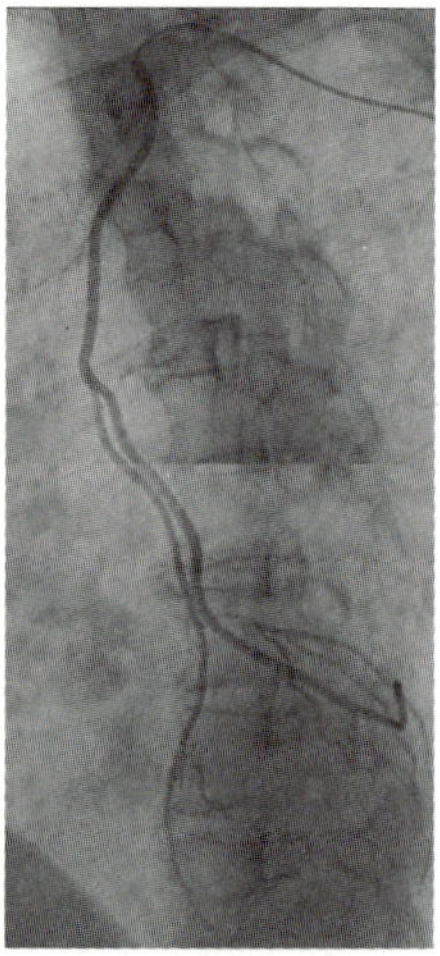

心臓カテーテル検査で写し出された画像

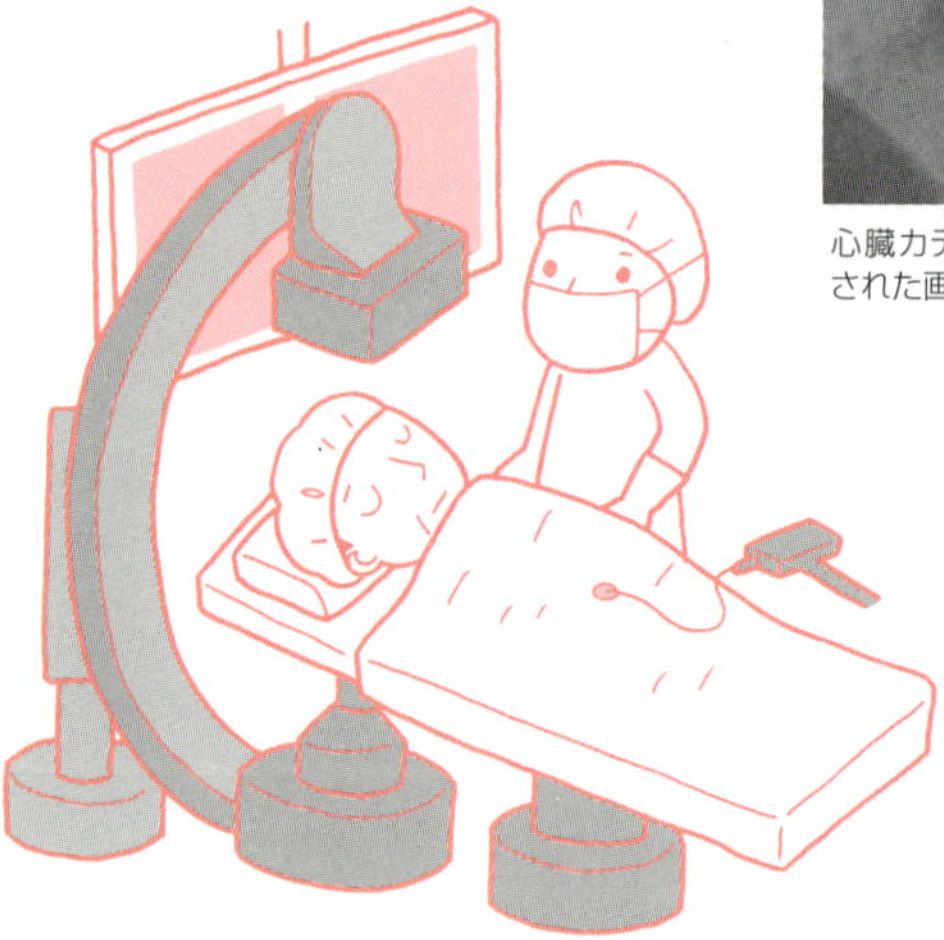

だと考えてください。造影剤によって、血管が黒く写るので、血管が狭くなったり詰まっている部分がどこなのかわかりますし、重症度をみることもできます。

狭心症や心筋梗塞の治療の際には、どの部分に病変があるかなど、冠動脈の状態をみる必要がありますが、普通の胸部X線写真でははっきりと写りません。そのため、心筋梗塞や頻繁に発作を起こしている狭心症の人にとっては、治療方針を決めるために重要な検査です。

場合によっては、検査からそのまま、カテーテルを使った治療（ＰＣＩ）に移行することもあります。

また、心臓手術の術後やＰＣＩの後に再狭窄が起こっていないかなど、冠動脈や心臓の状態をみるために、この検査が行われることもあります。

●心筋シンチグラフィー

タリウム、テクネシウムなどの放射性同位元素を注射して心臓の断面図を撮影し、心筋の状態をみる検査です。

血液が不足しているところには、放射性物質が十分届かないため、また心筋の活動が低下していても、画像上、欠けているようにみえるので、心筋がダメージを受けている部分や血流、代謝の状態を調べられます。

●胸部CTとMRI検査

心臓や大動脈の形態をみるために、コンピューターで心臓の輪切り写真を撮るCT（断層撮影装置）検査が行われることもあります。

心臓は常に動いているもので難しかったのですが、近年超高速撮影ができる電子ビームCTや、短時間にたくさんの断面図を撮影できるマルチスライスCTを活用し、心電図と連動させることで明瞭な冠動脈の立体像が得られるようになりました。

また、心臓の動きをみるために、MRI（核磁気共鳴画像装置）も使われるようになっています。

MRIは、以前は動きのある臓器の撮影には不向きだとされていましたが、最近は技術の進歩によって心臓の平面での動きが観察でき、心臓の収縮率や心室の大きさ、心筋の厚さなどもみることができるようになっています。

MRIは、X線を使わないので、被爆の問題はありませんが、強い磁力を強いますので、ペースメーカーを入れている人は、一般的にこの検査を受けることはできません。しかし、最近MRIに対応したペースメーカーが開発されました。

●心筋シンチグラフィー

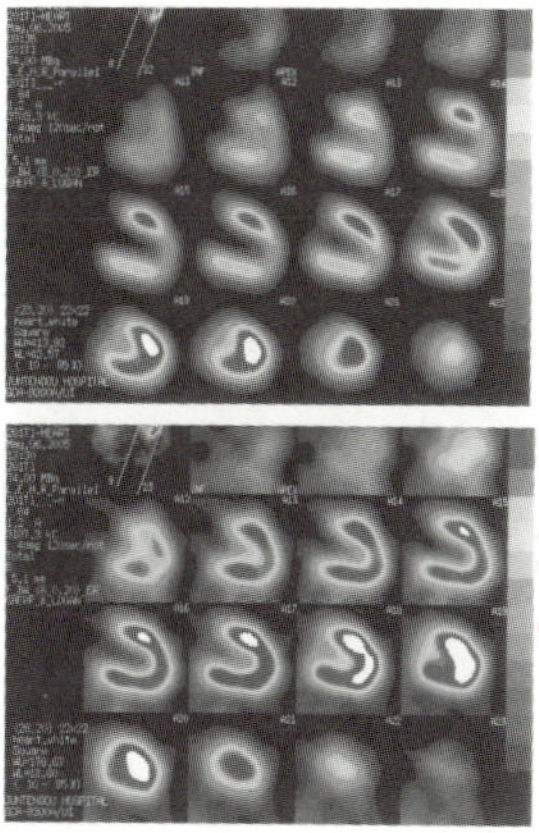

1回目（上）　2回目（下）

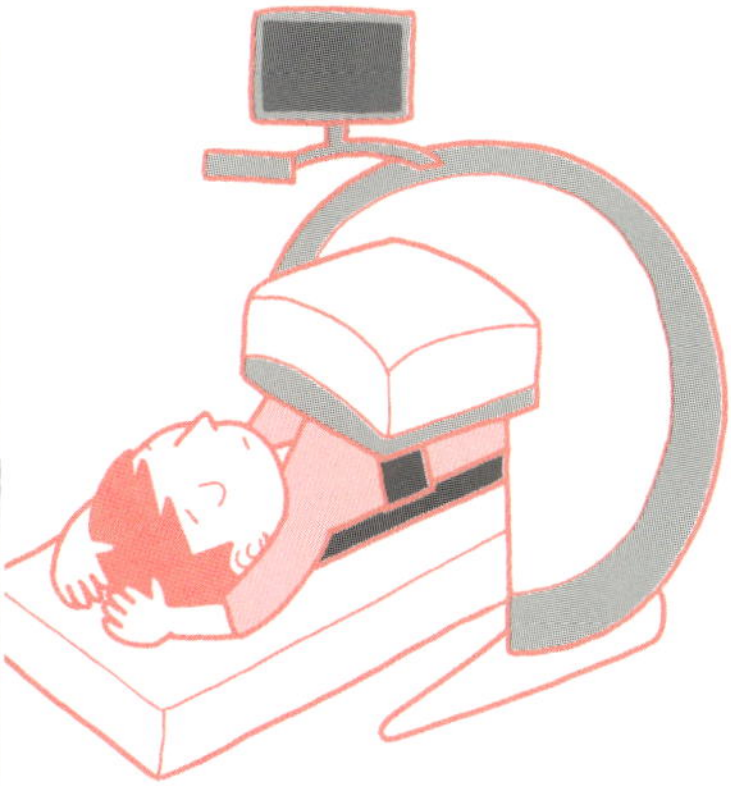

放射性同位元素を注射して心臓の断面図を撮影する。

●マルチスライスCT

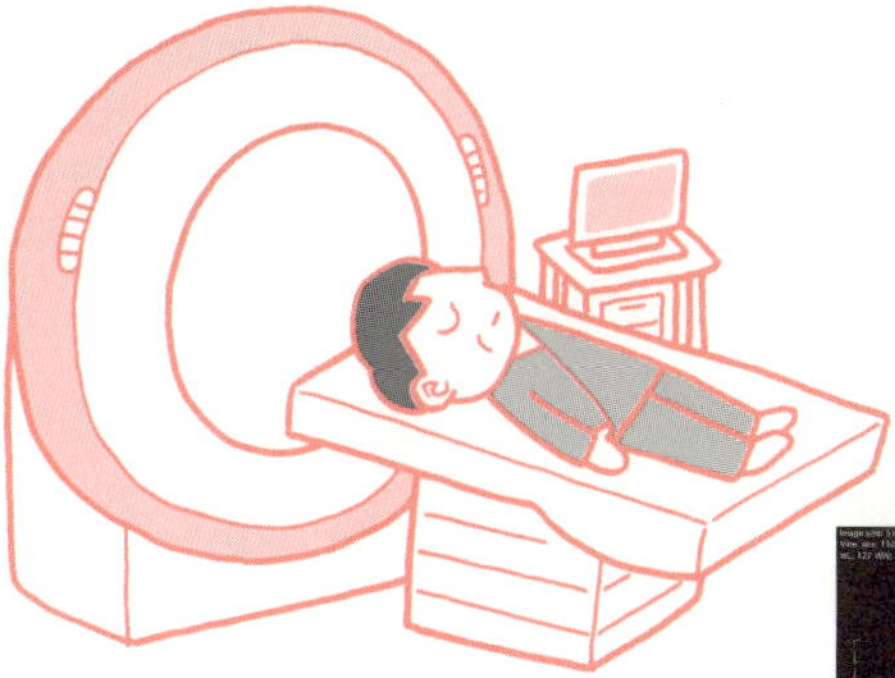

マルチスライスCT撮影画像

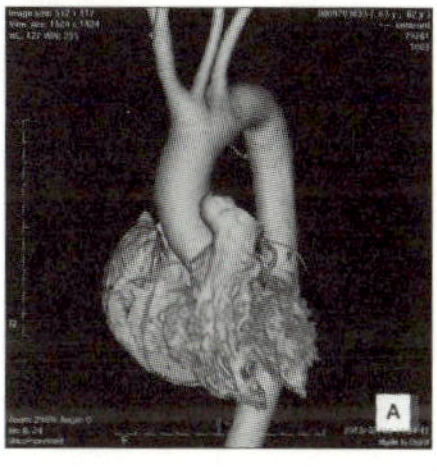

また閉所恐怖症の人にも向かないとされています。

●経食道心エコー検査

超音波センサーを内蔵した内視鏡を口から食道へ入れ、心臓を裏側からみる超音波検査です。

検査前に絶食したり、胃カメラを飲むのと同じような違和感があることが難点ですが、通常の心エコーでは、よくみえない食道近くの左心房や心臓の弁を、より詳細に観察することができます。

手術中は麻酔科医がこの検査を行い、手術の完成度を確認することができるので、手術には必要不可欠となっています。

●経食道心エコー検査

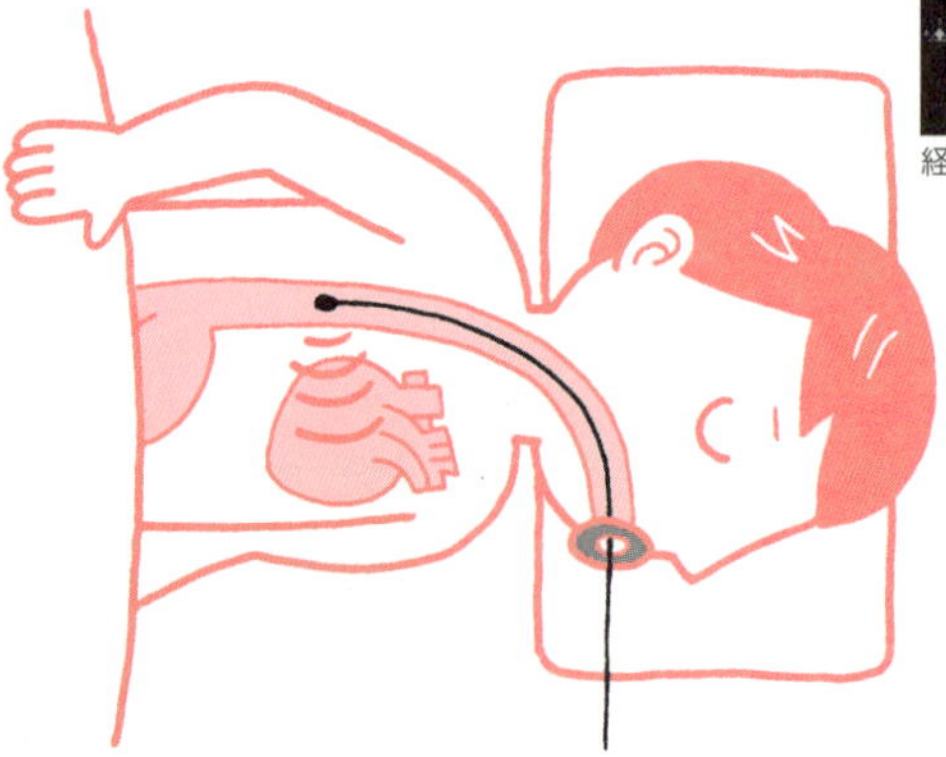

内視鏡を口から食道へ入れてエコーをあてる。

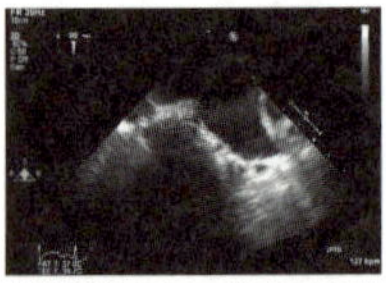

経食道心エコー検査での画像

検査の危険性と受けるときの注意点

●心臓カテーテル検査を受ける際には

心臓の検査のなかで、リスク（危険性）のある検査である心臓カテーテル検査は、非常にまれですが、死亡したり後遺症が残ったりすることがあります。

以前に比べると、検査に使うカテーテルが細くなり、随分安全になったものの、血管のなかに器具を入れる検査であり、脳血管障害、不整脈、肺塞栓症、出血などの合併症を起こす危険性があります。

造影剤を使った検査では、アレルギー反応を起こす人もいます。特に高齢者や糖尿病の人、心機能の悪い人は、重い合併症を起こす危険性が高いので注意しましょう。

腎臓の機能が低下している人に、腎臓に悪影響のある造影剤を使うカテーテル検査を受けることはあまりお勧めできませんが、この検査でどうしても冠動脈の状態をみる必要があることがあります。検査を受けたことによって、腎機能がさらに悪化することもありますから、担当の医師とよく相談してください。

全体では、心臓カテーテル検査による死亡や重篤な合併症は、約1000例に1例ぐらい起こっています。

そういった合併症に極力あわないためには、心臓カテーテル検査に慣れている医療機関で受けることが大切です。慣れている医療機関とは、心臓カテーテル検査を年間500例以上行っていることが目安です。

そういった施設でも、予測できない事態が起こることがないとはいい切れませんが、技術が未熟であることによる事故は、かなり避けられるはずです。

検査を受けるときには、救急車で運ばれて意識がない緊急時を除き、その検査の必要性や危険性をよく聞いてから受けるようにしてください。

第5章　弁膜症の治療

弁膜症ってどんな病気？

●僧帽弁閉鎖不全症と大動脈弁狭窄症が代表的

心臓には僧帽弁、大動脈弁、三尖弁、肺動脈弁の四つの弁があり、血液が効率よく一方通行で流れるように調整する働きをしています。その弁が加齢、心筋梗塞、リウマチ熱、心筋症など、何らかの原因でうまく働かなくなった病気が弁膜症です。原因がはっきりしないものもありますが、生まれたときから弁に異常がある人もいます。

弁膜症には、大きく、「閉鎖不全症」と「狭窄症」の2種類があります。弁がきちんと閉じないために血液の逆流や漏れを生じているのが閉鎖不全症、弁が必要なときに開かず血液の流れがスムーズにいかなくなっている状態が狭窄症です。

四つの弁のどれにも閉鎖不全症と狭窄症が起こりますが、後天性弁膜症の治療対象となる主な病気は、僧帽弁狭窄症、僧帽弁閉鎖不全症、大動脈弁狭窄症、大動脈弁閉鎖不全症、三尖弁閉鎖不全症です。近年は、食生活の欧米化、高齢化の影響で、高血圧や糖尿病、動脈硬化が進行し、僧帽弁閉鎖不全症と大動脈弁狭窄症が特に増えています。また、複数の弁に不具合が起

●心臓の4つの弁と弁膜症

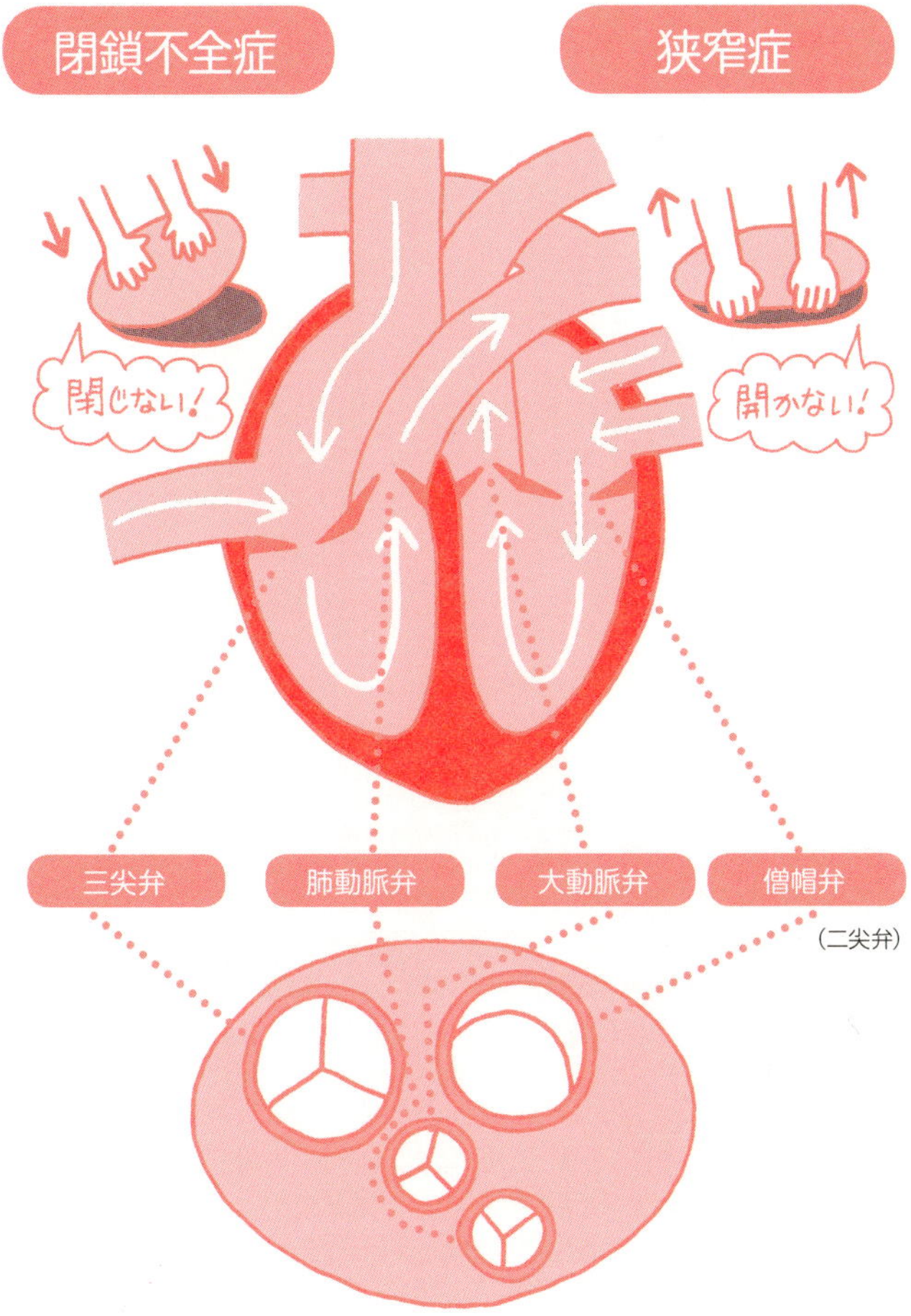

心房を取り除き、4つの弁を心臓の上から見たところ。

きている場合を連合弁膜症と呼びます。

以前は、リウマチ熱の後遺症として発症する僧帽弁狭窄症が多かったのですが、学校検診の充実と抗生物質により、原因となるリウマチ熱が早期に治療され弁膜症は激減しました。なお、リウマチ熱は、溶血性連鎖球菌が原因の感染症で、いわゆる関節リウマチとはまったく別の病気なので、混同しないでください。

弁膜症の症状は呼吸が苦しい、動悸がする、から咳が出る、足がむくむ、倦怠感といったものが典型的です。こういった症状が出るのは、弁に異常が起こると、血液の流れに問題が起こるためです。

急に発症する場合とゆっくり発症する場合があり、ゆっくり発症した場合、自覚症状が乏し

●弁膜症の原因

リウマチ熱の後遺症	溶血性連鎖球菌の感染によって起こるリウマチ熱による炎症が心臓の弁膜まで及ぶと、数年から数十年かけて弁が肥厚、硬化、石灰化などに変化し、狭窄や閉鎖不全を起こす原因となる
動脈硬化	動脈硬化の進行によって、大動脈弁が厚く、硬くなるため、狭窄や閉鎖不全を起こす。高齢者に多い
変性(加齢)	加齢などによって弁の形が徐々に変わり、大動脈弁の先端が垂れ下がったり、僧帽弁の腱索がのび、閉鎖不全が起こる
感染性心内膜炎	抜歯、けが、手術などの際、一時的に血液中に入った細菌が弁膜について弁を破壊する
狭心症・心筋梗塞	狭心症・心筋梗塞が起きて心筋に送られる血液の流れが悪くなると、僧帽弁をささえている乳頭筋の機能も落ちて閉鎖不全が起こることがある
先天性	生まれつき、大動脈弁の形に異常がある

いこともあります。しかし、放置しておくと、心臓に負担がかかって心機能が低下し、心不全を起こすことがあります。不整脈を起こすことが多く突然死の原因になることもあるので、注意してください。

弁膜症の診断と治療方針を決めるためには、胸部X線写真で心拡大、血液検査でBNP上昇を調べた上に心エコー検査は不可欠です（BNPは心疾患かどうかを測定する唯一の血液検査）。心エコー検査でどの弁に異常があるか確認し、ドップラーを用いて心臓内血流を調べて、重症度を判定します。

治療法と治療のタイミング

●治療は、薬物、カテーテル治療、手術の3種類

リウマチ熱の後遺症として起こる僧帽弁狭窄症は、弁が硬くなることによる狭窄や逆流が徐々に進行するため、何とか心臓がその機能を果たそうとして拡大することに関連して症状が進行します。大きくなって何とか機能を果たそうとしていた心臓が、その負担に耐えられなく

なり、働きが弱くなると、肺に血液がたまり、肺うっ血状態となり、その状態がうっ血性心不全と呼んでいます。

これに対して、僧帽弁閉鎖不全症は、僧帽弁に問題が起こり弁が閉まらなくなるために逆流が起こっている状態です。大動脈弁狭窄症は、石灰（カルシウム）が沈着して大動脈弁が石のように固くなり、動きが悪くなったことで発症します。

弁膜症の治療に関しては薬物治療、カテーテル治療、外科治療の3種類があります。治療法の選択は、症状・全身状態やどの弁に異常が起きたかによって異なりますが、心臓の動きがある程度良好であれば、まずは薬物治療を行います。弁膜症の治療に最もよく使われるのは血管拡張薬で、これに利尿薬や強心薬を組み合わせて使います。血管拡張薬は、血管を広げることで血液の流れをスムーズにし、逆流を改善する作用があります。また、弁膜症になると体がむくむことが多いため、尿量を増やす利尿薬はむくみを改善します。

ただ、薬物療法は、症状を改善するために行われる対症療法で、悪くなった弁を完全に治すものではありません。ですから、弁膜症の患者さんには、塩分や水分の量は控え、激しい運動やストレスを避けるようにするなど、日常生活のなかで、心臓に負担をかけないような配慮が必要になります。喫煙習慣のある人は、これを機に禁煙しましょう。

大動脈弁狭窄症や僧帽弁狭窄症では、経皮的弁交連切開術というカテーテル治療を行うこと

●主な弁膜症

大動脈弁狭窄症	大動脈弁が十分開かないために左心室から大動脈へ送られる血液が不十分になり左心室への負担が大きくなる。送りだされる血液の量も少なくなるため心筋が酸素不足となり、息切れ、失神発作、遅脈などの症状が出る
大動脈弁閉鎖不全症	大動脈が完全に閉じないため、大動脈へ入った血液が再び左心室へ逆流する。左心室への負担が大きくなり心肥大が起こり呼吸困難や息切れ、胸痛が生じる。進行すると心不全につながる
僧帽弁閉鎖不全症	僧帽弁が完全に閉じないために左心室から大動脈へ送られる血液の一部が左心房へ逆流して、適切な量を大動脈へ送り出そうとする左心室に負担がかかり心肥大をきたす。進行すると心不全につながる
僧帽弁狭窄症	僧帽弁が十分開かないため左心房から左心室へ血液が送られにくくなります。左心房に血液がたまり血栓(血のかたまり)ができやすくなったり、肺に水がたまって心不全につながることもあります

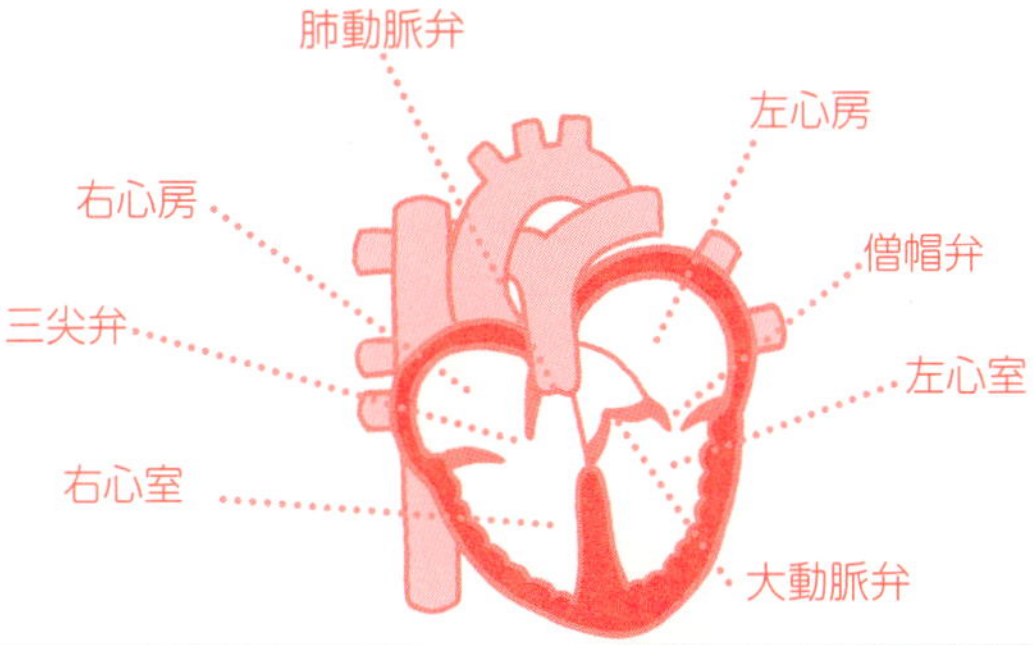

大動脈弁狭窄症

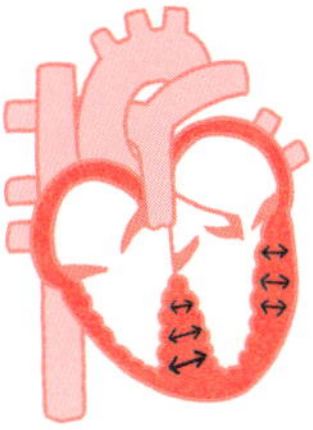

加齢などのために大動脈弁が硬くなり、開きが悪くなる。左心室の壁が厚くなって肥大化する。

僧帽弁閉鎖不全症

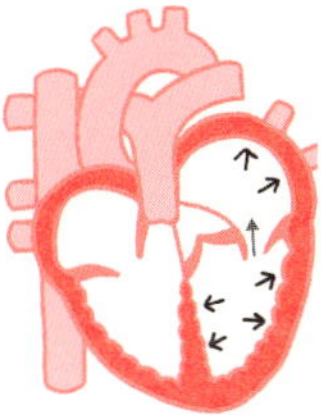

左心室から大動脈へ送られる血液が逆流し左心室が肥大化する。左心房にも負担がかかる。

があります。これは、バルーンカテーテルを狭窄した弁まで挿入しバルーンを拡張させることにより、狭くなった弁口を切り広げ血流を改善する治療法で、大動脈弁をPTAC、僧帽弁をPTMCと呼びます。

この治療の対象になるのは弁狭窄症で、心臓内に血栓がなく、閉鎖不全による逆流があってもごく軽度の患者さんに限ってです。以前は、大動脈弁狭窄症と僧帽弁狭窄症は全例、胸にメスを入れる、手術しか治療法がありませんでしたから、カテーテル治療の登場で選択の幅が広がったといえます。カテーテル治療は、外科手術に比べれば身体に負担の少ない治療ですので、リスクの高い患者さんには試みてよい治療法といえるでしょう。

ただし、このカテーテル治療では、数年で再狭窄が起こることが難点です。

カテーテル治療後に再狭窄が何度も起こっているような場合には、外科治療が必要になります。

具体的には、心臓のエコー検査の結果を重視し、狭窄や逆流の程度が進んでいたり、心機能が低下していることが確認され、薬物療法の効果が十分でないような場合に外科治療を考えます。

大動脈弁であれば、狭窄が起こると圧力の差が生じますが、一般的には、「心エコーや心臓カテーテル検査で弁の前後に50㎜Hg以上圧力の差」が出ているような場合、または心エコーで

●弁膜症の治療法の種類

- **大動脈弁狭窄症**
  - 薬物治療：利尿薬など
  - 外科治療：大動脈弁置換術
- **大動脈弁閉鎖不全症**
  - 薬物治療：原因は加齢による器質変化で不適、利尿薬・血管拡張薬など
  - 外科治療：大動脈弁置換術
- **僧帽弁狭窄症**
  - 薬物治療：利尿薬、β遮断薬、抗凝血薬など
  - カテーテル治療：経皮的僧帽弁交連切開術（ＰＴＭＣ）
  - 外科治療：僧帽弁置換術
- **僧帽弁閉鎖不全症**
  - 薬物治療：利尿薬、抗凝固薬など
  - 外科治療：僧帽弁形成術、僧帽弁置換術

の弁口面積の測定で0・6㎠以下の場合には、手術をしたほうがよいとされています。僧帽弁では、実際に心臓のエコー検査で計測した弁の開いた部分の大きさが、正常の4分の1程度（1・0㎠）以下になった時点が手術適応の目安になります。

一方、閉鎖不全症では逆流がひどくなり、心機能の低下がみられ、息切れなどの症状が出ている場合に手術を考えます。

よいタイミングで手術を受け成功すれば、心機能も回復していきますが、症状が出ているのに放置し、心不全がかなりすすんでからでは手術の危険性も高まり、術後の心機能の回復が十分でなくなってしまいます。循環器内科医とよく相談し、心機能がある程度よいうちに手術を受けるようにしてください。

弁膜症の外科手術は、人工心肺を使って行う開胸手術ですが、6～8㎝胸を開くだけの小切開手術も広がっています。また、二つ、あるいは三つの弁を同時に手術することも増えています。

動脈硬化が原因で心筋梗塞と大動脈弁狭窄症を合併する場合や心筋梗塞が原因で僧帽弁閉鎖不全症が起きる場合は、冠動脈バイパス手術と弁の手術を一緒に行うこともあります。

弁形成術と弁置換術とは？

●弁形成術

外科治療には、患者さん自身の弁を修理する「弁形成術」と、そっくり取り替える「弁置換術」の2種類があります。

すなわち、もともとある自分の弁を修理するか交換するかということになりますが、どちらが適しているかは主に、病気の種類、病状によりますが、年齢や性別によっても異なります。

心臓の弁を修理するか取り替えるかというのは、一般的な車や電気製品などの修理や交換とは異なる点があります。車などの場合は、壊れてしまったときには、修理するならいっそ新車に交換するほうがよいと思われる人も多いでしょう。しかし、心臓の弁の場合には、取り替えることによってさまざまな問題が起こることもあります。

心臓の弁として一番よいのは、正常な弁であり、次によいのは、弁形成術でうまく修理した自分の弁です。そのため、私たち心臓血管外科医はいろいろな工夫をして、できるだけ弁置換術をしないで済むように努力しています。

そうしたことから、広がってきたのが、弁を修理する手術法「弁形成術」です。

主に、僧帽弁閉鎖不全症と三尖弁閉鎖不全症の治療にこの方法が使われますが、弁狭窄症にも使われます。この手術を受ける最大のメリットは、患者さん自身の弁を温存するため、術後に薬を服用し続けたり、定期的な検査を受ける必要がないことです。

少し専門的な話になりますが、具体的な修理方法は、狭窄症と閉鎖不全症で異なります。

狭窄症は、2枚あるいは3枚の弁からなる心臓の弁が塊になってしまっているため、血液の流れがスムーズに行かなくなってしまっている状態です。ですから、その治療のためには、この塊になった部分を切開して弁口の大きさを広げる必要があり、こういった方法で弁の修理を行うことを「交連切開術」と呼びます。

一方、閉鎖不全症の場合は、弁が延びてうまく閉まらなくなっているわけですから、延びきっている部分を切除する弁形成術、広がってしまった弁の周囲を縮める弁輪形成術、あるいは腱索と呼ばれる弁を支えている部分を形成する腱索形成術などを行い、弁が正常に開閉するようにします。手術の際、形成した弁を補強するために人工弁輪（リング）や、人工腱索という修理材料を使う場合もあります。

これらは、弁置換術で使う人工弁などとはまったく別のもので、使ったからといって薬を服用する必要はありません。

●弁形成術の一例

弁形成術は、壊れた自分の弁を残して、修復する手術である。補強のために人工弁輪（弁置換術に使う人工弁とはまったく別のもの）を使う場合もある。

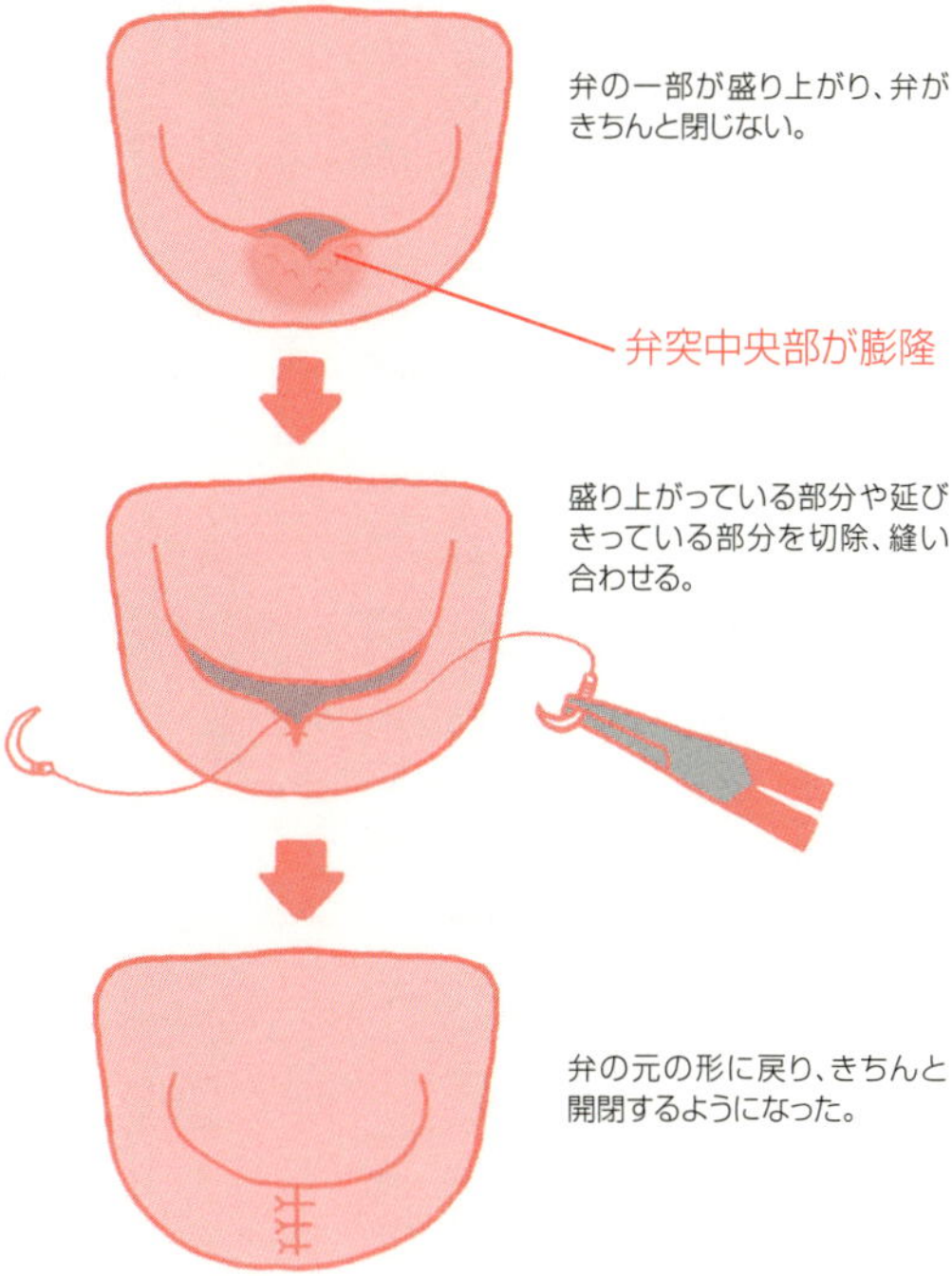

弁の一部が盛り上がり、弁がきちんと閉じない。

盛り上がっている部分や延びきっている部分を切除、縫い合わせる。
弁の元の形に戻り、きちんと開閉するようになった。

手術後の周囲の形を整え、弁を補強する人工弁輪。

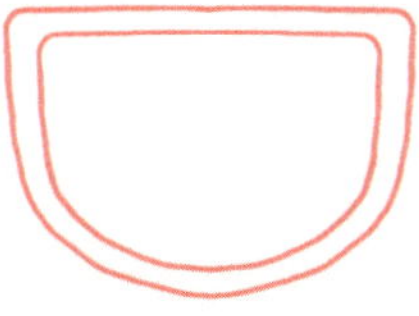

この手術に慣れた医師が手術を行った場合には、僧帽弁閉鎖不全症では、90～95％くらいの患者さんの弁の温存が可能です。

ただし、弁全体に細菌がついていたり、石灰化といって心臓の弁がガチガチに硬くなっているような場合には、弁形成術よりも弁を交換する弁置換術が適している場合があります。

ただし、弁の損傷状態によっては形成術が困難で、手術の途中で、弁置換術に変更することもあります。

弁形成術は、心臓病の手術のなかでも、技術的に難しいものの一つです。なかには、僧帽弁閉鎖不全症のほとんどを、弁置換術で治療してしまう病院もあり、温存率には病院によって差があります。なぜなら、弁を温存できるかどうかの判断には、外科医の経験によって、大きな差が出るからです。

もし、弁形成術で何とか修復できるものを弁置換術で行った場合、一生涯、抗凝血薬を飲まなければならなくなったり、十数年後にまた手術を受けなければならないといった事態になることがあります。

もちろん、どんな名手がやっても、患者さんの弁が温存できないケースはありますので無理は禁物ですが、病気になった弁が温存可能なケースでは、安易に弁置換術を選ばないほうがよいのです。

僧帽弁閉鎖不全症、僧帽弁狭窄症、三尖弁閉鎖不全症の人で、感染や石灰化の問題がないのに、「弁置換術しかできない」といわれたときには、本当に弁形成術ができないのかどうか、セカンドオピニオンを受けてみるとよいでしょう。

●弁置換術

弁を取り替える手術は、悪くなった弁を切り取り、人工弁に取り替える人工弁置換術です。

現在、日本で使用できる人工弁は、大きく分けると2種類あります。一つは、ブタやウシの弁や心膜を人間に使えるように処理した生体弁、もう一つは、炭素樹脂による人工材料でつくった機械弁です。

生体弁は名前のごとく、ブタの弁など生体材料を使っているもので、より人間の体に近く、大きな問題となる血栓ができにくいという利点がありますが、耐久性がおよそ10〜15年と短いのが問題です。劣化した場合には、再度、弁を交換する手術を受けなければなりません。一生のうちに2〜3回、弁交換のための手術が必要になる人もいます。

これに対し、機械弁は頑丈で耐久性はよいのですが、人間にとっては異物なので、その周囲に血栓ができやすいのが難点です。手術後は、血栓をできにくくする薬（抗凝血薬）を一生

●生体弁と機械弁

生体弁の種類

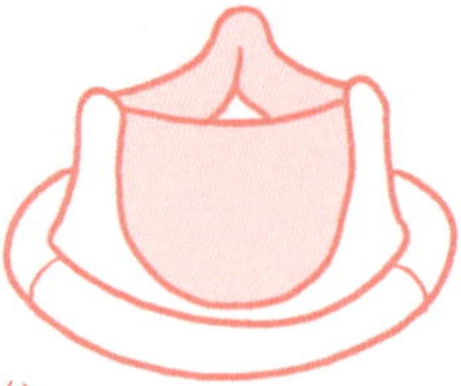

ウシ心膜弁

ウシの心膜を利用した生体弁でよく使われている。腐食しないように加工された合金のステント（支柱）がついている。

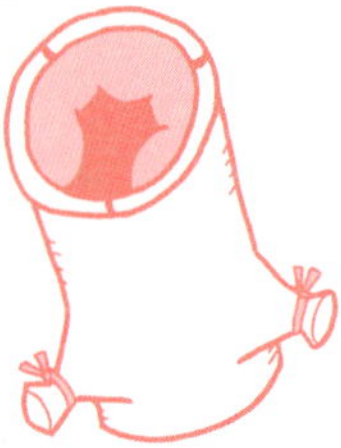

ブタ心膜弁 =ステントレス生体弁

ブタの大動脈弁を加工したもの。ステントなど人工物がついていないので柔軟で心臓になじみやすい。手術が若干複雑になるので対象は出産を予定している人など特殊な人に限られる。

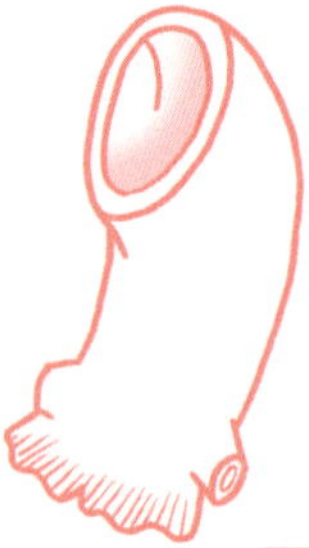

特殊な生体弁 =ホモグラフト大動脈弁

脳死したドナーから摘出された弁で、感染症などでほかの生体弁が使えないケースに使う。日本では保険がきかず一部の病院で「先進医療」として利用できる。

機械弁にも2種類ある

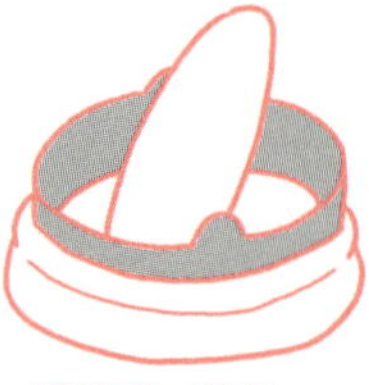

傾斜型一葉弁

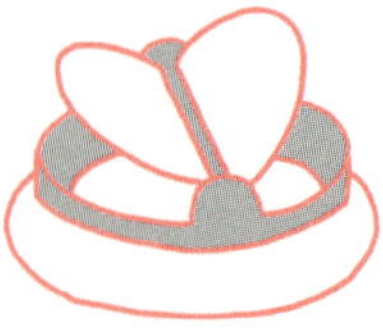

傾斜型二葉弁

人工材料からできた弁で1960年に実用化されてから、いかに血栓をつきにくくするか材質や形に改良が加えられてきた。以前は1枚の薄い板を使った一葉弁も使われていたが、現在は2枚の板が羽のように開閉するパイロライティックカーボン製の二葉弁が主流。

●生体弁と機械弁を比べてみる

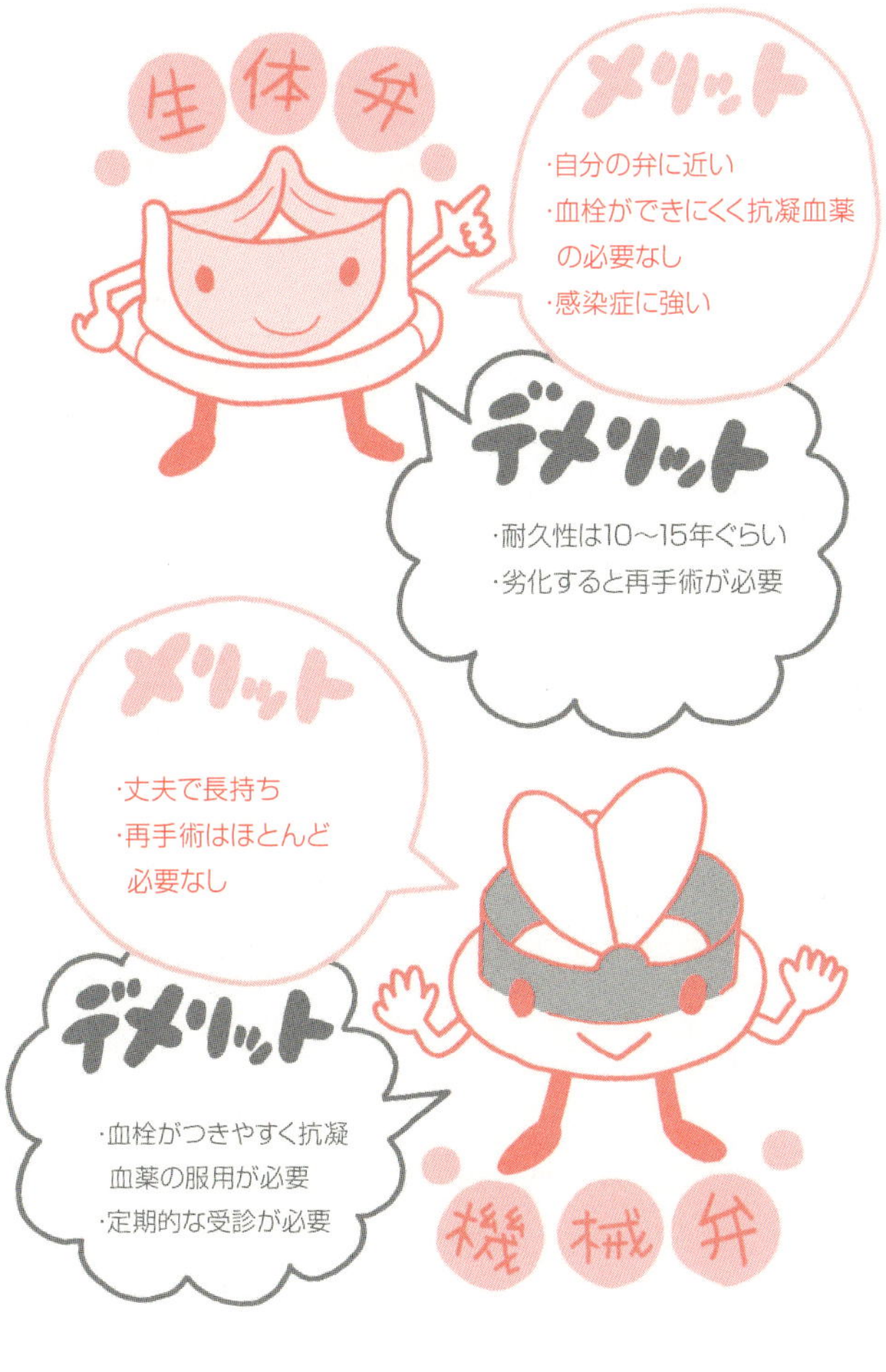
生体弁
メリット
・自分の弁に近い
・血栓ができにくく抗凝血薬の必要なし
・感染症に強い
デメリット
・耐久性は10～15年ぐらい
・劣化すると再手術が必要
メリット
・丈夫で長持ち
・再手術はほとんど必要なし
デメリット
・血栓がつきやすく抗凝血薬の服用が必要
・定期的な受診が必要
機械弁

どちらにも利点と欠点があるので、担当医とよく相談をし、熟考して選ぶべきである。

涯、毎日飲み続けないといけません。そのため、特に脳卒中を起こしやすくなる高齢者や手術後に出産を希望する女性には、機械弁を避けて生体弁を使います。

もう一つ特殊な弁があって、人間の弁を使用したホモグラフトと呼ばれているものがあります。大動脈弁あるいは肺動脈弁の交換に使用され、機能的にも正常な弁に近く優れた弁ですが、亡くなられた人から死後24時間以内に提供していただく特殊な弁です。MRSAに感染している人などに、このホモグラフトを使っている病院もありますが、日本では限られた施設でしか入手が困難で、一般的な治療には使われていません。

弁膜症の予定術式で弁置換術になる人は、機械弁、生体弁の利点と欠点をよく比較し、担当医とよく相談して、年齢や症状、患者さんの価値観にあわせて選ぶ必要があるでしょう。

●弁膜症手術のリスクと合併症

弁膜症手術のあとは、ほとんどの患者さんは血液の循環が正常になり、ほぼ元どおり仕事をしたり、運動したりできるようになります。

その一方で、手術による合併症によって死亡したり、後遺症が残ったりする危険性もあります。

●全国の単独大動脈弁手術の症例数と手術死亡率の推移

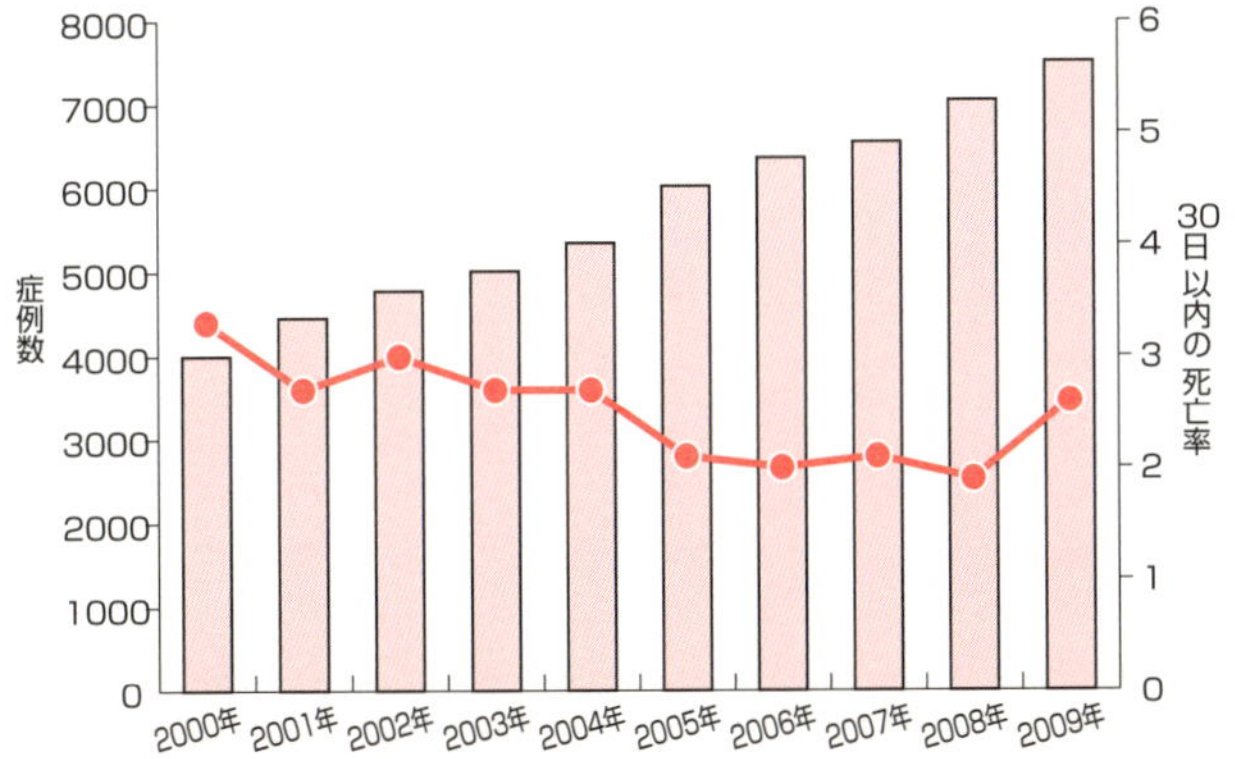

	2000	2001	2002	2003	2004	2005	2006	2007	2008	2009
症例数	3999	4455	4778	5013	5347	6025	6361	6546	7050	7511
手術死亡率	3.3%	2.7%	3.0%	2.7%	2.7%	2.1%	2.0%	2.1%	1.9%	2.6%

●全国の単独僧帽弁手術の症例数と手術死亡率の推移

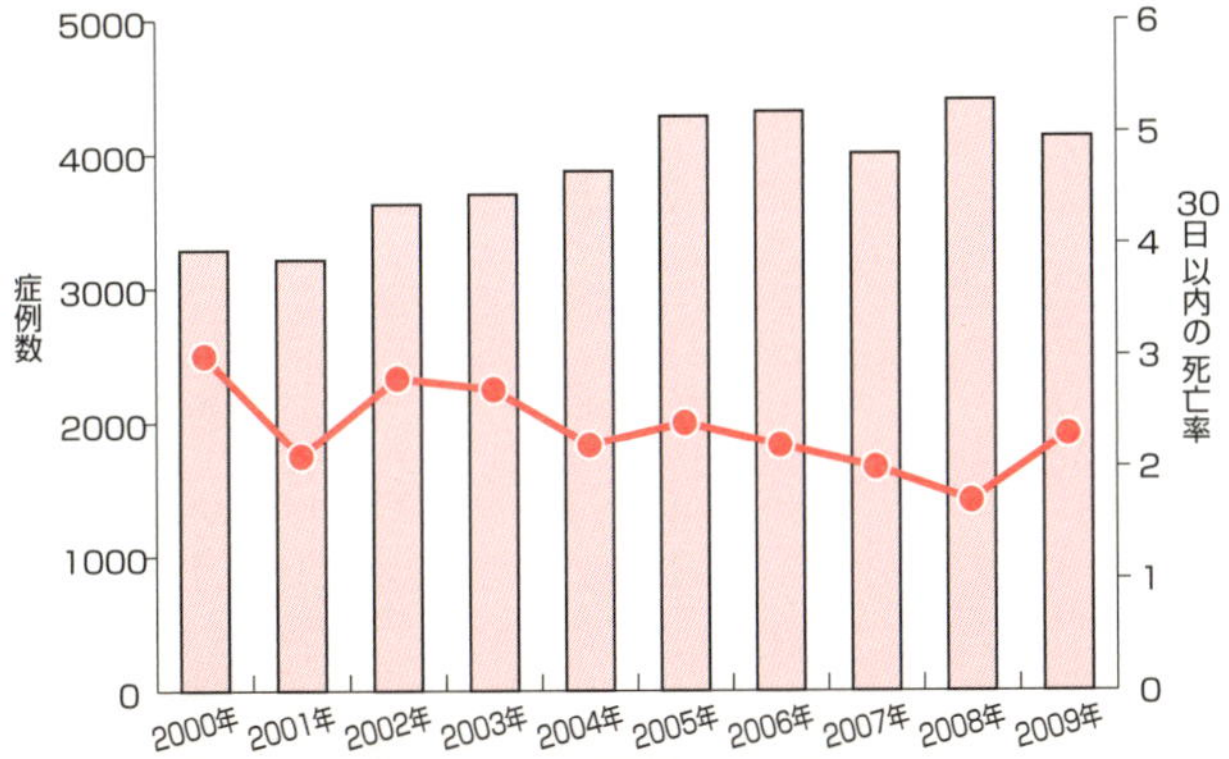

	2000	2001	2002	2003	2004	2005	2006	2007	2008	2009
症例数	3285	3213	3626	3700	3871	4284	4320	4007	4406	4135
手術死亡率	3.0%	2.1%	2.8%	2.7%	2.2%	2.4%	2.2%	2.0%	1.7%	2.3%

（日本胸部外科学会学術調査データ(2000-2009)より）

日本胸部外科学会の調査によると、大動脈弁と僧帽弁の手術の死亡率（30日以内に亡くなった割合）の全国平均は2・5％前後です。高齢者やもともと心機能が低下している患者さんが多いだけに、この手術の危険性は、冠動脈バイパス手術より高い傾向があります。

ただし、一度心不全を起こしたくらい重症な弁膜症でも薬物治療が効いた場合には、手術をすると高い成功率が得られます。近年、手術を単純化することにより、80歳以上の高齢の患者さんでさえ手術翌日から歩くことも可能になってきました。もちろん看護やリハビリを担当して下さる方の大きな支援が欠かせないことは言うまでもありません。

また、冠動脈バイパス手術と同じように、脳梗塞、心筋梗塞、心不全、多臓器不全、出血、不整脈、呼吸不全、ＭＲＳＡ感染、腎機能障害、肝機能障害などの合併症によって、入院が長引いたり、日常生活に支障が残ったりする危険性もあります。

手術によるリスクは、ほかに病気があるかどうかや、患者さんの年齢や心機能の状態に大きく左右されますので、症状に気づいたらすぐに循環器内科を受診し、できるだけよい状態のうちに手術を受けるようにしてください。

第6章
増えてきた大動脈の病気

大動脈は心臓につながる最も太い血管

●動脈硬化の進展と共に増える大動脈瘤

食生活の欧米化と高齢社会の進展で増えているのが大動脈の病気です。大動脈は、直径2〜3㎝と、心臓を出てから両足に分かれるまでの体のなかで最も太い血管で、心臓から全身に血液を通す大事な役目を果たしています。

大動脈の一部分が膨らんで、こぶのようになった病気が大動脈瘤です。よく、脳ドックで動脈瘤がみつかったという話を聞きますが、そういった血の塊のこぶが脳動脈ではなく、大動脈にできたものを大動脈瘤と呼びます。

大動脈瘤ができる原因は、動脈硬化、そして外傷です。高齢化と食生活の欧米化によって動脈硬化が原因の大動脈瘤が増えています。また、弁膜症の影響、高血圧、リウマチ、梅毒、そのほかの感染などによっても大動脈瘤は起こります。

大動脈は、心臓から首の方へ向かって出て、弓のような形で曲がり、胸部の左後ろから腹部まで太い血管が貫き、ヘソの少し下のあたりで左右に分かれます。

●大動脈の形と部位

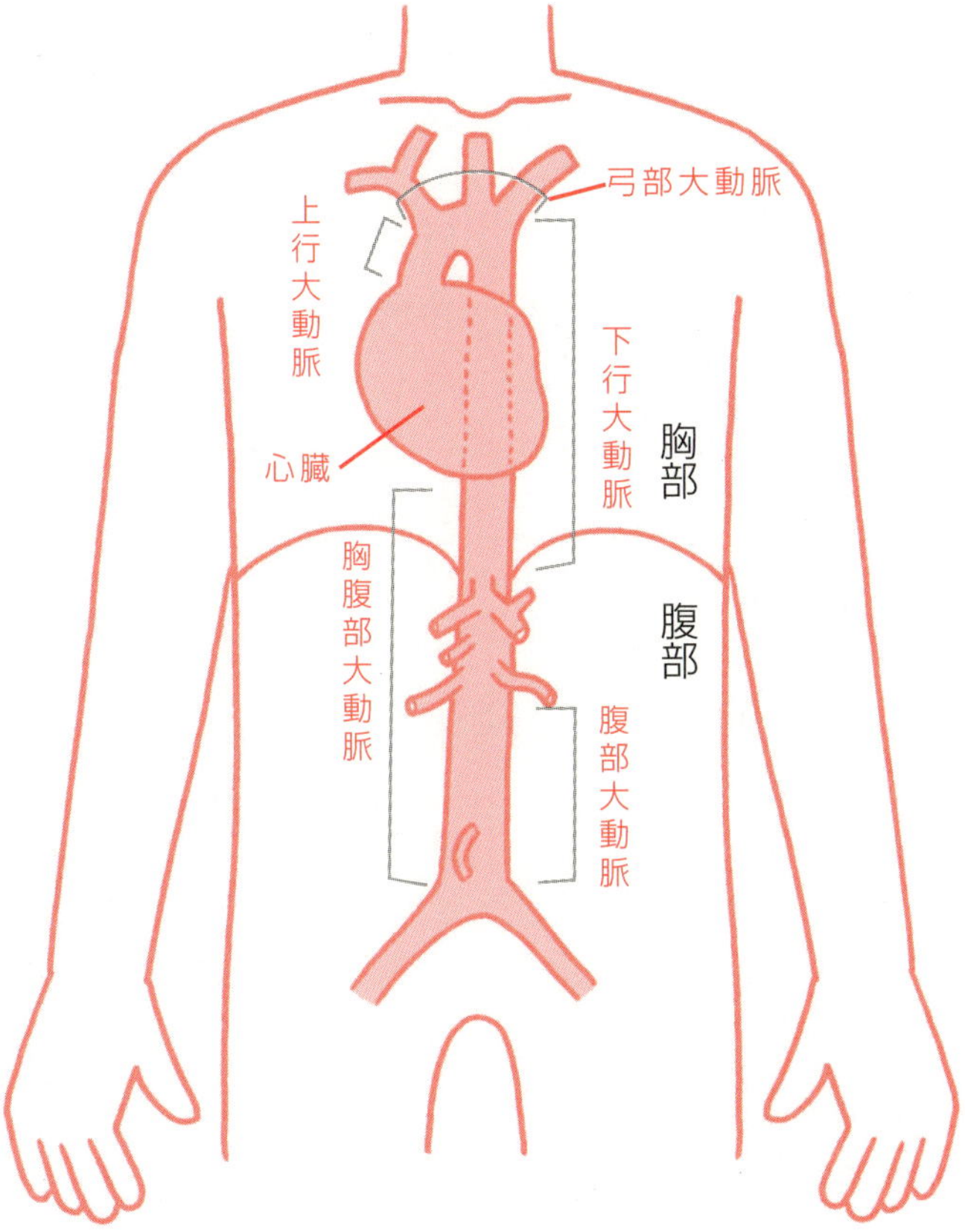
弓部大動脈
上行大動脈
下行大動脈
心臓
胸部
胸腹部大動脈
腹部
腹部大動脈

動脈が拡大するこぶは、どの部分にもできますが、横隔膜を境に上にできたものを胸部大動脈瘤、下のほうなら腹部大動脈瘤、両方にまたがったものを胸腹部大動脈瘤と呼びます。

少し専門的になりますが、大動脈は胸部のなかでも上行、弓部、下行と場所によって区別され、こぶのできた部位によっても、治療の難易度は変わってきます。

破裂すると危険性が高いのは、胸部や胸腹部にできた動脈瘤で、手術が最も難しいのは胸腹部にまたがっている場合です。

●治療するかどうかの目安は瘤《こぶ》の大きさ

大動脈瘤は、健康診断のときなどに胸部X線写真や胸部CTを撮ったときにみつかることが多いのですが、こぶがそれほど大きくなければ何の問題もありません。しかし、急激に膨らんで破裂すれば、命取りになることがあります。

治療するかどうかを判断する目安になるのは動脈瘤の大きさです。大きくなればそれだけ大動脈瘤が破裂する危険性が高まります。胸部大動脈瘤の場合、年間破裂率は4㎝以下はほぼゼロですが、4〜4・9㎝で0〜1・4%、5〜5・9㎝で4・3〜16%、6㎝以上では10〜19%です。腹部大動脈瘤では、4〜5㎝では0・5〜5%と年間破裂率が比較的低いもの

●大動脈瘤の形と原因

大動脈瘤の形状	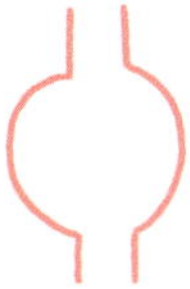 紡錘状	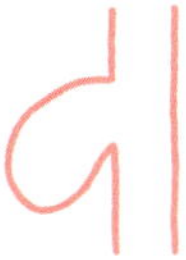 嚢状	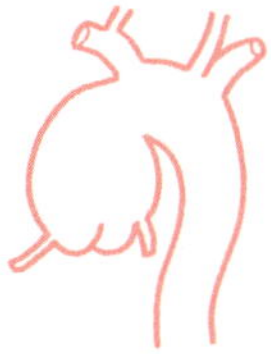 大動脈基部拡大
原因	（粥状）動脈硬化	外傷	マルファン症候群
	炎症	感染	

の、5~6㎝では3~15%、6~7㎝は10~20%、7~8㎝は20~40%、8㎝を超えると30~50%と非常にリスクが高くなります。

　破裂すれば助かる確率は2割程度で、重い後遺症が残る人もいます。胸部の場合で5・5㎝以上（場合によっては4・5㎝以上）、腹部で5・5~6㎝以上になったときには、後述するステントグラフト治療か外科手術を受けたほうがよいでしょう。一般的には、大動脈瘤がそれより小さい場合には、禁煙や血圧のコントロールなどをしてもらいながら様子をみます。

解離性大動脈瘤（大動脈解離）とは

●前触れなく突然大動脈の内膜が裂ける

大動脈瘤は、こぶの形とでき方によって、真性、仮性、解離性（次頁参照）の三つのタイプに分けられます。

このタイプによっても、病気の経過や手術の難易度は異なります。なかでも、ほとんど何の前触れもなく、致命的な状況になってしまうおそろしい病気が解離性大動脈瘤です。突然血管が裂けて解離し、急性期にはこぶができないこともあるので、最近では大動脈解離という病名で呼ばれることも多くなっています。２００６年にはタレントの加藤茶さんが大動脈解離を発症しました。

女性より男性に多く、男女共もっとも患者数が多いのは70歳代ですが、40歳代以上の高血圧の人に起こりやすい傾向があります。

大動脈の壁は、３層の膜によって構成されていますが、まず内膜が裂け、中膜に亀裂が入ってその部分に血液が流れ込み、時間が経つとこぶができます。血管の壁を覆う薄い外膜が破れ

●大動脈瘤の形には3つのタイプがある

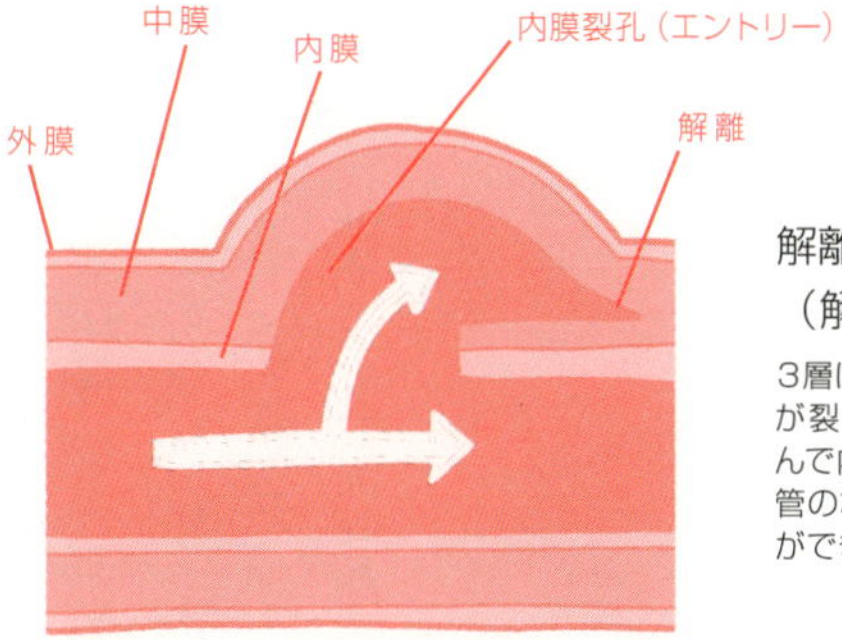

解離性大動脈瘤（解離性大動脈）

3層になっている大動脈の内膜が裂け、そこから血液が流れ込んで内膜を引き裂き（解離）、血管のなかに血液がたまってこぶができた状態。

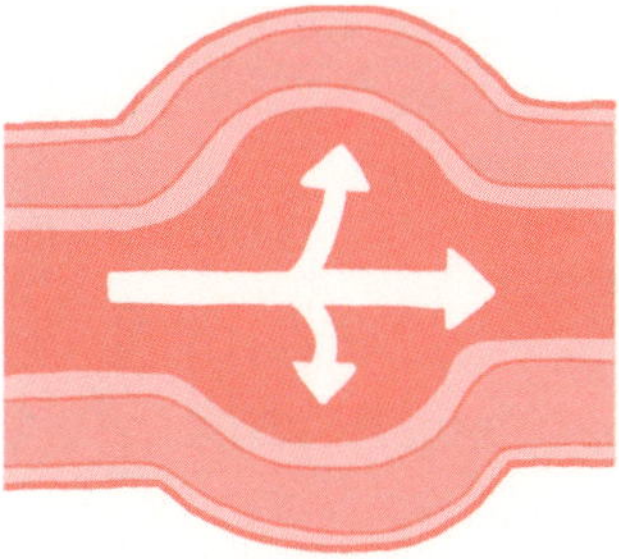

真性大動脈瘤

大動脈の壁全体が膨らんでいる状態で、壁がもろくなって起こることが多い。

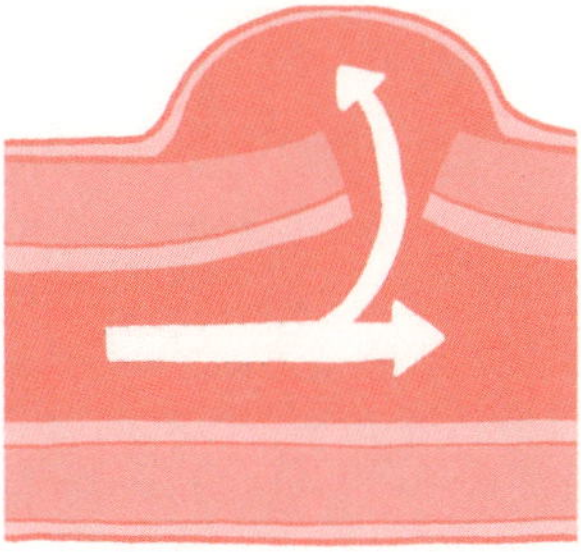

仮性大動脈瘤

大動脈の壁の一部が裂けて、そこから漏れた血液が周りの組織を圧迫したためにこぶができたもの。血圧があがると破裂しやすい。

ると、大出血を起こし手遅れになることもあります。

この病気がおそろしいのは、小さなこぶが徐々に大きくなるのではなく、特に前触れもなく血管が裂けて解離が起こることです。突然激痛が走り、その痛みが背中や首、腰、足など全身へ移行し、放っておくと壁外への出血が起こり、死に至ります。

病院にたどり着く前に亡くなってしまう人も多いので、激痛が起こった時点で、とにかく救急車を呼びましょう。急に解離が起こって破裂してしまった場合には、緊急手術になることがほとんどです。

大動脈の病気にも自覚症状がある?

●大動脈瘤のサインがあることも

大動脈瘤がよい例ですが、大動脈の病気がこわいのは、多くの場合、自覚症状がないことです。

そのため、それまでいたって健康だったのに、大動脈瘤が突然破裂してしまう人も少なくあ

●大動脈瘤（ほとんど無症状）や解離性動脈瘤（背部激痛）の自覚症状

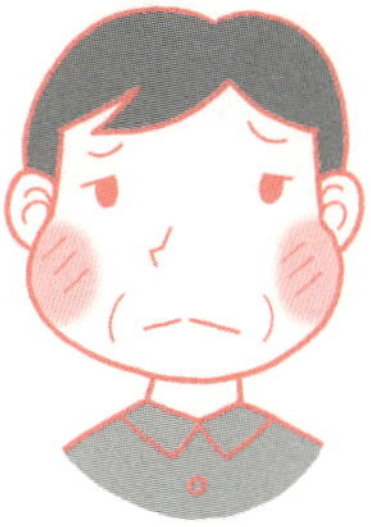

顔のむくみ

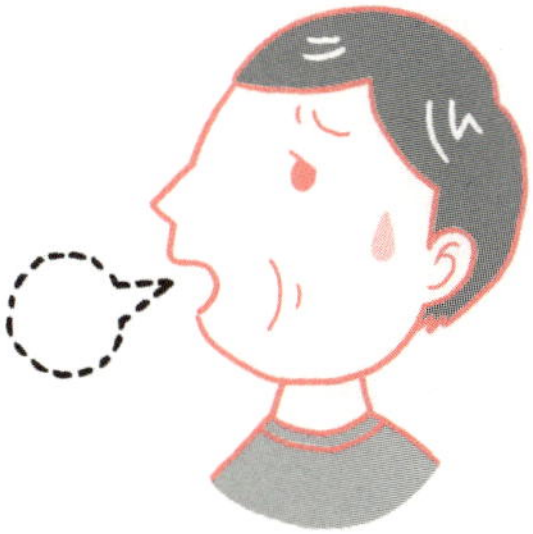

声のかすれ

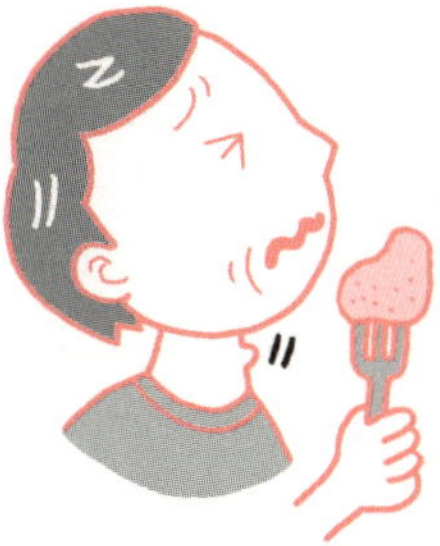

食べ物が飲み込みにくい

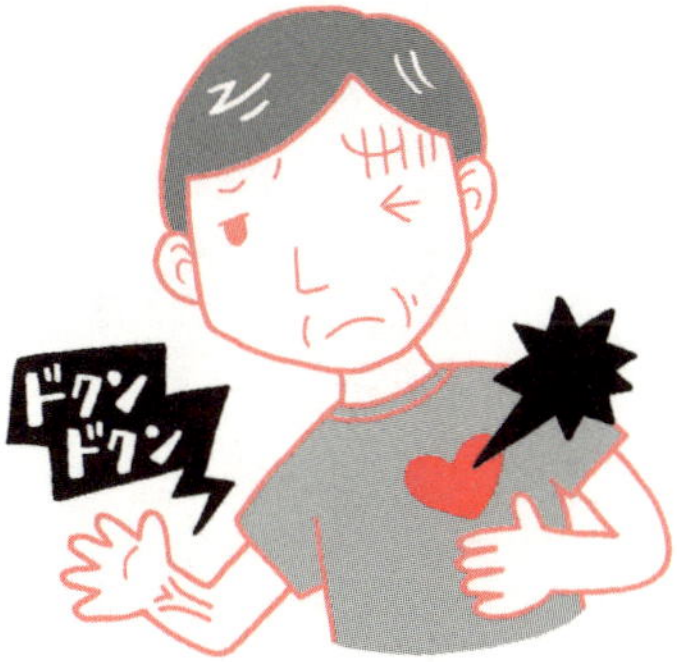

胸のあたりの激痛

血管が脈打つ感じ

りません。

ただ、真性動脈瘤や仮性動脈瘤については、血管が拡大した場所によっては症状が出る場合もあり、それに気づけば突然死の危険にさらされることは少ないはずです。

大動脈瘤が首に近いうえのほうにある場合には、胸痛を感じたり、息苦しかったり、声がかすれたりする人がいます。また、食べ物が飲み込みにくくなる人もいます。

食道がんや喉頭がんなど、同じような症状が出る病気がほかにもありますので、必ずしも大動脈瘤とはかぎりませんが、いずれにせよ、命に関わる病気である危険性があるので、こういった症状がある場合には、内科で検査を受けてみてください。

一方、胸部大動脈瘤のなかでも、腹部に近い部分や腹部大動脈瘤の場合には、それほど大きくならなくても、こぶのできている部分が脈打っているのを患者さん自身が発見し、受診してこられることがあります。

痛みが出てきたときには、破裂寸前かもしれません。普通は脈拍を感じられないようなところが脈打っているようでしたら、すぐ心臓血管外科か血管外科のある病院へ行きましょう。

大動脈の病気の治療

●ステントグラフト内挿術

大動脈の病気の治療法には、主に、外科手術である人工血管置換術とカテーテル治療であるステントグラフト内挿術があります。

ステントグラフト内挿術とは、人工血管（グラフト）の中にステントと呼ばれるバネを入れたものです。ステントグラフト内挿術は足のつけ根からカテーテルを入れ、血管の中を通してステントグラフトを動脈瘤全長に留置して補強し、破裂を防ぐ治療法です。

２００８年にこの治療法に保険が使えるようになりました。

カテーテルを使ったステントグラフト内挿術は、胸部や腹部を大きく開く外科手術とは異なり身体に負担の少ない治療法です。ただ、新しい治療法であるだけにまだ長期に使ってどうなのかが分かっていません。大動脈瘤が拡大して破裂する危険がゼロではありません。また、動脈瘤の中に血流が残ることもあります。

そういった心配がまだあるため、ステントグラフト内挿術は、高齢者や心臓や呼吸器、脳に

●ステントグラフト内挿術

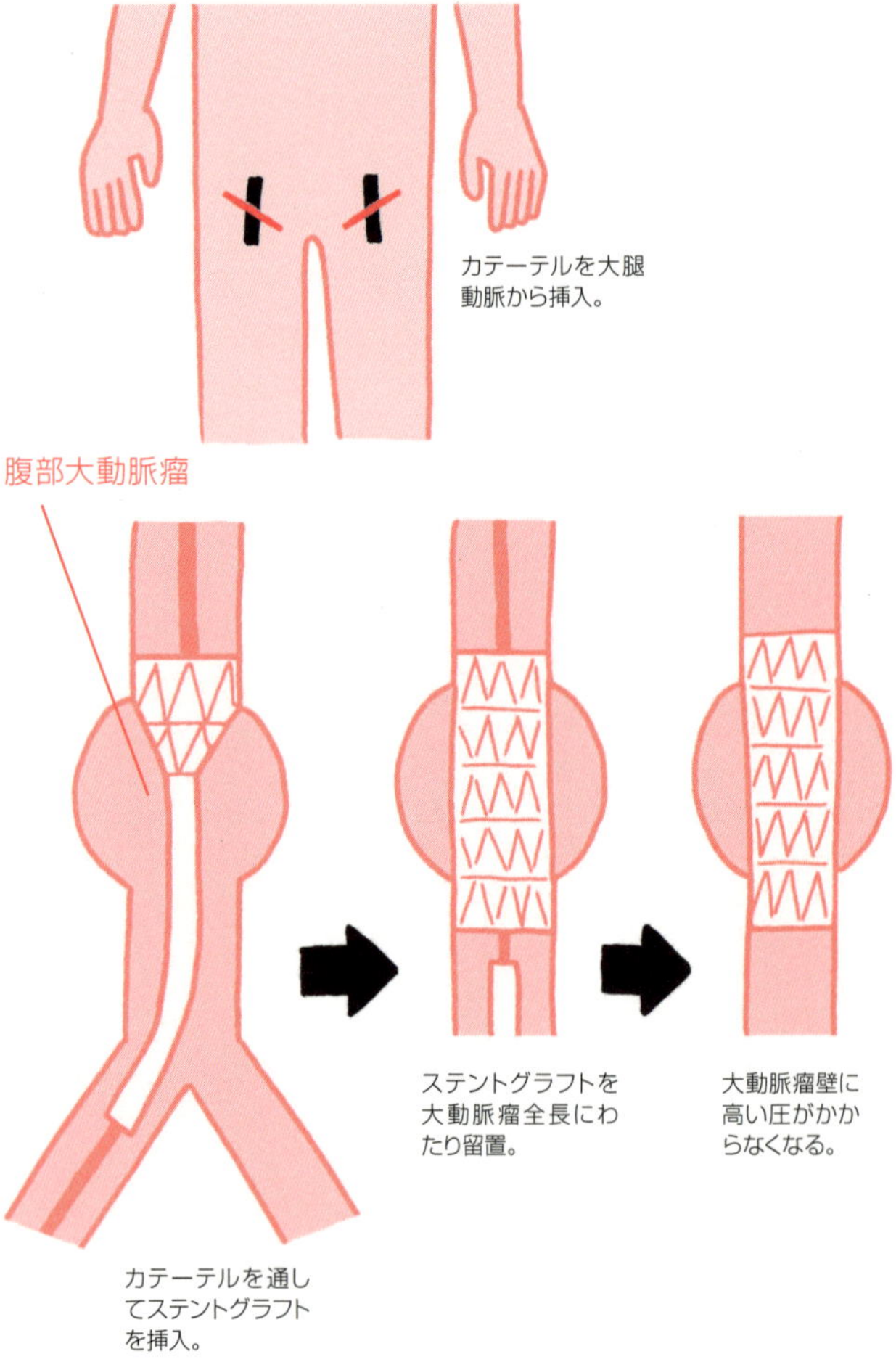
カテーテルを大腿
動脈から挿入。
腹部大動脈瘤
カテーテルを通し
てステントグラフト
を挿入。
ステントグラフトを
大動脈瘤全長にわ
たり留置。
大動脈瘤壁に
高い圧がかか
らなくなる。

重い病気があるなどの理由で外科手術が難しい人を対象に行われていましたが、現在急速に増加傾向にあります。

なお、大動脈解離にはステントグラフト内挿術は適応ではありませんし、弓部大動脈などステントグラフトの留置が困難な部位もあります。

ステントグラフトの登場で、重度の合併疾患などで外科手術が難しい人でも、治療が受けられるようになったことはすばらしいことです。しかし、前述のようにステントグラフト内挿術にはデメリットもあります。再治療になるリスクもあり、ステントグラフト後の外科手術は、一般的な人工血管置換術に比べて危険性が高くなります。

ステントグラフト内挿術を受けるかどうかは、ステントグラフト内挿術も外科手術も両方バランスよくやっている病院で相談することが重要です。

●人工血管置換術

大動脈瘤、解離性大動脈瘤の治療の柱は、大きなこぶができたところや裂けてしまった場所の血管を、人工血管に取り替える外科手術「人工血管留置術」です。既に破裂が起こって緊急手術になったケースを除いて、術前には降圧薬を投与して血圧を下げ、動脈瘤の破裂を予防します。

外科手術では、全身麻酔をかけ、拡大したり解離した血管を切離し、人工血管を縫いつけます。心臓に近い部分の大動脈の手術をする場合には、心臓を一度止めるために、人工心肺を使って手術を行いますが、腹部大動脈瘤や胸部の下行大動脈瘤の手術の場合には、心臓を動かしたままで手術を行います。

人工血管は、化学繊維でできており、拒絶反応が起こる心配はありません。数十年は劣化しませんので、人工血管を取り替えるための再手術の必要性は手術部位への感染を合併しない限り、ないと考えてください。

ただ、大動脈の手術は、こぶのできた部位によって異なりますが、手術によって死亡する危険があるのも事実です。

日本胸部外科学会の調査では、2013年に胸部大動脈瘤で手術を受けた急性期の患者さんの院内死亡率（手術後病院のなかで死亡した割合）の全国平均は9・4％（スタンフォードA型というタイプの平均値）でした。

手術合併症として脳血管障害、心筋梗塞、出血、感染などが起こる危険性もあります。

大動脈の手術による院内死亡率は、冠動脈バイパス手術や弁膜症手術に比べると高い数値ですが、これは、破裂後に手術を行ったような症例も含まれているためだと思われます。

● 部位によって異なる人工血管置換術

上行大動脈人工血管置換術

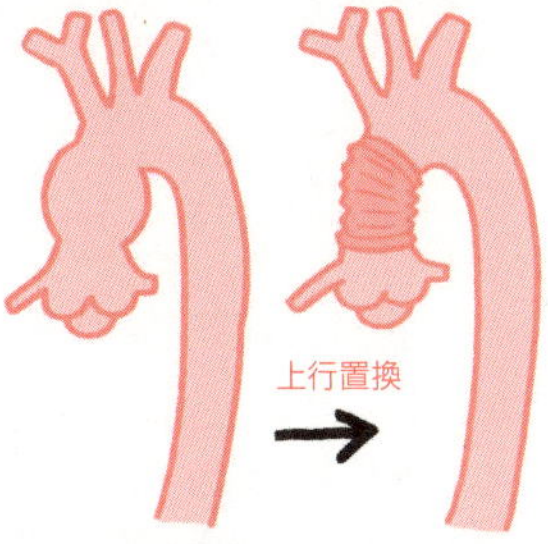

下行大動脈人工血管置換術

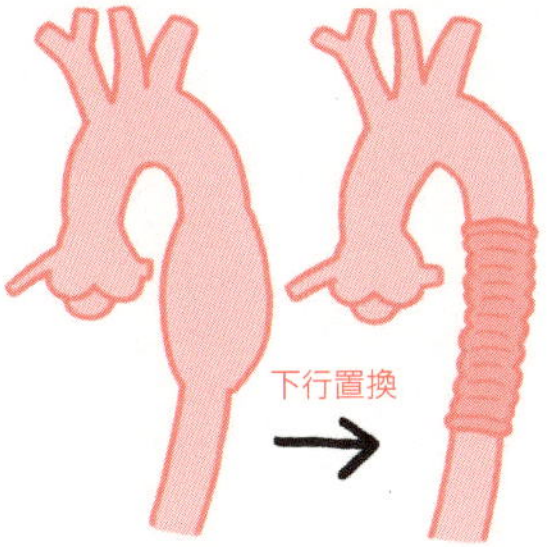

弓部置換術

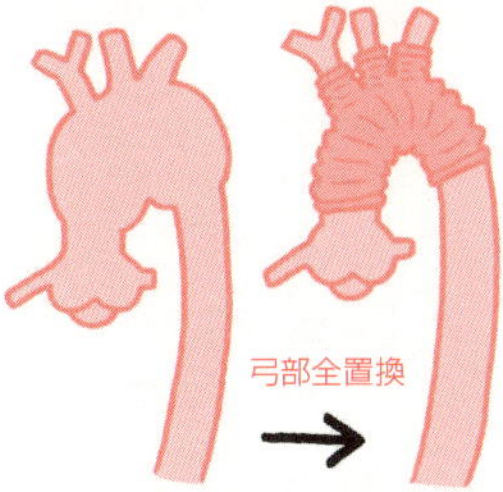

この手術を行うためには、一時的に人工心肺からの血流を止める「循環停止」が必要になります。脳の血流維持のため、特殊な体外循環が必要です。

胸腹部大動脈人工血管置換術

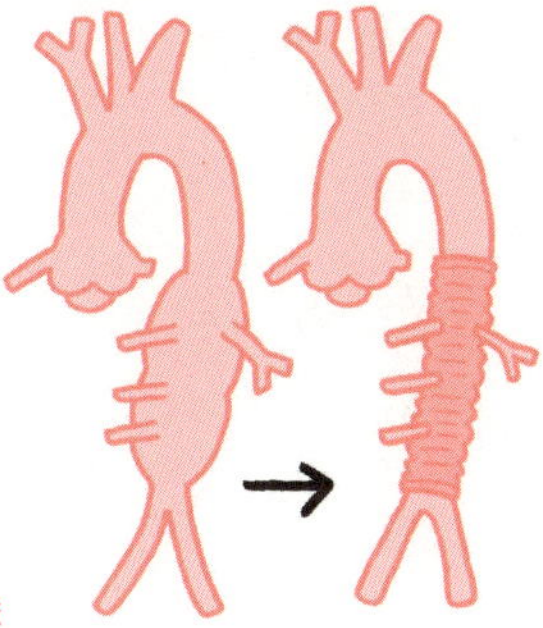

大動脈基部置換術

（ベントール手術）

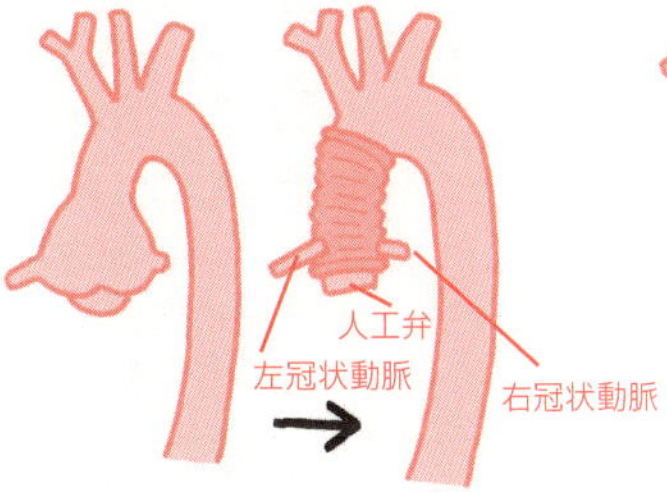

大動脈の病気は、病院にたどり着く前に血管の破裂が起こり、亡くなるケースも多いので、病院にたどり着いて手術が受けられれば、約9割の人は助かっていると考えてください。

この手術に慣れている病院であれば、救命率はもっと高いはずです。また、健康診断やほかの病気の検査でみつかった大動脈瘤が、様子をみているうちに拡大してきたので手術を受けるという待機手術のときには、患者さんの年齢や合併疾患にもよりますが、胸部大動脈瘤、腹部大動脈瘤とも、手術によって死亡する危険性は1〜2%くらいです。

血管の病気の専門家はどこにいる?

●まずはかかりつけ医に聞く

大動脈は、心臓につながっており、心臓の専門家が診察、診断することが一般的です。検査や診断は、主に内科の医師が担当しますので、ほかの心臓病と同様、循環器内科や循環器科で医師の診察を受けていただくことになるわけです。

そこで、大動脈の病気であることが判明し、手術が必要であるとなれば、外科の医師の診察、診断を受けます。外科のなかには血管外科と呼ばれている部門もあり、横隔膜以下の血管の治療は、血管外科で治療が可能です。ただし、心臓の近くにある胸部大動脈の場合は、心臓の治療が必要な場合もありますし、心臓を止めて手術を行うこともありますので、一般的には心臓血管外科が担当します。

ただし、循環器内科も心臓血管外科も扱う病気の種類が多いため、得意な分野も異なり、大動脈を専門に治療ができない場合がありますので、注意が必要です。

では、どのように専門家を探せばよいでしょうか。

かかりつけの医師がいる人は、まずはそこでよくご相談されることをお勧めします。もちろん、急に胸が張り裂けるように痛いときには、かかりつけ医に相談している暇はありませんから、一刻も早く救急車を呼んでください。

●手術の体制、合併症についても尋ねてみる

もし、信頼できるかかりつけ医がいなくて、自分で探す場合には、十分な手術の体制がとれる病院をあたられるとよいと思います。循環器内科と心臓血管外科の両科を標榜している病院が絶対条件です。

次に、常勤の医師が何人いるか調べてみましょう。循環器内科は3人以上、心臓血管外科は2人以上いれば、万が一の急変時にも対応ができるはずです。最近は、インターネットで手術成績を紹介している施設も多くあります。それを参考にしてもよいでしょう。

症例数については、胸部大動脈瘤で年間10例以上行っていれば、ある程度慣れた施設だといえるでしょう。

ただし、手術死亡率の読み方は少し難しく、大動脈の手術の場合には、死亡率が0％だから優れているとはかぎりません。手術死亡率0％が大変すばらしい成績であることは事実ですが、緊急手術も多いこの疾患では、医師や医療チームの技術とは関係なく、残念ながら亡くなられる人もいらっしゃいます。数が少ないところでは、緊急手術をしていないから成績がよい、あるいは状態の悪い人はほかの病院に送って手術をしない場合も、成績はよくなります。何とか助けようと、積極的に手術をしていれば、亡くなられる人も出ることがあり、死亡率も0ではなくなることが多いのです。

受診にあたっては、手術をする医師が、合併症についてもきちんと説明してくれる病院を探しましょう。大動脈の手術については、さまざまな工夫をして、合併症を減らす努力をしています。どのように工夫しているかを聞くためには、直接執刀医から説明を受ける必要があるのです。できれば、大動脈疾患の緊急手術の数も尋ねてみましょう。腹部大動脈瘤を含めて年間

5例以上あれば、緊急時の対応もしている病院だといえるでしょう。

緊急時以外は、その場で手術を受けるかどうかを決める必要はありません。紹介状を書いてもらい、検査資料を借りて、是非、セカンドオピニオンを求めましょう。

セカンドオピニオンは、循環器内科に依頼することをお勧めします。外科から外科であると、結局どちらかで手術ということになり、一般的には元の医師に戻りづらく、結局、セカンドオピニオンを受けたほうで手術となることが多いようです。

その点、内科の医師の意見を聞くことは、手術の適応から最初に説明を聞いた医師の評判までざっくばらんに話ができ、手術後の内科的な経過をみてもらうときにも相談ができ

●大動脈の病気の手術を受ける前に確認しておきたいこと

確認事項
手術は誰が執刀するのでしょうか
大動脈瘤の手術は今まで何例、 そして年間何例くらいされていますか
大動脈の病気の緊急手術は年間何例くらいですか
術後の合併症はどのようなものがあるのでしょうか またその頻度はどれくらいでしょうか

ます。

大動脈の病気に関しては、手術が終了しても、そこがゴールではありません。一度、動脈瘤ができた人は、また別の場所にできることが多いからです。大動脈解離では、解離が残存していることもあります。喫煙者はまず禁煙すること、そして、高血圧や糖尿病の管理も重要です。

できたら自宅や職場に近い病院やクリニックの循環器科を紹介してもらい、医師と二人三脚で再発を予防しましょう。

第7章 不整脈とそのほかの心臓病

不整脈の治療

●どういうとき治療が必要？

不整脈は心臓のリズムの異常です。心臓には、刺激伝導系という心筋のなかを走る一方通行の電気の回路が張り巡らされています。そのなかで、一番上に存在する洞結節というところから発する興奮が、この回路を伝わって心房、そして心室まで到達します。

洞結節から発する興奮は、成人の場合で安静時、1分間に60～80回程度です。つくられた電気は刺激伝導系を通り心臓全体に伝達され、心臓はリズミカルに収縮を繰り返しています。こうした心臓の拍動のリズムが乱れたり、脈拍数が正常より大きく増えたり減ったりする状態が、不整脈です。

不整脈には、大きく三つのタイプがあります。一つは、心臓の収縮回数が多い「頻脈」、もう一つはその逆で脈が少ない「徐脈」、三つ目が規則正しい脈のなかに一つ早く収縮が起こり、一拍抜けるように感じる「期外収縮」です。

なかでも、期外収縮はよくある不整脈で、ホルター心電図（24時間の心電図）を取ると、普通は、8割以上の人に数個以上現れます。多くの人は自覚症状もなく、健康診断やほかの病気で受診したときにみつかることがほとんどです。

気にしなくてよいものも多いのですが、次のような場合には、放っておくと命取りになることもあり、積極的な治療が必要と考えられます。

●失神発作や救急蘇生などを要する、生命に関わるような危険な不整脈

●放置すれば、ほかの病気の原因となるような不整脈（心房細動などは血の塊が心臓内にでき、脳梗塞を起こす可能性が高い）

●自覚症状が強い場合（動悸や胸苦しさなどから、ひどい場合はめまいが起こったり気を失ったりすることもある）

不整脈のなかには心筋梗塞、心臓弁膜症、心筋症などの病気によって引き起こされるものもあります。急性心筋梗塞の発作が起きたときに、後述する危険な不整脈も起こり、それが引き金になって命を落とす人もいます。自覚症状を感じたら、一度は専門医を受診しましょう。

●不整脈のタイプはおもに3種類

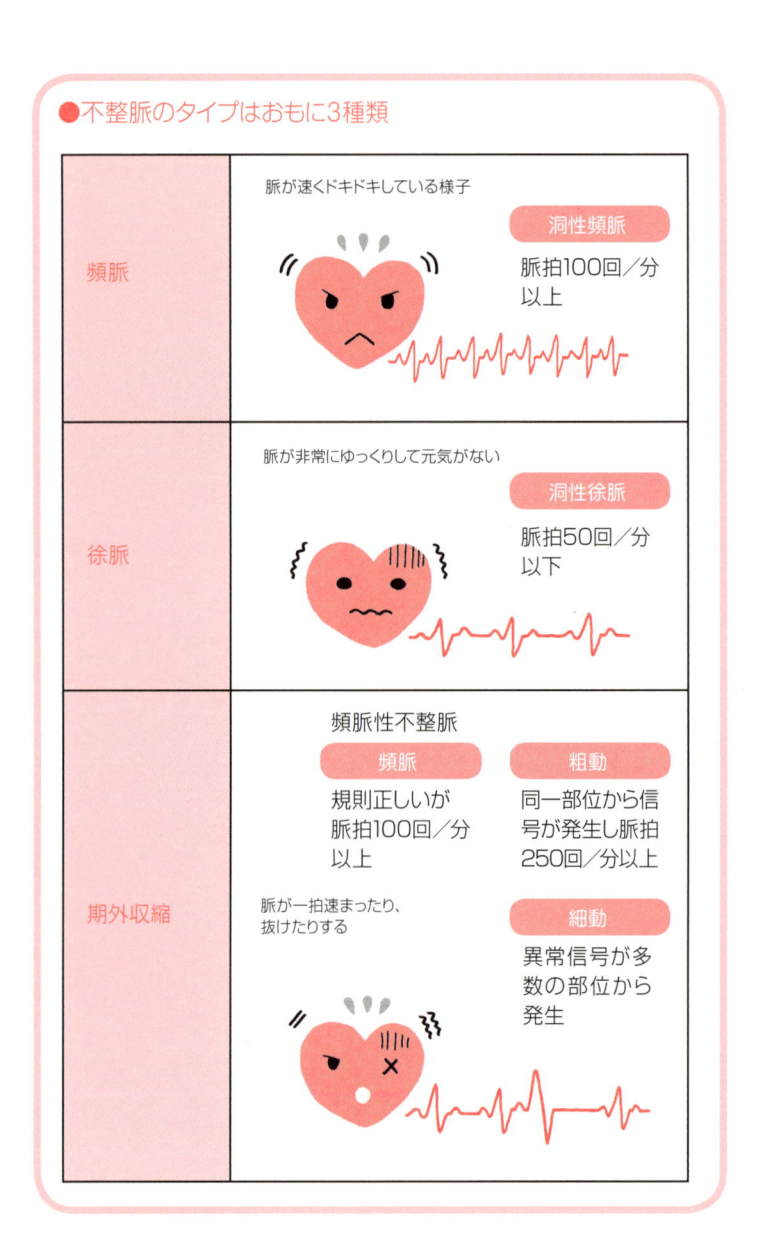

頻脈	脈が速くドキドキしている様子  洞性頻脈 脈拍100回／分以上
徐脈	脈が非常にゆっくりして元気がない 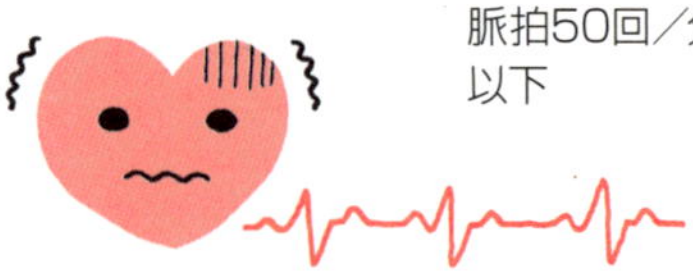 洞性徐脈 脈拍50回／分以下
期外収縮	頻脈性不整脈 頻脈 規則正しいが脈拍100回／分以上 粗動 同一部位から信号が発生し脈拍250回／分以上 脈が一拍速まったり、抜けたりする 細動 異常信号が多数の部位から発生 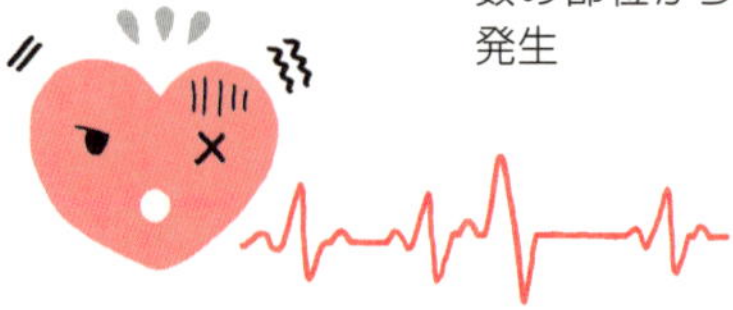

危険な不整脈とは？

●心室細動

2002年、高円宮憲仁親王《たかまどのみやのりひと》が、カナダ大使館でスカッシュをしている最中に倒れられ、突然死されました。

その原因は、最も危険な不整脈といわれる心室細動が起こり、血液循環が止まってしまったためでした。突然死の70〜80％が、この心室細動が原因とみられています。高円宮さまは47歳という若さであり、この不整脈は、10〜40歳代の若い人にも起こるおそれがあります。

健康な人の心臓は、電気刺激が心房から心室へ順番に伝わることによって規則的に収縮し、血液を全身に送り出しています。心室細動は、この電気刺激がうまく伝わらず、心室が震えるだけで収縮しなくなってしまうために、心臓が止まってしまう病気です。

この不整脈が起こると、突然、顔が青白くなり、瞳孔が開き、ばたりとその場に倒れます。心臓が停止すると、約10秒で意識がなくなり、4分ほどで脳死状態になってしまいます。

救命のためには救急車を呼び、到着を待つ間に、とにかく一刻も早く、周囲の人が自動体外式除細動器（ＡＥＤ）を使って電気ショックを与え、心臓が元通り動くようにする必要があります。救急車の到着までかかる時間は平均6分ですので、その前にＡＥＤをするかどうかが命の分かれ目になるのです。

高円宮さまの突然死をきっかけに、公共施設、学校や駅などにＡＥＤが設置されるようになりました。はじめての人でも音声のガイド機能がついて使えるようになっていますので、もし、家族や周囲の人が急に倒れ、呼吸も心臓も止まってしまうようなことがあったら、勇気を出して使ってみてください。消防署や日本赤十字社の支部などで行っている救急処置の講習では、このＡＥＤの使い方も説明されます。いざというとき慌てないためには、そういった講習に参加しておくとよいかもしれません（28頁参照）。

脈が一つ飛ぶことはよくあることで、不整脈は誰にでも起こる生理現象ですので、ときどき脈が不規則になるくらいで慌てたり、むやみにこわがったりする必要はありませんが、致命的となる心室細動には注意が必要です。

心室細動の原因は、先天性の遺伝子異常である場合もありますし、心臓に異常がない人でも脱水や肥満、栄養障害、腎機能障害、甲状腺機能障害が引き金になることがあります。

健康な人でも、急に激しい運動をしたときなどには、心室細動が起こりやすいので注意してください。特に夏の日中や寝不足、ストレスがたまっている状態での運動は避けましょう。運

●危険な不整脈「心室細動」

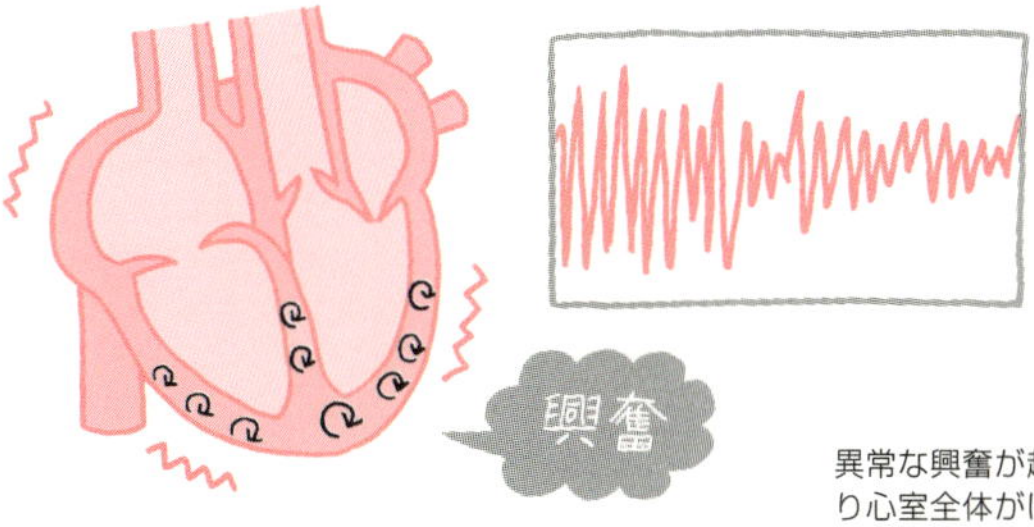

異常な興奮が起こり心室全体がけいれんした状態が【心室細動】

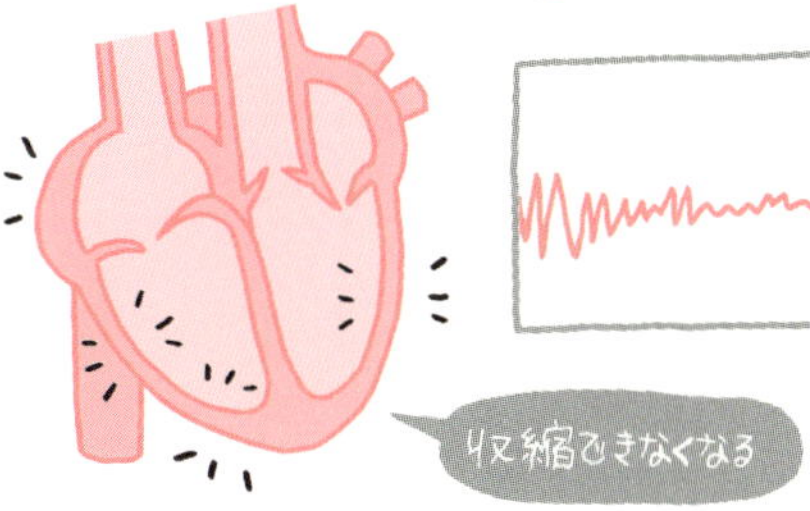

ふるえているだけで心臓が収縮できず、心臓がストップ！
脳への血流が途絶えて危険！！！

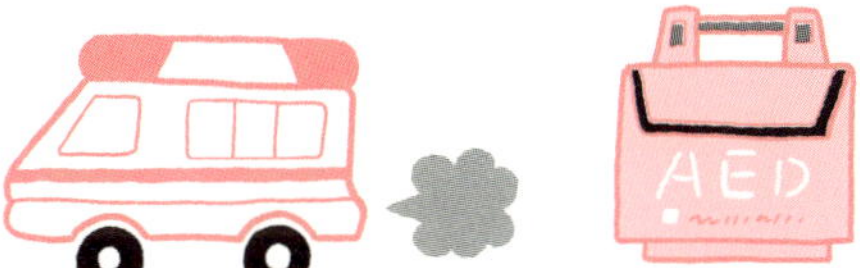

速やかに救急車を呼び、AEDによる処置を！

動をする前に、準備体操やウォーミングアップをすることが重視されるのは、この危険な不整脈を予防するためでもあるわけです。

この心室細動で突然死した人の９割は、健康診断で異常が発見されなかった人だという説もあります。しかし、倒れる前には、脈が速くなって動悸を感じる頻脈や、期外収縮といった自覚症状があった人も多いとされています。

脈が一定でないと感じたり、ときどき脈が速くなって動悸を感じるようなことがあったら、循環器内科を受診し、危険な不整脈の兆候なのか、治療が必要な状態かどうか調べてもらうようにしてください。

また、心筋梗塞の発作によっても、心室細動が起こります。心臓が止まって、その多くが突然死してしまうのです。実は、心筋梗塞による突然死のほとんどが、この心室細動によるものだといわれているくらいです。

心筋梗塞が引き金になる心室細動を防ぐためにも、動脈硬化を予防することが非常に大事です。

●心室頻拍

脈拍が速くなる原因が心室にあるもので、１分間に１２０回以上の頻脈になり、冷や汗、胸痛、呼吸困難などの自覚症状があります。ときには血圧が急激に低下し、意識が朦朧とする人もいます。

先天性の病気（QT延長症候群、ブルガタ症候群）、心筋梗塞、心不全などにともなって起こることも多く、心室細動に移行することもあるので、意識が混濁したときはもちろん、頻脈になったときに冷や汗が出たり、息苦しくなったりした場合には、すぐに病院へ行きましょう。

一時的にでも失神したときや命の危険を感じたときには、救急車を呼んでください。意識を失ったような場合には、心室細動と同じように、できるだけ早く、周囲の人がAEDで電気ショックを与える必要があります。

●房室ブロック・洞不全症候群

心臓内で刺激伝導系という一定のルートを電気刺激が伝って、心臓の収縮と拡張が起こっています。電気刺激が正常に伝わらない異常をブロックと呼びます。

房室ブロックは、電気刺激が心房から心室に正常に伝わらない状態です。

また、一番上の洞結節でつくられた電気刺激が心房に伝わらない異状を洞房ブロックと呼

●余分な電気信号が心室で発生する「心室頻拍」

【心室頻拍】では、心房よりも先に心室が収縮する状態が速く連続して起こる
ドキドキ
ドキドキドキ
心拍数が200回／分以上になることも
心室の収縮が続くと最も危ない「心室細動」に移行し突然死する危険がある

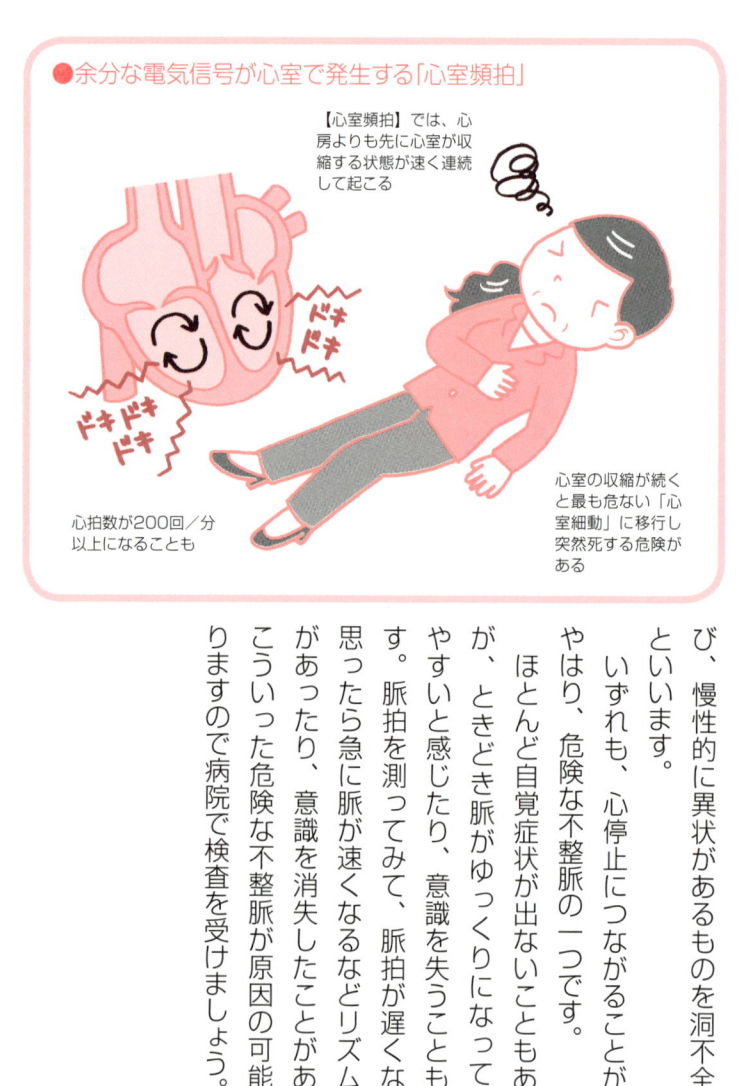

び、慢性的に異状があるものを洞不全症候群といいます。

いずれも、心停止につながることがあり、やはり、危険な不整脈の一つです。

ほとんど自覚症状が出ないこともありますが、ときどき脈がゆっくりになって、疲れやすいと感じたり、意識を失うこともあります。脈拍を測ってみて、脈拍が遅くなったと思ったら急に脈が速くなるなどリズムに乱れがあったり、意識を消失したことがあれば、こういった危険な不整脈が原因の可能性がありますので病院で検査を受けましょう。

心房細動、心房粗動って何？

●血栓をつくって脳梗塞の原因になることも

心房の収縮が極端に速くなる病気で、1分間に250回以上になった場合を心房粗動、さらに収縮が不規則になった状態を心房細動といいます。巨人軍終身名誉監督長嶋茂雄さんは心房細動から脳梗塞を起こしています。

不整脈の病気のなかでは多いもので、高血圧、過労、過食によって一時的に起こることもあります。

心房細動、心房粗動が起こると、脈拍のリズムや大きさがまったく不規則になります。心臓弁膜症や心筋梗塞にともなって起こった場合には、心不全などの原因になることがあるので治療が必要ですが、ほかに心臓病がないかぎり、それほど心配はありません。

ただ、長い間、心房細動が続くと心房内に血栓ができやすくなり、それが心筋梗塞を引き起こしたり、脳に飛んで脳梗塞の引き金になることがあります。そのため、心拍数を抑える抗不整脈薬や、血栓ができないように抗凝血薬を飲む必要がある人もいます。

●心房の収縮が異常に速くなる「心房細動」

心房の収縮が極端に速くなり、心房がけいれんを起こした状態が心房細動。
心房細動が続くと、心房内に血栓ができ、心筋梗塞、脳梗塞、腎梗塞の引き金に…

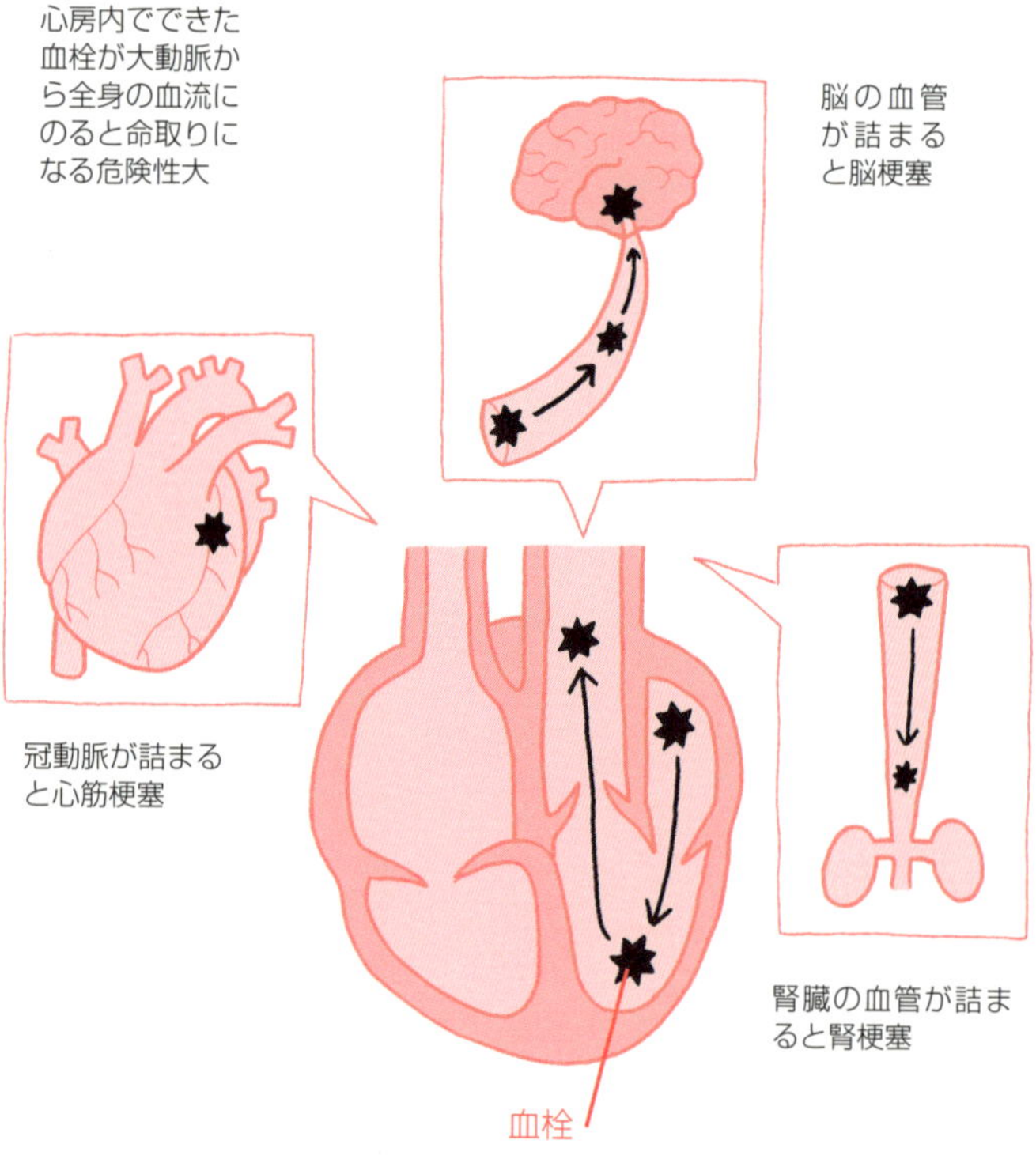

心房内でできた血栓が大動脈から全身の血流にのると命取りになる危険性大
脳の血管が詰まると脳梗塞
冠動脈が詰まると心筋梗塞
腎臓の血管が詰まると腎梗塞
血栓

また、心房など心臓のうえのほうの異常が原因で、脈が速くなる病気を上室性頻拍症と呼びます。冷や汗や嘔吐をともなうこともあり、命取りになる不整脈ではないかと焦る人もいるかもしれませんが、心停止になる危険性はほとんどありません。

脈拍が速くなったときには、楽な姿勢を取ってゆっくり腹式呼吸をしてみたり、コップ1杯の冷水を一気に飲む、胸を強くたたいたり、背中をマッサージしてみたりしてください。それで治まるようであれば、ほとんど心配はいりません。

それでも、自分では、危険な不整脈か放っておいてよいものなのか判断がつかないと思いますので、たびたび頻脈になったり、逆に脈が極端に遅かったり、脈拍が不規則になることがあったら、循環器内科のある病院を受診してみてください。

不整脈の治療法

●カテーテルアブレーション

不整脈の治療にも、カテーテルが使われています。

太ももや肘などからカテーテルを入れ、不整脈の原因となっている部分に高周波の電流を流し、焼き切る方法で、カテーテルアブレーション（カテーテル焼灼術）と呼ばれます。カテーテルから小さい電極を入れ、心電図を取ることで異常の原因となっている部分を特定し、今度は電極に電流を流すことで、異常な電気刺激の元となっている部分を焼き切るのです。この治療に慣れている医師が行えば、成功率は90％以上といわれ、うまくいけば不整脈は完全に治ります。

対象となる病気は心室頻拍、心房粗動、発作性上室頻拍、ＷＰＷ症候群です。以前は、外科手術で異常な部分を切除していたことを思えば、胸にメスを入れることなく治せるこの治療は、画期的な方法です。

焼き切るというと、少しおそろしい感じがするかもしれませんが、電流が焼灼される部分は、直径も深さも5㎜前後と非常に狭い範囲です。この手技に慣れた医師が行えば、正常な部分まで焼き切ってしまうおそれはほとんどないといわれています。

ただまれではありますが、心筋梗塞のカテーテル治療と同じように、治療によって死亡したり、後遺症が残ったりする危険性は皆無ではありません。

合併症には、カテーテルを抜いた後になかなか血が止まらない、血管や心臓を傷つけてしまったことによる出血、感染症、治療によって別の不整脈を誘発してしまうなどがあります。

●カテーテルアブレーションによる治療

心室頻拍、心室粗動、発作性上室頻拍、WPW症候群などの不整脈にカテーテルを用いて治療する。

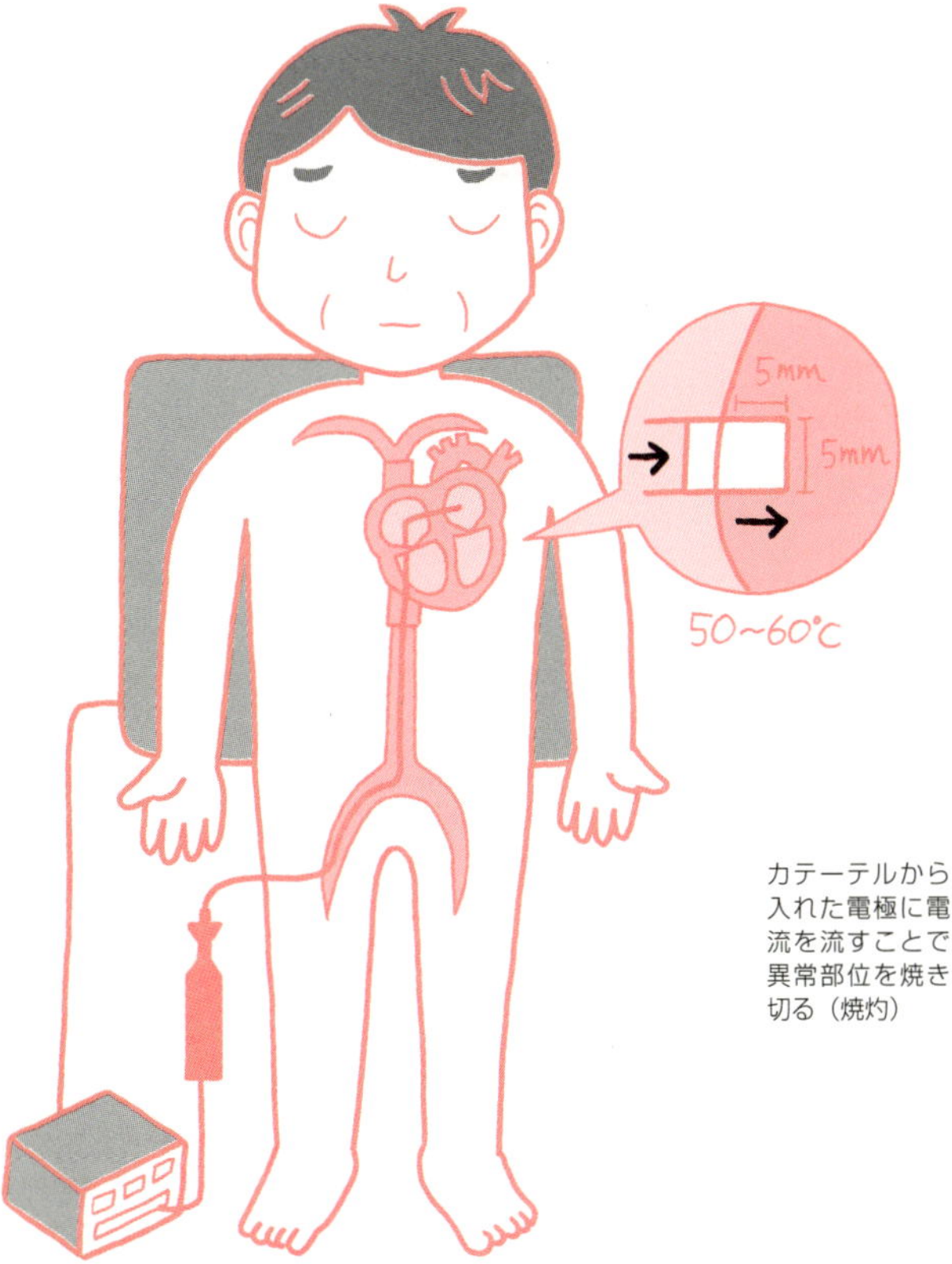
5mm
5mm
50~60℃
カテーテルから入れた電極に電流を流すことで異常部位を焼き切る（焼灼）

多くの場合には、早めに対処することで、それほど大事には至っていませんが、刺激伝導系のブロックが起こってしまうと、ペースメーカーを埋め込む必要が出てきます。

また、異常な部位を焼き切るためには高度な技を必要としますから、この治療の症例数の多い病院で受けたほうがよいと思います。

●ペースメーカー

ペースメーカーは、脈が遅くなったときに作動して、心筋に電気刺激を伝え、心臓が適切に収縮するようにする装置です。洞不全症候群など、慢性的に脈が遅くなる徐脈の人に対してペースメーカーの埋め込みが行われます。

その方法は、植え込み型除細動器もほぼ同じですが、心臓につなぐリード（導線）は鎖骨下の静脈から入れ、機器本体は鎖骨の下のあたりに埋め込みます。最近では、本体の直径が約3㎝と小型化しており、ペースメーカーを埋め込むことでの苦痛はかなり少ないはずです。

ただし、検査機器のMRIなど、電磁気を使った器械に近づくと誤作動が起こる危険があり、注意が必要です。また、機器がきちんと作動しているかどうか定期的に診察を受け、4〜10年に1回、機器本体の交換を行わなければなりません。

●徐脈の人に刺激を与えるペースメーカー

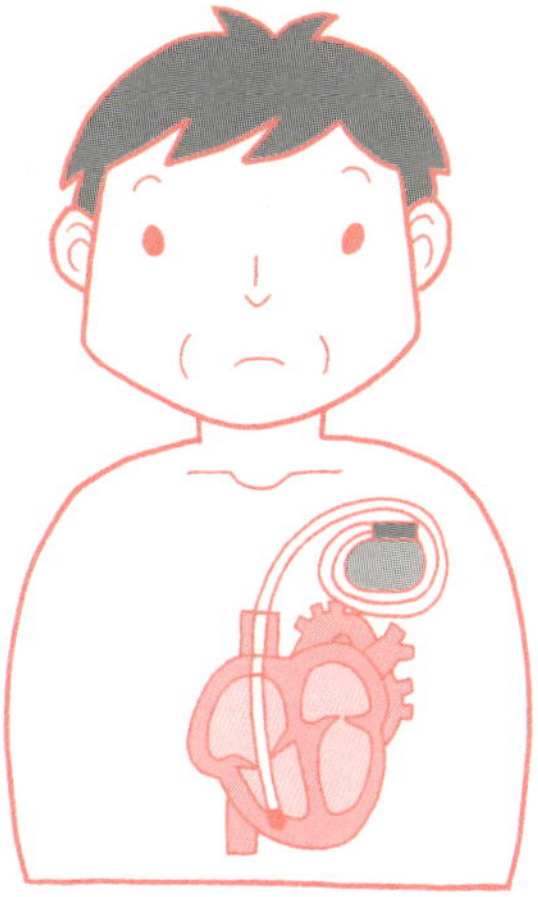
心臓が正常に収
縮するように電
気刺激を伝える

●植え込み型除細動器

植え込み型除細動器は心室細動、心室頻拍の人に対して行われる治療で、突然、心臓の収縮が止まってしまったときにそれを察知し、軽い電気ショックを起こす仕組みになっています。

心臓が停止したときの救命器具として、公共施設や駅などに設置されているＡＥＤ（自動体外式除細動器）を体に埋め込めるように、小型化したものと考えればわかりやすいでしょう。

電気ショックが起きたときには、意識があると非常に痛む場合もあります。機器から心室につなげるリードは、鎖骨の下にある静脈から入れて目的の位置に固定します。除細動器本体はペースメーカーと同様に、局所麻酔で鎖骨の下を小さく切開してスペースをつくり、そこに埋め込みます。

治療前の状態が不良な患者さんで感染症を引き起こすことがまれにありますが、手術時間は1～2時間で、手術としては極めて安全なものの一つです。

●メイズ手術

心房細動を治す外科手術です。

心房を一度切り刻んで修復することにより、心房細動の異常伝導を防ぎ、頻拍が起こりにくい状態にします。メイズとは、英語で迷路のことです。

●心臓内で電気ショックを起こす植え込み型除細動器

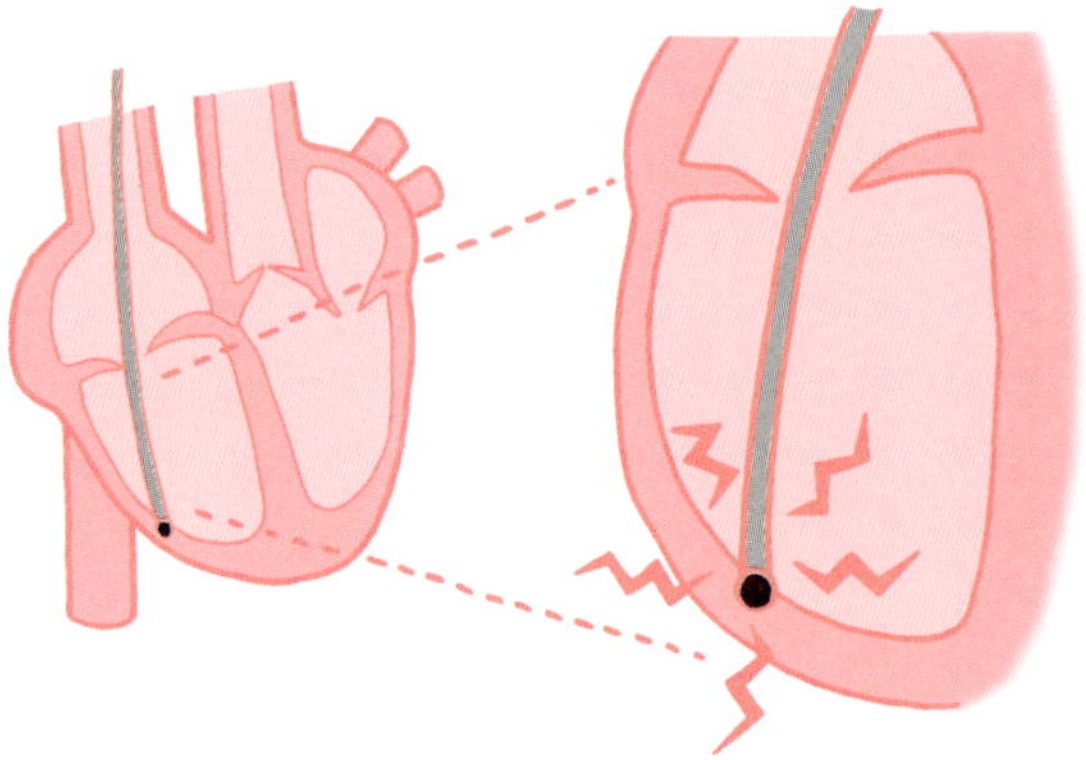

心室細動や心室頻拍を察知して軽い電気ショックを起こす器械

● メイズ手術と生存率

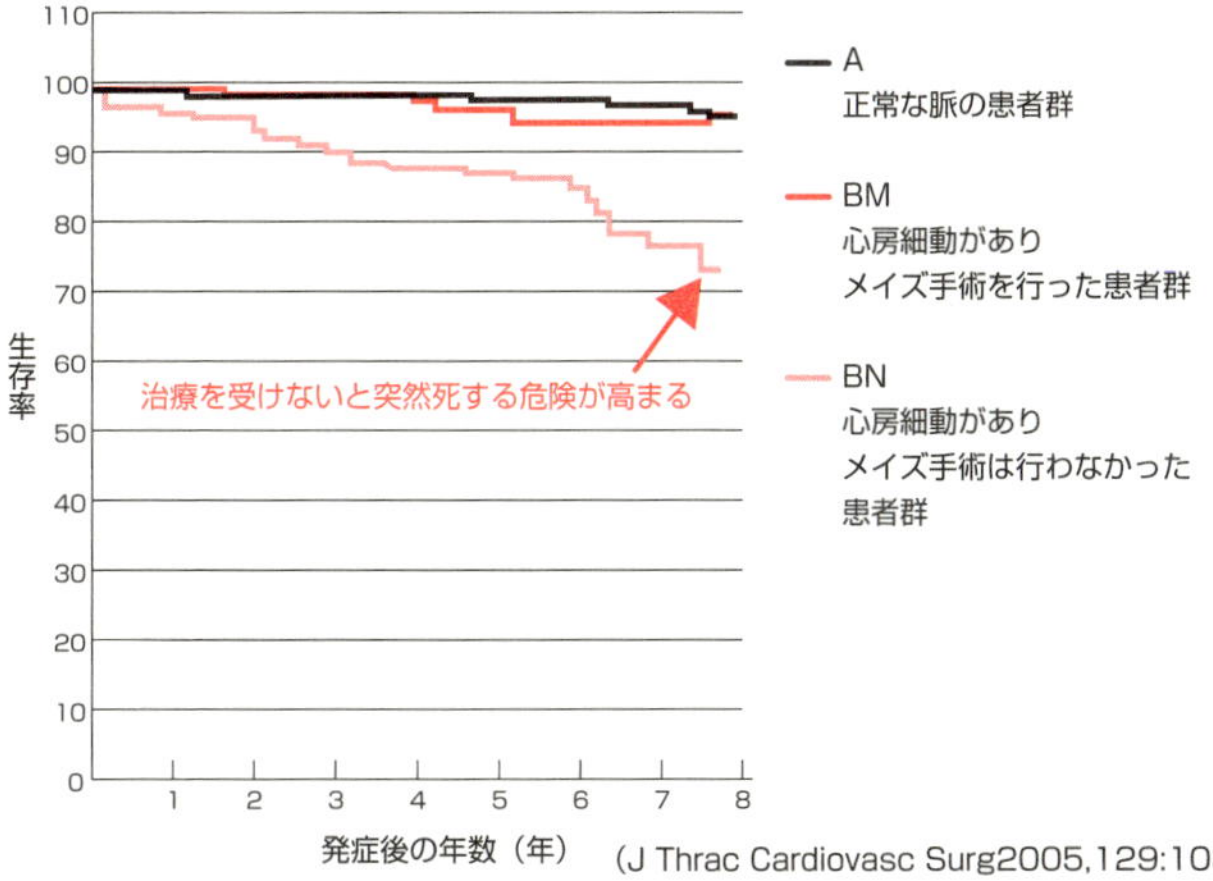

（J Thrac Cardiovasc Surg2005,129:1032）

心房細動は、心筋を収縮させる電気刺激が心房のなかでぐるぐると回ってしまうために起こると考えられているので、一度、心房の筋肉を迷路のように切り刻んで、その回線を絶つのです。不整脈が起きていた期間、心房の大きさ、心臓の状態によって治癒率は異なりますが、一般的には、この手術で80％くらいの人の心房細動が完治します。

心房細動だというだけで手術になることはほとんどありませんが、心臓弁膜症にともなってこの不整脈が起こっていることが多いこともあり、通常、メイズ手術は弁膜症を治す手術と一緒に行います。

風邪やインフルエンザの後に起こる心筋炎・心膜炎

●心筋炎

風邪やインフルエンザのウイルスが心臓の筋肉に感染して炎症を起こし、そのために心機能が低下してしまうことがあります。これは、心筋炎という病気です。

風邪は万病の元といいますが、心筋炎がこわいのは、風邪がひどくなっただけだと思って放っておくと心不全を起こし、心筋の細胞の破壊がすすんで死に至ることもあることです。子どもに多いといわれますが、実は大人にとってもまれな病気ではありません。

心筋炎になると発熱、咳、頭痛、のどの痛み、倦怠感など、風邪特有の症状のほかに、動悸や息切れがひどくなったり、全身にむくみが出るといった症状が出ます。それまで不整脈などなかったのに、急に房室ブロックや心不全を起こして診断されるひともいます。

風邪ぐらいと思わずに、動悸、息切れ、むくみなどがあるときには、循環器科のある病院を受診してみましょう。特に気をつけたいのは、心筋炎を発症して1週間前後の急性期に非ステロイド系消炎剤を服用すると、さらに心筋の細胞の破壊がすすんでしまうことです。市販の風邪薬にも含まれているものですから、風邪が治らないと自己判断し、服用し続けていると危険なので要注意です。

この病気の治療には、安静と十分な栄養が必要ですので、急性期には入院して治療を受けることになります。房室ブロックなど徐脈になってしまった場合には、ペースメーカーをつけることもあります。

●心膜炎

もう一つ、風邪やインフルエンザのウイルス感染などが原因で起こるのが、心膜炎です。心臓を包んでいる薄い膜の外側がウイルス感染して炎症を起こし、心臓機能まで低下してしまいます。

風邪やインフルエンザのほかに膠原病、がんの転移、腎不全などに合併して起こることもあります。また、これといった原因が見当たらないのに、心膜炎になることもあります。

自覚症状は発熱、倦怠感などのほかに、胸痛、かすれ声、呼吸困難、食べ物が飲み込みにくくなるなどといったものです。どの部分に炎症が起こったかで病名が異なります。

治療については、まず原因となった病気を治すことが中心です。発熱や胸の痛みがあるうちは安静にし、痛みを抑えるために鎮痛薬を投与します。炎症がひどく、心臓のまわりに液がたまってしまっている場合には、心臓が十分に広がれないため血液の戻りが悪くなり、首の静脈がふくらみ、肝臓が腫れたり、お腹がふくれたりしますので、針を刺して貯っている液を出す治療を行います。場合によっては、心膜を切除することもあります。

● 心筋が炎症を起こした心臓の断面図

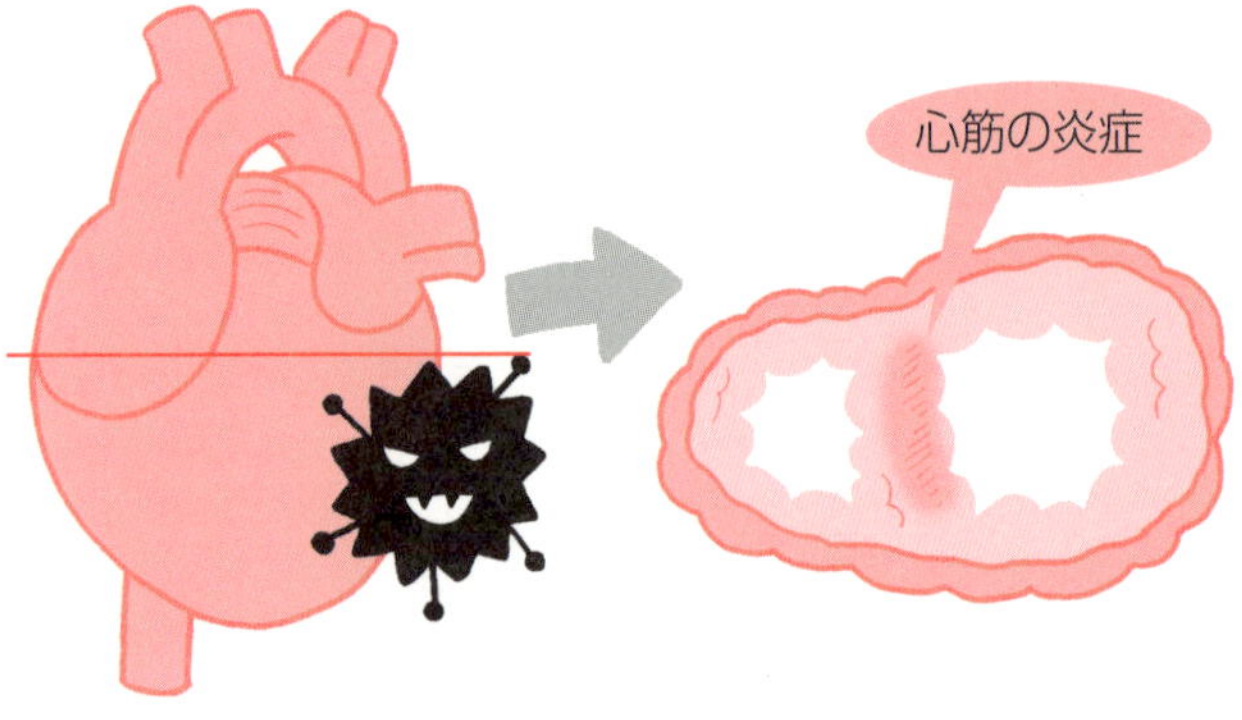

早めに適切な治療を！

第8章

リハビリと再発予防

心臓リハビリが再発のリスクを減らす

●早めの離床がリハビリの第一歩

リハビリテーション（リハビリ）とは、いろいろな障害をもった人々に対して、その障害を回復させ、残された能力を最大限に高め、身体的・精神的・社会的にできるかぎり自立した生活が送れるように援助することです。心臓リハビリを行うと、心筋梗塞の再発を防げることも分かっています。

リハビリは、身体的な障害に対してのみ行うイメージがあるので「心臓の手術を受けたあとにリハビリって必要なの？」と思う方もいるかもしれません。しかし、心臓、大動脈の手術や心臓カテーテル治療は、身体や精神に大きな影響を与えます。そのため日常生活に戻るためにはリハビリが重要となります。

一昔前は、心臓手術後には、1週間近く集中治療室で安静にするのが当たり前でした。ところが、1週間も寝たきりでは筋力も低下し、呼吸機能も落ちてしまいます。また十分な栄養も取りにくいため、体力低下から、いざ日常生活に戻ろうとしても、そう簡単にはいきませんで

● 心筋梗塞後のリハビリ効果

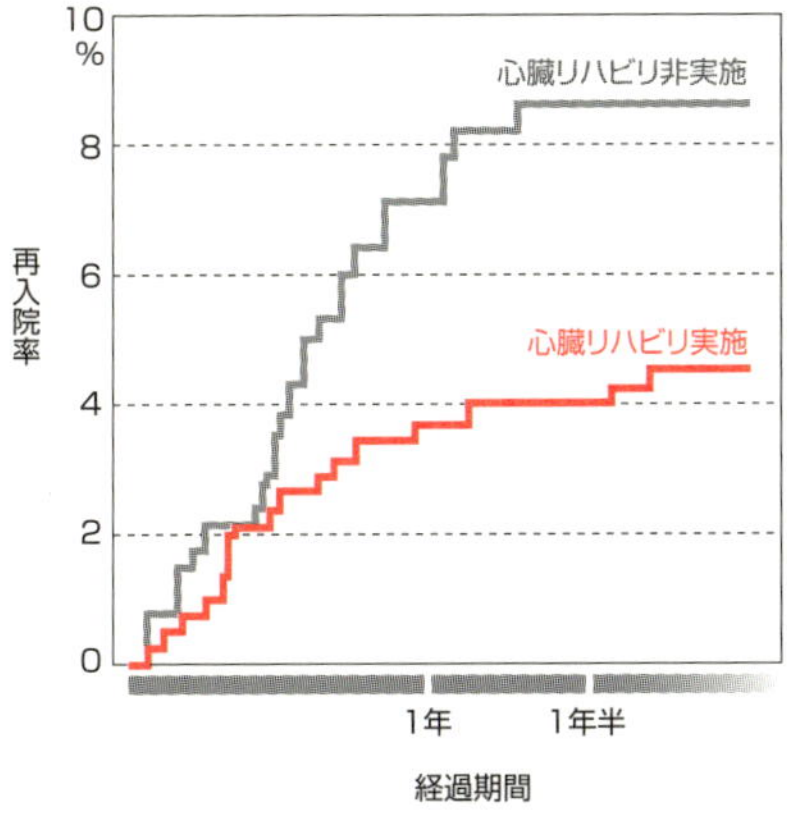

（厚生労働省研究班による）

● 心臓リハビリの効果

◎運動能力が高まり、楽に動けるようになる

◎心臓病の再発のリスクが減る

◎善玉（HLD）コレステロールが増加し中性脂肪も減る

◎血糖値や血圧が下がる

◎狭心症発作や心不全症状が軽くなる

＊心臓リハビリを行っている医療機関は日本心臓リハビリテーション学会のホームページで検索できる（http://square.umin.ac.jp/jacr/hospital/）

した。

　したがって、心機能にもよりますが、最近は離床（ベッドから起きて歩行などを行うこと）を極力早く行うようになりました。一般的には、手術の翌日から、場合によっては、手術当日から離床を行います。

　患者さんによっては、「大手術をしたのに大丈夫だろうか」と思われる人もいらっしゃることでしょう。しかし、早く動くことによって、心肺機能は身体の回復と調和しますので、結果的に早く良い状態になり退院できます。痛みを感じることもありますが、鎮痛薬を適切に使用すれば、痛みを軽減することもできます。

　手術後1〜2日で、トイレへは自分でいけるようになります。その後は、体に入れたドレーンやペースメーカーなどの着用期間にもよりますが、2〜3日で病棟内を歩くことができるようになります。徐々にリハビリをして、順調に回復すれば、昔だったらやっと集中治療室から出て一般病棟に移ったくらいの期間で、退院となる場合もあります。

　リハビリで大事なことは精神的な支えです。安心してリハビリをするためには、術後経過も含めた手術の内容をよく理解することが大切です。病院では、安心してリハビリができるように看護師さん、理学療法士さんなどが精神的にサポートしてくれます。痛みや不安は誰もがもっています。病状の確認にもなりますので、我慢や遠慮などせずに、正直に医療者に伝えてください。

心臓手術では、胸骨という胸にある骨を切開して、手術を行うことが一般的です。術後は金属のワイヤーで骨を寄せているに過ぎません。骨折と同じで、骨がしっかりくっつくまで3か月程度かかります。胸骨に負担がかかると治りに問題が起こります。したがって、手術直後は寝起きなどの動作は、ゆっくり行うようにしてください。自転車に乗ることや、片腕で重いものをもちあげることはやめましょう。スポーツ（テニス、ゴルフなど）や肉体労働などは、3か月間は控えてください。車の運転はオートマチック車であれば、約1か月後から可能です。

●心臓リハビリの例1

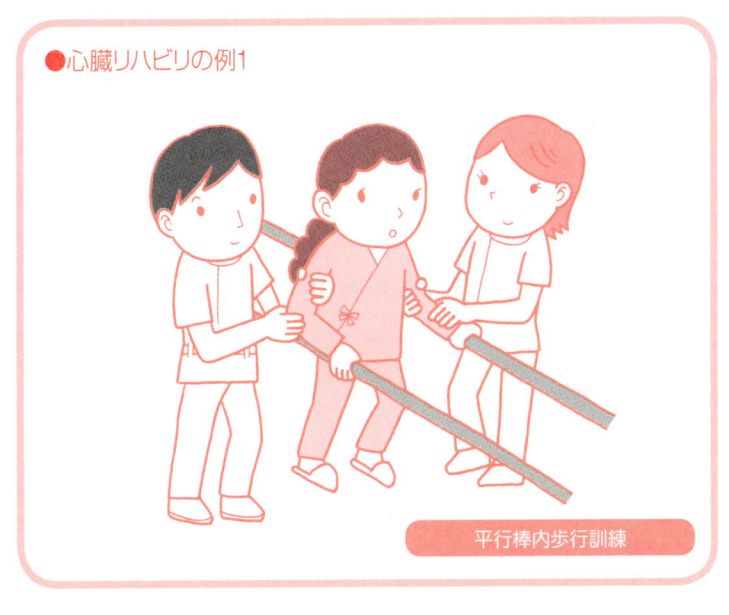

平行棒内歩行訓練

医師とリハビリメニューを相談

●焦らず心臓の負担は徐々に上げよう

心臓手術後は、呼吸機能の回復を促進するリハビリ訓練も大切です。

心臓の手術を受けたときは、全身麻酔と胸部の手術の影響で深呼吸が制限され、痰を出すのも困難になります。できるだけ術前から呼吸訓練を行い、術後は特に大きな呼吸をすることを心がけるとともに、痰を積極的に出すことが重要です。

病院でのリハビリは、あくまで日常生活への橋渡しです。リハビリは自宅に戻ってからも続きます。退院後は日常生活そのものがリハビリになりますので、どのようなことが困難であったか、またどのような動作が不安であるかなど、外来で診てもらうときに主治医に伝えることが重要です。

緊急手術を受けた人や心肺機能が落ちている人の場合は、ゆっくりとリハビリを行います。大血管手術のあとでは、血圧管理も重要ですので、動作が制限されることもあるでしょう。

このような場合は、心臓の負担を徐々にあげていきますので、主治医やリハビリ担当者の指

●心臓リハビリの例2

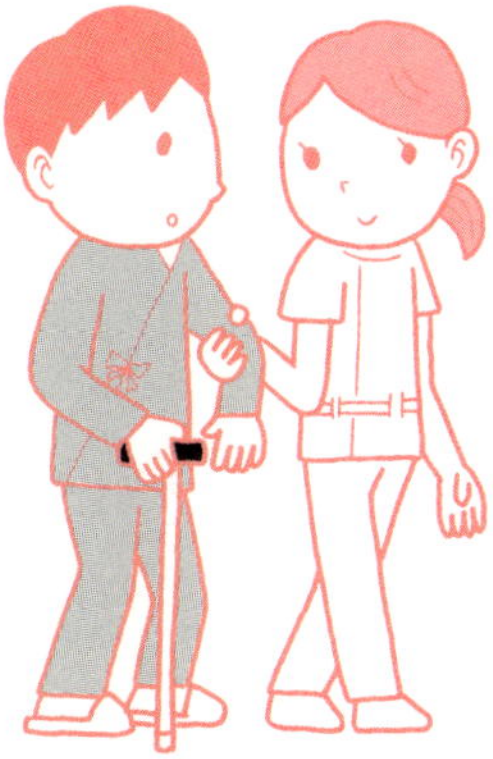

廊下歩行訓練

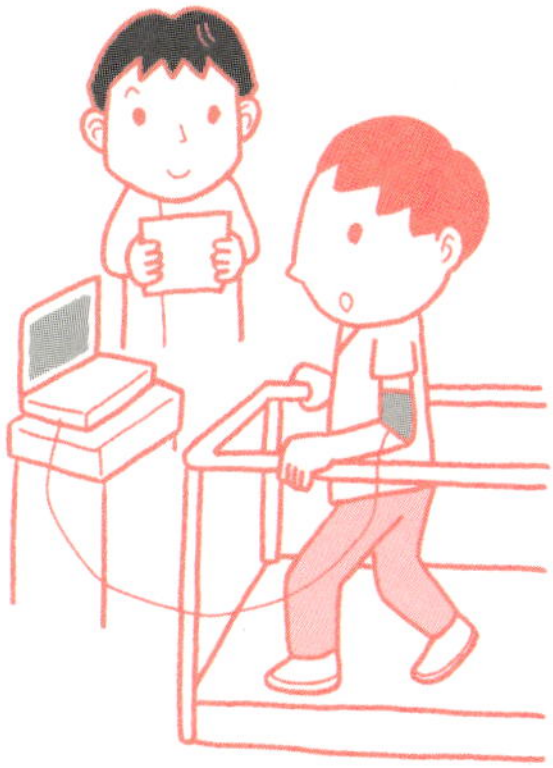

トレッドミル訓練

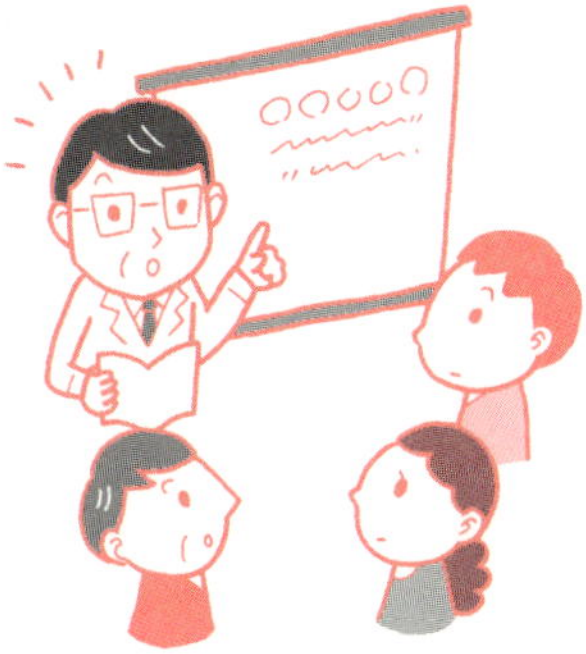

医師による患者教育

栄養指導なども重要なリハビリ

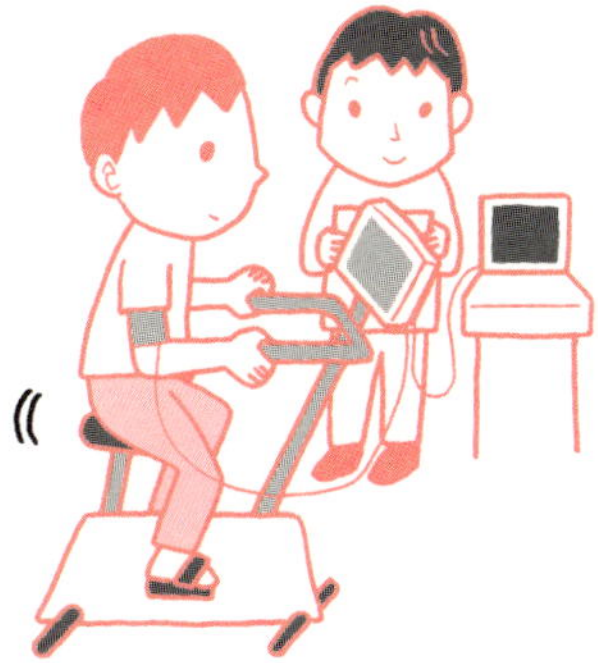

自転車エルゴメーター訓練

示に従ってください。一般的には、病棟内歩行、階段昇降などを組み合わせたリハビリを行います。その際、血圧の変動や不整脈の有無などが、重要なチェックポイントになります。動悸や息切れの程度も、医師や看護師に伝えてください。

なかには、心臓専用のリハビリ室を備えている病院もあります。退院後はそういったリハビリをやっている医療機関に通い、どの程度の運動をしても大丈夫か診断してもらうとよいでしょう。

たとえば、自転車のような機械（エルゴメーター）を用いて負荷をかけることで、酸素消費量や心肺機能変化など重要なデータを得ることができます。それをもとに、その人に適したリハビリプランを立ててもらうとよいでしょう。

その際、無理は禁物です。早く社会復帰をしたい気持ちはわかりますが、激しい動悸、息切れ、めまい、胸痛などが生じたら、リハビリ続行の許可が下りるまで中止してください。また、入院中は、具合が悪くなったときに看護師を呼べないところまでは、決してひとりで行かないようにしましょう。

●術後リハビリテーション・メニューの例

（本人の状態によってメニューは変わります）

◆手術当日（集中治療室にて）

- 呼吸練習
- 手首、足首を動かす運動
- ベットでの体位交換
- 車椅子へ移動

↓

◆手術後1日目から（一般病棟へ）

- 術後1日目 座る。
できれば歩いて病棟1周。トイレ歩行。手足の簡単な運動、呼吸練習
- 術後2日目 病棟2周　本人がやれればそれ以上。手足の簡単な運動、呼吸練習
- 術後3～5日目　病棟2周を3セットなど。手足の簡単な運動、呼吸練習

↓

◆手術後5日目以降

（体についている管がすべて抜けてから）

- リハビリ室にて

柔軟体操（ストレッチ、15分程度）　ビデオを見ながら行います

自転車エルゴメーター（低負荷な有酸素運動）

最初は3～5分程度。脈が上がるようなら1分くらいで終わることも。

目安の負荷量は　自覚強度が「楽」か「ややきつい」くらいの強度

心拍数は120/分以下が目安

1か月くらいしたらスクワットや腹筋、背筋などを加える

3カ月くらいしたら（胸骨がついたら）マシンを使用した筋肉トレーニングを実施

（順天堂大学医学部附属順天堂医院での例）

適度な運動を習慣に

●有酸素運動の継続が再発を防ぐ

退院後も、心臓に負担をかけすぎない程度の有酸素運動をすることが大切です。

1日30〜60分、週3回以上、少し遠くまで歩いて買い物に行ってみるということでもよいので、運動をする習慣をつけましょう。歩く速さは、脈拍が120回／分を超えない程度が、一応の目安です。

ウォーキングのほか、エアロバイク（自転車こぎ）やラジオ体操なども気軽にできて、それほど心臓に負担をかけない運動として取り入れるとよいでしょう。

ただし、散歩や運動の前には、必ずセルフチェック（114頁以下）を忘れないでください。寝不足の日や安静時の脈拍が1分間に90回以上、あるいは血圧がいつもより20㎜Hg以上高いようなときには、運動をするのはやめましょう。散歩や運動をしているときに、動悸や息切れが激しかったり、めまい、冷や汗、吐き気などを感じたときには、すぐに安静にし、ひどいようなら救急車を呼んで病院へ行きましょう。

●心臓に負担をかけすぎない程度の運動を

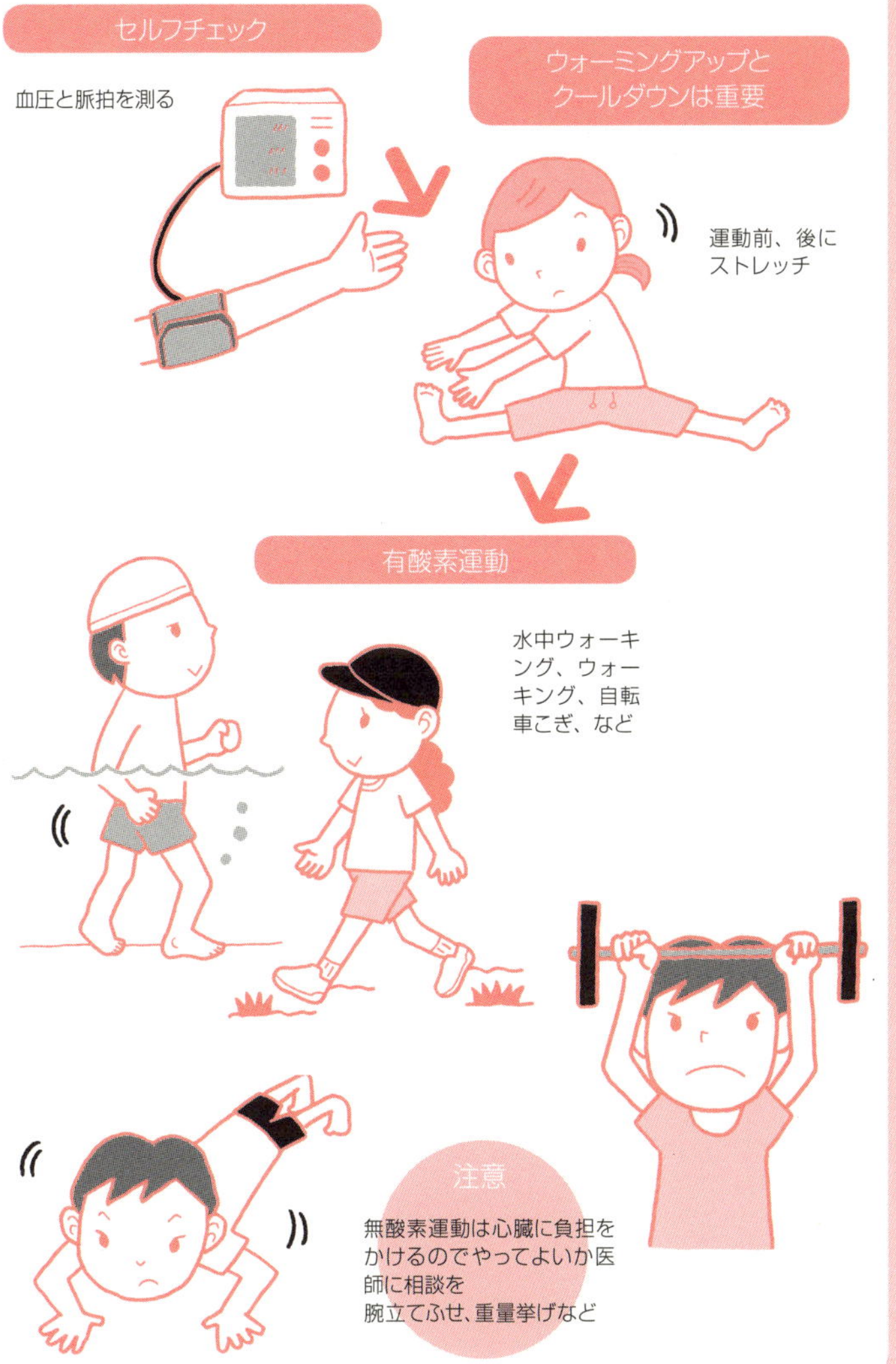
セルフチェック
血圧と脈拍を測る
ウォーミングアップと
クールダウンは重要
運動前、後に
ストレッチ
有酸素運動
水中ウォーキング、ウォーキング、自転車こぎ、など
注意
無酸素運動は心臓に負担をかけるのでやってよいか医師に相談を
腕立てふせ、重量挙げなど

早く社会復帰しようと頑張りすぎて、合併症が起きてしまったら元も子もありません。体調管理に努めることも大事なことです。

運動の前には、ストレッチなどでウォーミングアップ（準備体操）を行い、終わったあとは、またクールダウン（整理体操）をすることも忘れないようにしてください。

仕事や家事については、徐々にはじめるようにしましょう。手術を受けているのですから、心臓や他の臓器の調子が元に戻るには、一般的には3～6か月かかります。

早く社会復帰するには…

●呼吸訓練で合併症を予防

術前からリハビリ訓練もかねて呼吸訓練を取り入れています。術前から呼吸訓練を行うことで手術の合併症が予防でき、より早い社会復帰につながることがわかってきたからです。

手術を行う前にリハビリとは、不思議に思われるかもしれませんが、地道に事前の準備をしておくか否かで、術後の生活が変わります。

一般的に、胸を開く手術をした際には、肺活量が約50％落ちてしまいますし、術後は痰の量が増えます。しかし、キズの痛みや疲労などのために自分で痰を出せなくなると、肺炎や無気肺などの肺合併症を起こすことがあるので、手術前から、上手に痰を出せるように呼吸訓練をしておくことは大変重要です。

そのためには、深呼吸・腹式呼吸が有効です。リハビリ科と連携して、術前のリハビリに力を入れている病院もあるので、どういう呼吸訓練をしたらよいか、相談してみてください。

また、術後には、専用の呼吸訓練器具を使って、呼吸療法を行うことが必須です。さらに、痰を出しやすくするため、ネブライ

●手術前から行う呼吸訓練は大事なリハビリ

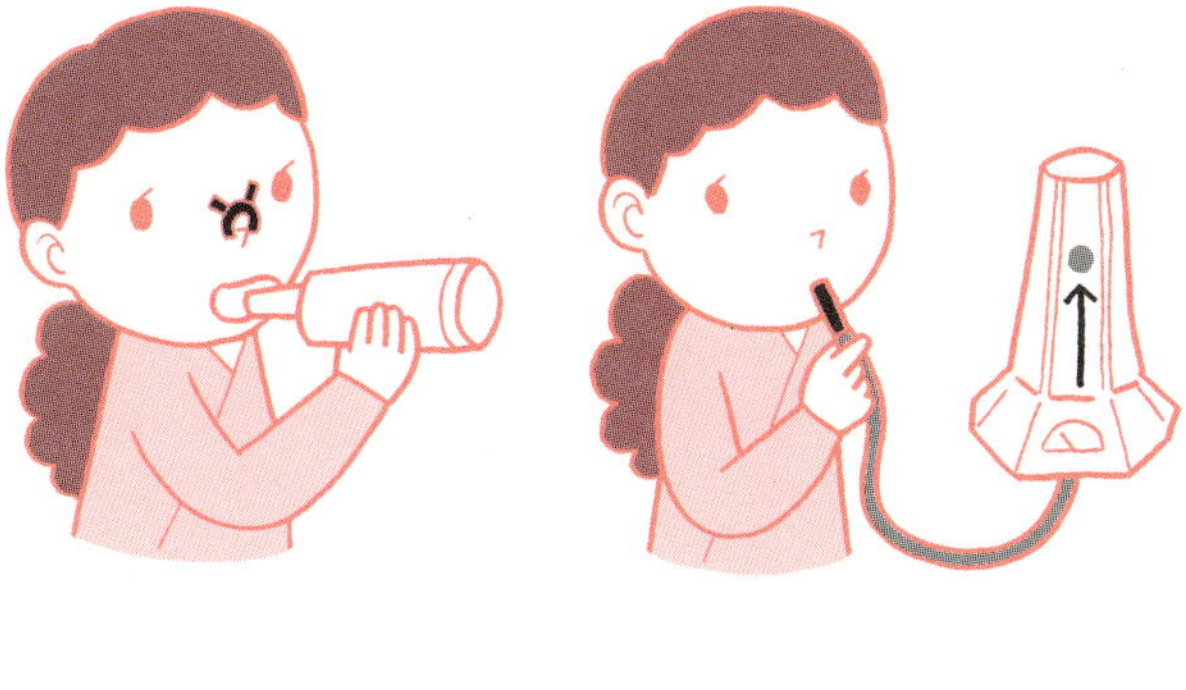

呼吸訓練では、術前術後に器具を使った訓練をする場合も

ザーと呼ばれる吸入も行います。

心臓の状態が落ち着いている人は、手術前にも術後の使用に備えて、数日前から練習を行います。

再発予防の注意点

●まずは生活習慣の改善を

冠動脈バイパス手術後は、再発予防が何よりも重要です。

手術は、詰まった血管を通らなくても心臓に酸素や栄養が行くようにするものであって、狭心症や心筋梗塞になった原因自体を除去するものではありません。狭心症や心筋梗塞になったということは、動脈硬化になりやすい生活習慣があったということですから、生活の改善こそ大切なのです。

同じ生活を続けているとつないだバイパスが狭窄することがあります。また、せっかくバイパスをつないで血液の通りをよくしても、その先の血管が狭くなってしまうと再発することになります。

ですから、高血圧や脂質異常症、糖尿病などの生活習慣病と診断されている人は、今までどおり薬を服用することが必要です。さらに、血を固める働きをもつ血小板に対して作用を抑える薬のアスピリンや冠動脈を広げる薬などは、ほぼすべての方に処方されます。

一方で、手術を受けられ、日常生活に戻ることができたわけですから、再発をこわがって、家に閉じこもる必要はありません。むしろ、動かないでじっと座ってばかりいると、再発のリスクを高めてしまう危険性があります。心臓血管外科医としては、せっかく手術をしたのですから、3カ月後以降は手術を受けたのを忘れるくらい活動的に動いていただきたいと考えているくらいです。そのためにも、バランスの取れた食事や適度な運動をすることは重要です。

それから、心臓や血管の病気では、タバコは百害あって一利なしですので、喫煙習慣があった人は禁煙を続けましょう。

冠動脈バイパス手術のあとは、バイパスがうまく機能しているか定期的に検査する必要があります。主治医に、今後の検査スケジュールについて確認しておきましょう。特にステント治療を受けている人は、定期的な冠動脈造影検査や冠動脈CT検査が必要になります。

また、弁膜症の人は、塩分に注意する必要があります。もともと血圧が高い場合も多いのですが、塩分を制限することで、随分と血圧も下がってきます。日本人は1日に男性で平均11・

4g、女性で平均9・6gの塩分を摂取していますが、弁膜症、高血圧、冠動脈疾患の人は1日6g未満を目標にしましょう。また、体重をコントロールする必要があります。

人工弁とりわけ機械弁を使用されている人は、抗凝血薬を内服することになります。服薬する量は人によって異なりますので、医師の指示に従ってください。人工弁の機能不全が起こる可能性もあり、定期的な診察が必要です。息切れがする、体重が増加してむくみが出る、動悸が激しくなるなどの症状がある場合は、早めに主治医に連絡を取ってください。弁を修理する弁形成術を受けた人の場合は、定期的な医師の聴診による診察と心臓超音波検査が必要です。

大動脈瘤の手術後、再発の危険性は少ない

● 生活習慣改善が心臓病再発予防にもたらす効果

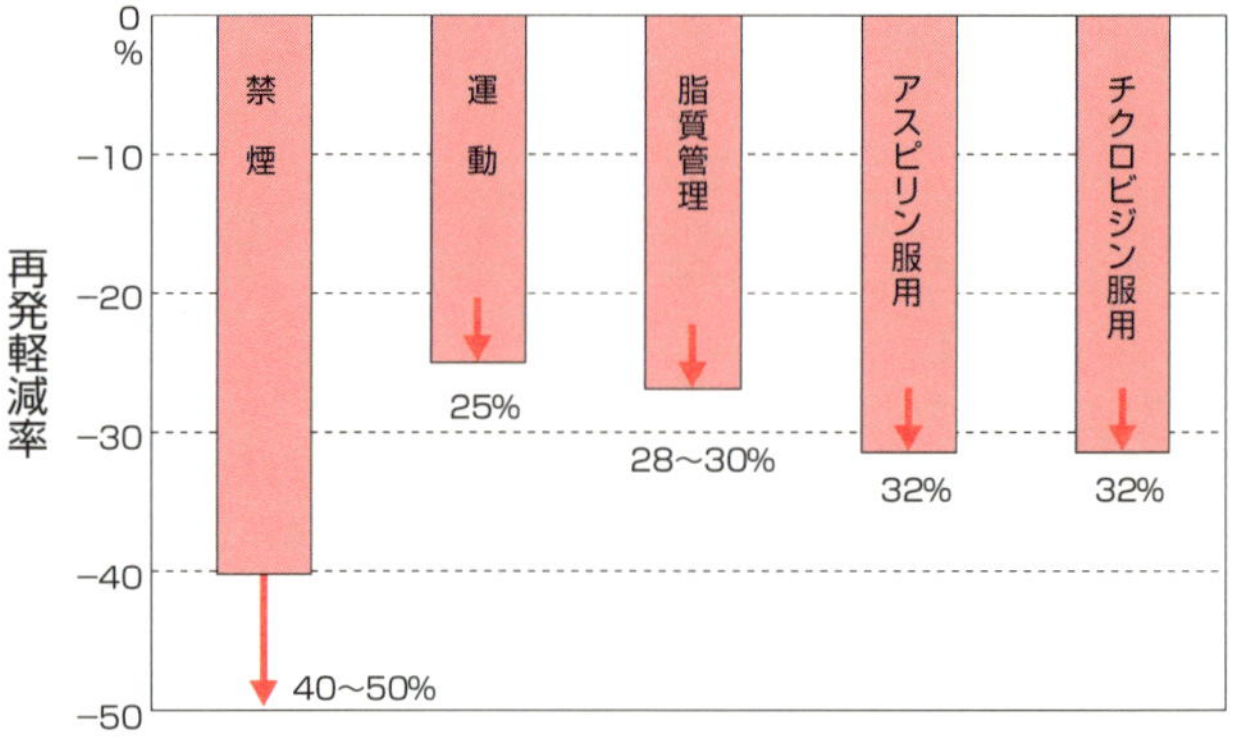

(Hennekens CH,2002 AHAより)

ものの、別の部位に動脈瘤を生じることがあります。血圧の管理や禁煙は、しっかりと続けましょう。

人工弁や人工血管を使用されている場合は、特に感染に注意する必要があります。日常生活で、細菌に感染するおそれはほとんどありませんが、感染ルートとして口腔内があることを覚えておいてください。

抜歯やインプラント治療など出血をともなう治療を行う場合は、歯科医師に人工弁や人工血管を使用した手術を受けている旨を必ず伝えてください。また、抗凝血薬を内服している場合には、そのことも伝えておきましょう。

そういった治療を受ける際にも、抗凝血薬は勝手に中止したりせず、循環器内科の主治医に相談してください。通常、抗凝血薬の中止は必要ありませんが、抗生物質の投与が必要になります。

アルコールについては、そのものが悪いというより、酒と一緒に食べる肴のカロリーや塩分の摂取が問題です。どの程度ならよいか、主治医ともよく相談してください。せっかくの手術を最大限活かすように、再発予防を心がけましょう。

●再発予防のための7か条

1　まずは禁煙
NO
2　安静は逆効果。
まめに体を動かそう
3　薬は毎回
忘れずに
4　肥満大敵
5　生活習慣病の
管理をしっかりと
6　塩分や脂肪は
控えめに
7　ストレスを減らして
ゆったり生活

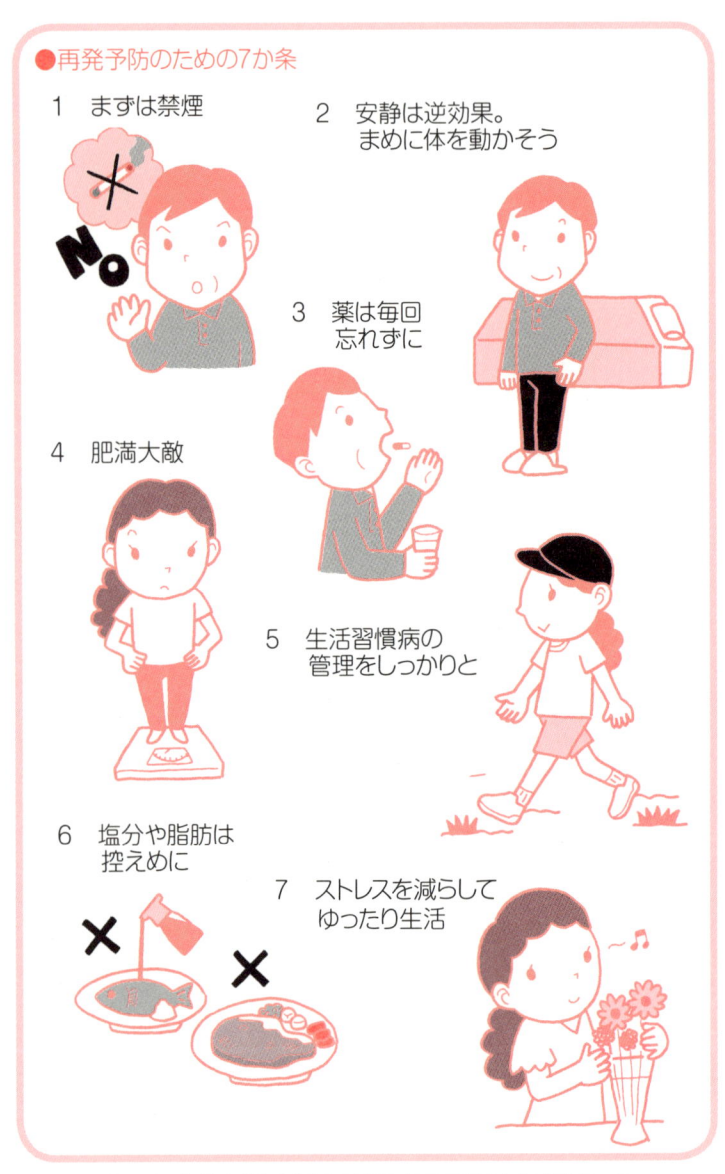

これらのことに注意しながら、自分自身でもQOL（生活の質）の向上に努めましょう。

第9章

病院の選び方と治療費

病院と医師を選ぶポイントは

●一番情報をもっているのは循環器内科医

いきなり倒れて意識が混濁し、1秒でも早く治療を開始しなければならない事態のときは別として、心臓病の治療を受ける際には、病院と医師を選ぶことが大切です。

全国の病院のなかにも、心臓病に強い病院とそうではないところがありますし、同じ心臓外科医でも経験と技術には差があります。循環器内科のカテーテル治療ではすばらしい成績をあげているけれども、手術を担当する心臓外科医の実力はそれほどでもない病院もありますし、その逆のパターンもあり得ます。もちろん、循環器内科も心臓血管外科も治療成績がよいところはありますが、大学病院だから、有名なブランド病院だから大丈夫ともかぎりません。

また、心臓病の治療は、医師の技術によって結果が左右されることも多く、医師が病院を移ったことによって、病院の治療成績が大きく変わってくることも珍しくないのが実状です。

では、病院や医師はどうやって選んだらよいのでしょうか。

一つは、もしカテーテル治療や外科治療を受けるのであれば、どこの病院、あるいはどの医師が上手なのか、循環器内科医に聞くことです。その循環器内科医との関係の深さにもよりますが、「先生が、治療を受けるとしたら、どの医師の治療を受けますか」と、聞いてみてもよいでしょう。

　医師とは相性もありますから、実際に説明を聞いてみて「信頼できる」と思えるかどうかも重要です。

　人脈をたどって知り合いの医師に、どの病院・医師がよいかを聞く人がいらっしゃいますが、同じ医師でも専門外の先生では、心臓病の治療成績のよい医師までわからない可能性があるので注意してください。

●外科的な治療を受ける際には、循環器内科医に相談を

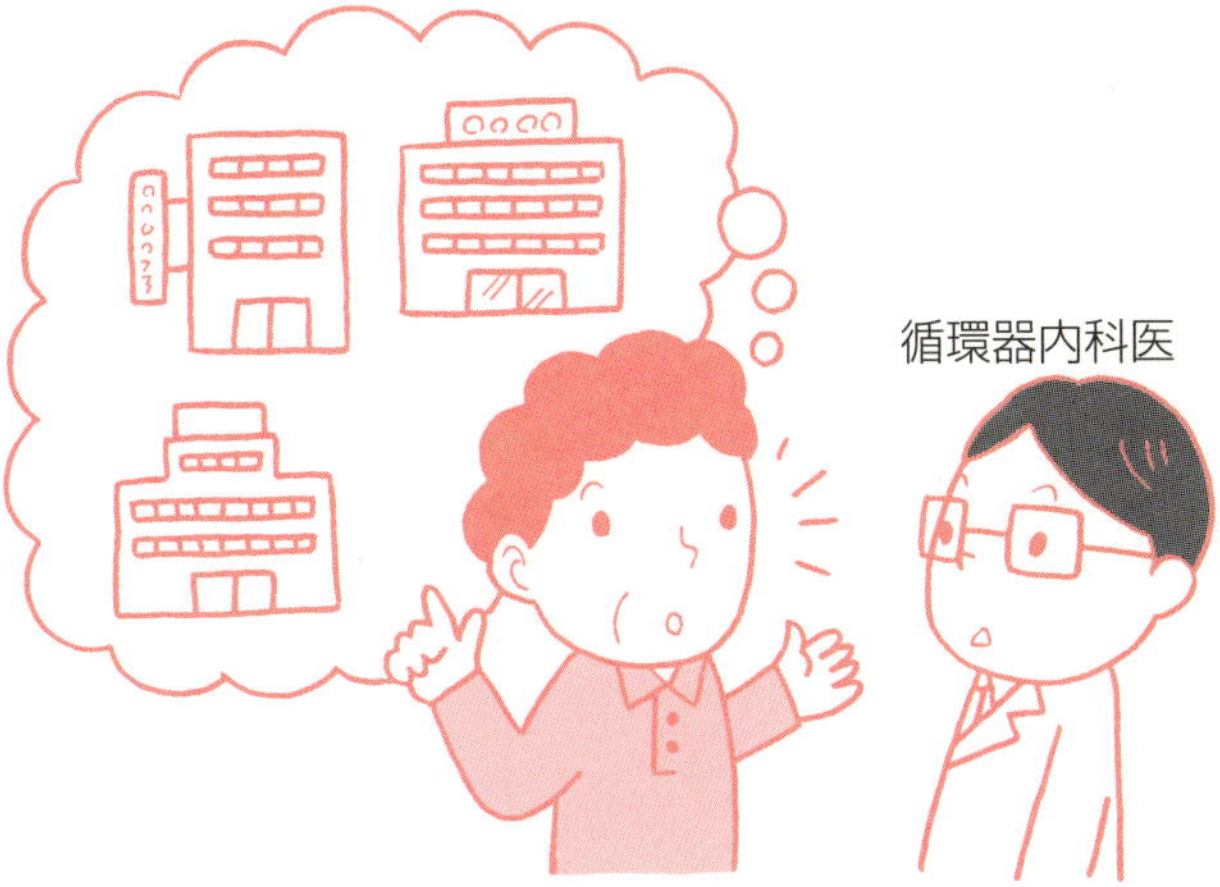

心臓外科医と病院の選択について、率直に聞いてみてもよいでしょう。

症例数と治療成績も目安の一つ

●豊富な経験がモノをいう

それから、循環器内科で行われているカテーテル治療や心臓血管外科の手術に関しては、一つの目安になるのが、症例数と治療成績です。

欧米では、心臓の手術について、症例数が多い施設や術者ほど手術の成功率が高い、との調査報告が出されています。

日本では、2006年10月、日本胸部外科学会が毎年実施している各病院の症例数や治療成績の調査結果を分析し、「症例数が多い病院ほど手術死亡率は低い」、つまり症例数が多いほど成功率が高いという報告を出しました。また、日本成人心臓血管外科手術データベース機構は、登録施設が01~04年に実施した冠動脈バイパス手術の症例数と手術死亡率の関係を分析し、「バイパス手術が年間40例以上の病院は手術成績が安定している」との結果を出しています。この結果を受けて、日本胸部外科学会では、ある程度、症例数の多い病院に手術を集める「集約化」を進める方針を示しています。

症例数がどのくらいならよいのかは難しい問題ですが、私は心臓外科手術なら、大動脈の手術まであわせて「100例以上」というのが、一つの目安になるのではないかと考えています。1年間は365日ですが、土日や祭日、年末年始を除くと、100例以上の病院は、週2～3回はその治療を行っている計算になるからです。

心臓病の治療は、医師の技術によって左右されるとともに、チーム全体のレベルが高いことも大切です。年間100例の手術をしているということは、チームとして、その治療に慣れていることにもつながります。

本来は、各施設の手術数がもっと多いほうがよいという意見もありますが、日本の現状や各病院の受け入れ態勢を考えると、今のところ、100例以上心臓手術を行っている病院は、かなり専門的に心臓の治療を行っていると考えられます。

私の専門分野である心臓外科手術をみても、心臓外科医、麻酔科医、看護師、臨床工学技士などさまざまな職種が、その治療について経験を積んでいることはとても大事なことです。心臓の手術は危険と隣り合わせで、予想しなかったような事態が起こることもあるわけですが、そういうときこそ、経験がモノをいうことがあるからです。

症例数が多く経験が豊富ということは、それだけたくさんの引き出しをもっているということで、何か起きたときには、その引き出しのどれかを開けて素早く対処することになります。しかし、その引き出し自体が少なかったら、助かるはずの命が助からないことになってしまうのです。

循環器内科医が担当しているカテーテル治療でも、それは同じです。

ただ、病院や医師によって、得意分野に違いがあることも事実なので、その点には注意しましょう。

たとえば、同じ心臓外科医でも、バイパス手術が得意な病院もあれば、大動脈の病気の手術の症例数が多い病院もあります。心臓病の治療症例数の合計をみるだけでは判断材料として不十分で、あなたの病気の治療症例数をみる必要があるということです。

●医師と信頼関係を築くことが重要

心臓外科手術全体で100例以上が一つの目安になるとしましたが、実は、日本では100例以上の病院は全国的にもかぎられます。しかも、年間100例以上手術をしている心臓外科医となると、さらに限定されます。

私自身は技術を維持、あるいは向上するためには、年間200例以上の手術をすることが必要だと考えています。2015年にはその倍の約549例の手術を執刀しました。しかし、全国で年間約6万件の手術を、950か所以上の心臓血管外科で行っているために、200例以上の手

● 心臓外科手術の病院別年間症例数(2010)

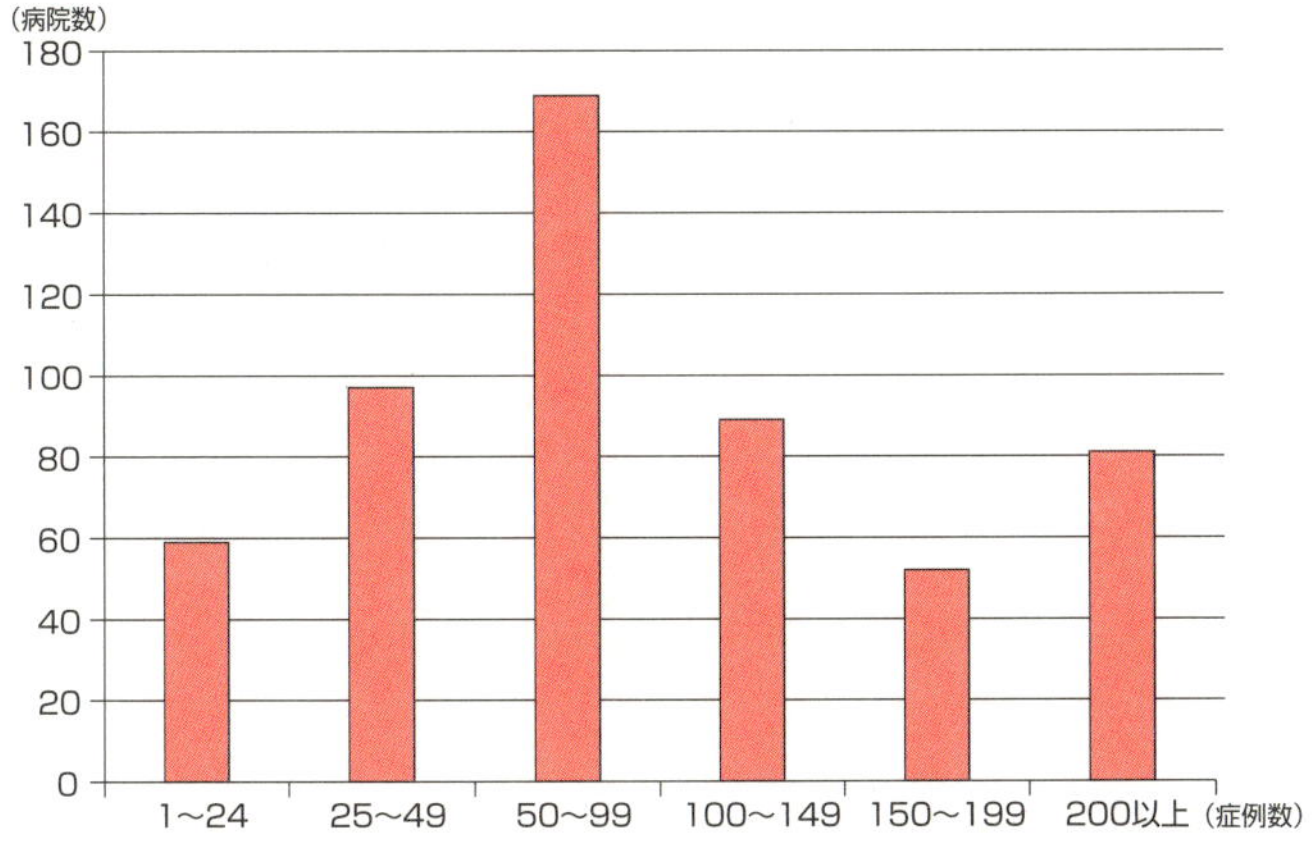

(日本胸部外科学会2010年学術調査より)

術をしている心臓外科医は、国内でもおそらく20人いるかどうかというのが実情です。

全体のレベルをあげ、医師やチームの経験不足のために命を落としたり後遺症が残ったりする人を減らすためには、専門施設の集約化、特定の病院に患者が集まるようにすることを政策的に行うことが必要だと思います。

したがって、現状では、バイパス手術や経皮的冠動脈形成術なら「年間50例以上」、弁膜症手術なら「30例以上」、大動脈の手術や不整脈のカテーテルアブレーションならそれぞれ「10例以上」程度を目安に、病院や医師を選んだらいかがでしょうか。

そういった情報収集をしたうえで、これと思った病院と医師を選び、治療を受ける前にはあなたの病気について、その医師の今までの症例数とその前年の症例数と治療成績を聞くようにしましょう。

患者さんと医師との関係は、人間同士ですから、相性もあると思います。自信をもって自分の治療成績を答える医師であり、信頼できると感じたら、あとは医師を信じて、禁煙など治療前の注意事項を守って体調を整えて治療に臨むようにしてください。

医療には、患者さんと医師との信頼関係が不可欠です。こちらがよい関係を築こうとしても、最初からドクターショッピングをするような感じで来られる患者さんには、正直、辟易してしまいますし、少し投げやりな態度になってしまう医師もいることでしょう。

患者さんのなかには、手術は症例数の多い医師に頼み、手術について心配なことやわからないことを聞くのは若い医師やゆっくり説明してくれる医師にという形で、医師を使い分けている人もいます。医療ミスを起こすのではないか、と変に疑ってかかるのではなく、上手に医療を利用して、少しでも早く不自由のない体になり日常生活に戻って欲しいと思います。

セカンドオピニオンの受け方

●診療情報提供書を書いてもらおう

患者さん自身が、治療法や医師を選ぶために、自分の担当医とは別の医師の意見を聞くことをセカンドオピニオンといいます。

セカンドオピニオンを受けることで、最初に意見を聞いた医師とは別の角度から、より多くの情報が得られ、自分にあった治療法や医師を選ぶことができます。また、セカンドオピニオンを受けることで、病気や治療法に対する理解が深まる人もいます。

心臓病の治療は、がんとは異なり、一刻を争う場合が多いので、セカンドオピニオンを取っている余裕がない場合もあります。しかし、ある程度病状が落ち着いていて、担当医に勧められた治療法でよいかどうか迷っているときや、カテーテル治療と外科治療のどちらを受けたらよいか担当医の意見だけでは決められないとき、循環器内科医だけではなく外科医の意見も聞きたいというときには、セカンドオピニオンを受けるとよいでしょう。

かつて、患者さんが入院先の病院から電話をかけてきて、セカンドオピニオンを求められたケースがありました。あまり大勢の医師に意見を聞き過ぎて迷ってしまうのでは元も子もありませんし、単なるドクターショッピングは迷惑ですが、今の担当医の治療方針に疑問をもっているのなら、セカンドオピニオンをあきらめないで欲しいと思います。

セカンドオピニオンを受けるときには、それまでの経過や担当医の出した治療方針などが書かれた診療情報提供書と、検査結果や画像データなどをもっていく必要があります。セカンドオピニオンを受ける前に、現在治療を受けている医師に「セカンドオピニオンを受けたい」旨を伝え、診療情報提供書や検査データなどを出してもらいましょう。

何度も同じ検査を受けるのは患者さんも苦痛ですし、時間と医療費の無駄です。担当の医師に遠慮するあまり、セカンドオピニオンを受けたいことをいい出せないという患者さんもいるようですが、一般の人が考える以上に、医療界では、セカンドオピニオンを受けることが当然になってきていますので医師に気兼ねする必要はありません。

●立場の違った医師に意見を聞くと効果的

次に、誰にセカンドオピニオンを受けるかですが、カテーテル治療を受けるといった治療方針が出ているときには心臓外科医に、外科治療を受ける方向で話がすすんでいるときには循環器内科医にといった形で、立場の違った医師に話を聞いてみるとよいと思います。そのほうが、自分が受ける治療法について理解が深まるでしょうし、その治療法でよいかどうか、別の角度から客観的に判断できる可能性が高いからです。

ただ、セカンドオピニオンを受けに来る患者さんのなかには、最初の担当医のファーストオピニオンをあまりきちんと聞いていないのではないか、という人が結構いらっしゃいます。もしかしたら、「先生がきちんと説明してくれないからだ」と不満に思っている人もいるかもしれませんが、セカンドオピニオンを受ける前に、ご自分の病状や治療法について、わからないことは質問しながら、ファーストオピニオンをしっかり聞くようにしてください。

一度心臓病になった人は、ほとんどが何らかの危険因子を抱えている人ですから、再発するリスクも高いため、一生涯、心臓病の専門医とのつきあいが続きます。最初の医師との信頼関係を維持し、できるだけ多くの医師を味方につけながら生活するためには、セカンドオピニオンの結果について、ファーストオピニオンを受けた医師に報告するとよいでしょう。

大学病院や大病院を中心に、セカンドオピニオン外来を開設するところが増えています。セカンドオピニオン外来は、保険がきかない自費診療にしているところも多く、予約が必要になりますので、どこでセカンドオピニオンを受けるか決めたら、事前にその病院に問い合わせてみてください。

セカンドオピニオンをとるときに必要なもの

◇紹介状（診療情報提供書）
◇検査結果
◇画像検査のデータ（フィルム、CD、報告書など）

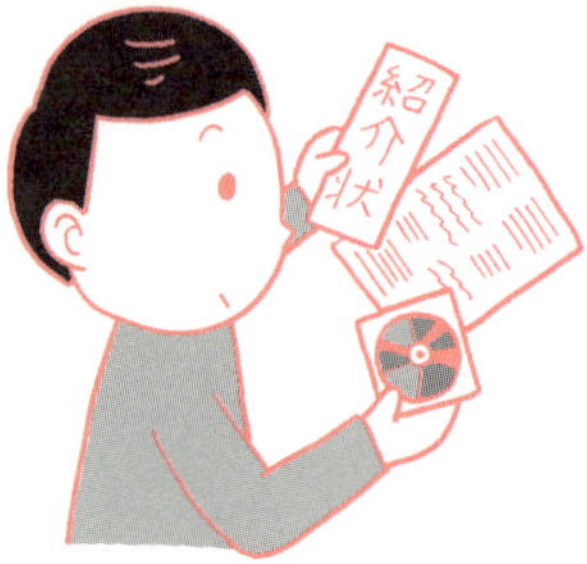

セカンドオピニオンの流れとポイント

担当医の診断と治療方針（ファーストオピニオンをよく聞く）

↓

担当医に紹介状を書いてもらう

↓

セカンドオピニオンを受けたい医療機関に問い合わせ・予約

↓

あらかじめ聞きたいことや自分の希望をまとめておく

↓

セカンドオピニオンをじっくり聞く

↓

担当医に報告し今後のことを相談

たとえば、順天堂大学医学部附属順天堂医院の場合は、予約が必要で、その料金は30分で教授が32、400円、先任准教授27、000円、准教授・講師21、600円です（2016年4月現在、税込）。

セカンドオピニオン外来の費用は、保険診療に慣れている日本人の感覚では、高い気がするかもしれませんが、一般の外来診療のなかでそれだけ時間を取って責任を持った意見を出すのが難しいのが現状です。弁護士に相談料が必要であるように、きちんと時間を取って、セカンドオピニオンとして責任をもった説明をするために必要な相談料と考えていただければと思います。

もちろん、セカンドオピニオンは絶対に聞かなければいけないものではありません。最初に行った病院で納得して治療を受ける患者さんもたくさんいます。セカンドオピニオンは必要に応じて活用すればよいのではないでしょうか。

心臓病の治療にはどのくらいかかるの？

●予定手術なら治療費についても説明を受けると安心

「心臓病の検査や治療には大金がかかるのではないか」「治療費がたくさんかかったらどうしよう」などと、金銭的なことを心配している人もいらっしゃることと思います。

特に最近は、カテーテルを使った検査や治療が増えてきていますが、そのカテーテル自体の材料費が非常に高額なために、検査だけでも思わぬ出費と感じられることがあるかもしれません。

たとえば、冠動脈カテーテル検査を受けた場合には、3割負担の人でだいたい6〜10万円、冠動脈CT検査は1万円程度かかります。

検査ではなく心臓病の治療となるとさらに高額で、狭心症・心筋梗塞のカテーテル治療で1週間くらい入院した場合の総医療費は140万円（3割負担の人で42万円）、急性心筋梗塞で15日間入院した場合には240万円（同72万円）、冠動脈バイパス手術で25日間入院したケースで約400万円（同120万円）、弁膜症で人工弁置換術を受けて20日間入院した場合は約

４５０万円（同１３５万円）くらいかかります。同じ治療でも、患者さんの重症度やほかに病気があるかどうか、また入院期間によっても異なりますので実際の金額は人それぞれです。これはあくまで一つの目安と考えてください。

●「高額療養費制度」の活用で自己負担の軽減を

もしかしたら、「こんなにお金がかかるのなら治療が受けられない」と思う方もいるかもしれません。しかし、心配する必要はありません。わが国には、公的保険の制度の一つとして、高額な医療費がかかったときに患者さんの自己負担を軽減する「高額療養費制度」があり、一定限度額以上の費用を負担する必要がないからです。

69歳以下の人が心臓の検査や治療で高額な費用がかかりそうなときには、自分が加入している健康保険組合や国民健康保険の窓口へ行き、「限度額適用認定証」をもらいましょう。本人が窓口へ行くのが無理なら家族や周囲の人が問い合わせてみるとよいでしょう。限度額適用認定証を事前に提出していれば、外来での検査や治療、入院治療でも、窓口での1か月間の医療費の支払いは自己負担限度額（２７６頁表）の範囲内になります。70歳以上の人は一般的に限度額適用認定証がなくても自動的に窓口での支払いが自己負担限度額の範囲内で済みます。た

●高額療養費制度

0～69歳	
所得区分	自己負担限度額
標準報酬月額 83万円以上の方	252,600円+(総医療費−842,000円)×1% [4ヵ月目から140,100円]
標準報酬月額 53万～79万円の方	167,400円+(総医療費−558,000円)×1% [4ヵ月目から93,000円]
標準報酬月額 28万～50万円の方	80,100円+(総医療費−267,000円)×1% [4ヵ月目から44,400円]
標準報酬月額 26万円以下の方	57,600円 [4ヵ月目から44,400円]
住民税非課税者	35,400円[4ヵ月目から24,600円]

<table>
<tr><th colspan="4">70歳以上</th></tr>
<tr><th colspan="2" rowspan="2">所得区分</th><th colspan="2">自己負担限度額</th></tr>
<tr><th>外来(個人ごと)</th><th>外来＋入院（世帯ごと）</th></tr>
<tr><td colspan="2">①現役並み所得者
(標準報酬月額53万以上)</td><td>44,400円</td><td>80,100円+(総医療費−267,000円)×1%
[4ヵ月目から44,400円]</td></tr>
<tr><td colspan="2">②一般所得者
(①および③以外の方)</td><td>12,000円</td><td>44,400円</td></tr>
<tr><td rowspan="2">③低所得</td><td>住民税
非課税者</td><td rowspan="2">8,000円</td><td>24,600円</td></tr>
<tr><td>年金収入80万
円以下等</td><td>15,000円</td></tr>
</table>

(2015年1月より0～69歳のみ所得区分が5区分に改正されました。詳細は病院、保険組合の窓口でご相談ください)

だし、住民税非課税世帯の人は、さらに自己負担が軽減されるために、限度額適用認定証が必要です。

自己負担限度額は、例えば、69歳以下標準報酬月額28万〜50万円の人で、「80100円+(医療費総額−267000円)×1%」です。もしも、冠動脈バイパス手術を受けて1か月の医療費総額が400万円だった場合には、窓口で11万7430円に食事療養費(一般所得の人で1食260円)や差額ベッド代を加えた金額を支払うだけで済みます。

12万円でも負担に思う方がいらっしゃるかもしれませんが、400万円の3割の120万円を支払わなければならないことを考えれば、かなり負担が軽減されているわけです。

ただ、この自己負担限度額は月ごとの限度額です。入院期間が2か月にまたがった場合には、自己負担がもう少し多くなります。

一方、入院を繰り返していたり、高額な薬を服用していたり高額療養費制度の適用になる期間が12か月間に3回以上になったときには、4回目から自己負担限度額が下がりさらに自己負担額が軽減されます。例えば、69歳以下標準報酬月額28万〜50万円の人なら、4回目からは自己負担限度額が44400円です。

既に払った医療費が自己負担限度額を超えていれば、後から払い戻しを受けることも可能です。また、同じ公的保険を使っている家族が同じ月に1人21000円以上かかり、合計で自己負担限度額を超えたときにも払い戻しが受けられます。高額療養費制度の利用には、申請が必要な場合もありますので、わからないことがあれば、加入している公的保険の窓口へ問い合わせてみましょう。

●自立支援医療でさらに負担が軽減されるケースも

自立支援医療とは、身体障害者に対して一定の自己負担額以上の医療費を、公費で賄う制度です。18歳以上の人が、あらかじめ決まった日にペースメーカー留置術や弁膜症で人工弁を入れる手術などを受ける際には、身体障害者が障害を軽減して日常生活能力、職業能力を回復・改善するために必要な「更生医療」と位置づけられ、所得や高額な治療費がかかる期間によっては医療費の自己負担額が軽減されます。

例えば、心臓手術を受けた場合、住民税課税世帯の人が窓口で支払う金額は高額療養費制度の自己負担限度額ですが、非課税世帯の人なら、月2500円か5000円になります。指定された医療機関で治療を受けることが条件ですし、事前に身体障害者手帳を申請する手続が必要なので、緊急時は利用できませんが、予定手術の人で該当しそうな人は、病院の窓口や住んでいる市区町村に問い合わせてみるとよいでしょう（左頁表参照）。

●自立支援医療における利用者負担の基本的な枠組み

①利用者負担が過大なものとならないよう、所得に応じて１月当たりの負担額を設定。（これに満たない場合は１割）

②費用が高額な治療を長期にわたり継続しなければならない（重度かつ継続）者、育成医療の中間所得層については、更に軽減措置を実施。

所得区分		更生医療・精神通院医療	育成医療	重度かつ継続
市町村民税235,000円以上		対象外	対象外	20,000円
市町村民税課税以上235,000円未満	市町村民税33,000円以上235,000円未満	医療保険の高額療養費 ※精神通院の殆どは重度かつ継続	10,000円	10,000円
	市町村民税課税以上33,000円未満		5,000円	5,000円
市町村民税課非課税（本人収入が800,001円以上）		5,000円	5,000円	5,000円
市町村民税課非課税（本人収入が800,000円以下）		2,500円	2,500円	2,500円
生活保護世帯		0円	0円	0円

「重度かつ継続」の範囲

○疾病、症状等から対象となる者

［更生・育成］…………腎臓機能・小腸機能・免疫機能・心臓機能障害（心臓移植後の抗免疫療法に限る）・肝臓の機能障害（肝臓移植後の抗免疫療法に限る）の者

［精神通院］……………①統合失調症、躁うつ病・うつ病、てんかん、認知症等の脳機能障害、薬物関連障害　（依存症等）の者
②精神医療に一定以上の経験を有する医師が判断した者

○疾病等に関わらず、高額な費用負担が継続することから対象となる者

［更生・育成・精神通院］医療保険の多数該当の者

（厚生労働省の資料より）

一般所得の人は手術については特別な補助がないものの、ペースメーカーを入れたり弁膜症で人工弁置換術を受けて、身体障害者手帳1〜3級（自治体によっては1〜2級）が交付されれば、所得によっては、通常の医療費の自己負担が軽減される場合があります。

また、心不全など長期に渡って高額な医療費が4か月以上（12か月の間に4回以上）になったときには、一般所得やそれ以上の所得の人でも、1か月の自己負担限度額が1万円か2万円になるなど、自己負担がさらに軽減されます。

自立支援医療の対象疾患や対象年齢、自己負担金額は、住んでいる自治体や世帯所得によっても異なります。自分がこの制度が使えるかどうかは、治療を受ける病院の相談室や市区町村の窓口で相談してみましょう。さらにペースメーカーの埋め込みなどで障害年金が出る場合がありますので、年金事務所にも問い合わせてみましょう。

おわりに

心臓外科医になって30年以上、たくさんの患者さんとの出会いに育てられながら、ここまでいっきに突っ走ってきました。私が心臓外科医になったときには考えられないくらい、検査機器・診断技術が進歩し、心臓病の治療は低侵襲、患者さんの体の負担が少ない方向へ劇的に進歩しています。

本書の中でも触れましたが、私自身、患者さんの体への負担を減らすために、早い段階から人工心肺を使わないオフポンプ冠動脈バイパス手術に力を入れてきました。患者さんの心臓が動いている状態のままバイパス手術を行うなんて信じられないと思っていた心臓外科医もかつてはいたようですが、一人でも多くの患者さんを助けたい一心で工夫を重ね、日々技術を磨いた結果、順天堂大学附属順天堂医院での成功率はいまでは99%以上になっています。

その中で、2012年2月、東京大学附属病院心臓外科とチームで、天皇陛下の手術を執刀させていただく機会を得ました。手術の内容自体は特別なものではありませんが、この日本中に注目を集めた手術を担当したことは、改めて、心臓の治療、とりわけ心臓外科手術の意義を見直すきっかけとなりました。

改めて実感したのは、心臓外科手術の結果が、こんなにもご本人、ご家族、周囲の人の気持ちを左右するのだということです。手術の後、患者さんの回復が思ったようにいかないと、ご本人ばかりか、家族、お孫さん、親戚、近所の人までが非常に心配しますし、手術が成功して患者さんが術前より元気になられるとみんなが幸せになります。

実は、心臓病やがんの手術には多大な医療費がかかるために、高齢者の手術を行うことに意味があるのか議論がなされたこともあります。しかし、陛下の手術の結果に国民やマスコミが一喜一憂する様子を目の当たりにし、手術の成功が患者さんだけではなくこんなにも周囲の人をも幸せにし、若い人にも命の大切さを実感させたりするきっかけになるのなら、手術する意義は大きいはずだと再確認しました。実際、大きな災害や社会情勢の不安定な状況から立ち直るために、経験の多い高齢者の知識が欠かせないことを目の当たりにしましたし、心臓の手術後も社会の第一線で活躍されているスーパー高齢者も少なくありません。

私のような成人心臓外科の仕事というのは、ある意味、手術後人生を謳歌していただくための「リフォーム」のようなものではないでしょうか。現代では、老いるというのは否定的な意味に捉えられることが多いように思いますが、江戸時代の老中、大老のように、「老」には経験のある人、道を究めた人というニュアンスが入っています。

60代となったいまでも、私の患者さんの多くは人生の先輩であり、それぞれの道を究めてきた方々です。そういった人生の先輩方に育ててもらいながら技術を磨いてきましたし、そういう患者さんたちが人生を究めていわゆる〝老春〟を謳歌するための心臓外科手術をするのが私のミッションです。本人の意欲があっても、体のエンジンである心臓がしっかりしていないと行動も制限されてしまいます。良く、永く、生き生きと、が最終目標なのです。

心臓の手術は一例一例違い、予期せぬ事態に遭遇することもありますが、たとえ、高齢だったり合併疾患があったりしてリスクが高い人の手術であっても、最高の結果が出せるように、私は努力を重ねてきました。私は日ごろから、患者さんが命をかけて心臓外科手術を受けるからには、手術前よりも元気になって人生を楽しんでいただかなければ意味がないと考えています。手術を受けたことも忘れるぐらい心臓の機能が回復して初めて「手術は成功」と言えます。

手術を受けられた患者さんたちとは、ゴルフを一緒にすることもあります。手術前に息切れし行動が制限されていた70代、80代の方が、手術後、和気あいあいとして次の予定を気にされている姿を見ると本当に嬉しいです。

逆に、私たちがいくら命を削って最高の治療を施しても、患者さんの生活の仕方やリハビリのやり方次第では、また心臓が悲鳴を上げてしまいます。治療は、われわれ医療者と患者さんとの協働作業です。心臓病の予防、再発予防のためにも、ぜひ、本書をフルに活用していただければと思います。心臓のトラブルを抱えていた方々が、この本を見なくてもいいぐらい元気になってくださることが本当のゴールではないでしょうか。

執筆にあたっては、順天堂大学医学部心臓血管外科森田照正准教授、横山泰孝助教の協力を得ました。同研究室の河瀬真理子さん、編集協力いただいた福島安紀さんにも深く感謝申しあげたいと思います。

天野　篤

▼な行

▼は行

▼ま行

▼や行

▼ら行

▼さ行

▼た行

索引

■欧文

■和文

▼あ行

▼か行

著者紹介

天野　篤（あまの・あつし）
順天堂大学医学部附属順天堂医院院長
順天堂大学大学院医学研究科心臓血管外科学教授
1955年埼玉県生まれ。1983年日本大学医学部卒業。亀田総合病院心臓血管外科医長、新東京病院心臓血管外科部長、昭和大学横浜市北部病院循環器センター長・教授などを経て、現職。冠動脈オフポンプ・バイパス手術の第一人者であり、2012年2月、天皇陛下の心臓手術を執刀。その実力は世界でも認められており、日本では数少ない米国胸部外科学会会員でもある。著書に、『心臓病―名医の言葉で病気を治す』（誠文堂新光社）、『一途一心、命をつなぐ』（飛鳥新社）など。

イラスト	有留ハルカ
編集協力	福島安紀
	前迫明子
図版作成	プラスアルファ
装丁・デザイン	太田益美(m+oss)

本気《ほんき》で知《し》りたい・治《なお》したい患者《かんじゃ》のための本《ほん》
最新《さいしん》　よくわかる心臓病《しんぞうびょう》
～心筋梗塞《しんきんこうそく》・狭心症《きょうしんしょう》・不整脈《ふせいみゃく》・弁膜症《べんまくしょう》・大動脈瘤《だいどうみゃくりゅう》～　NDC 490

2013年11月28日　発　行
2016年 5月 2日　第２刷

著　者	天野《あまの》　篤《あつし》
発行者	小川雄一
発行所	株式会社　誠文堂新光社
	〒113-0033
	東京都文京区本郷3-3-11
	（編集）電話03-5800-3621
	（販売）電話03-5800-5780
印　刷	広研印刷 株式会社
製　本	和光堂製本 株式会社

ISBN978-4-416-61301-6